痠痛完治

認識痛、緩解痛、消除痛

嘉義長庚醫院復健科主治醫師・國家運動代表隊隊醫

許宏志醫師◆著

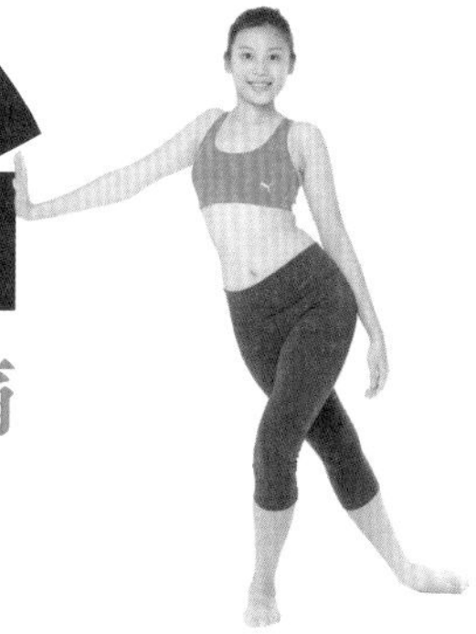

目錄

第五章 下肢痛（髖關節至大腿、小腿與足部） 218

第六章 其他 246

專科醫師推薦

許宏志醫師是我非常景仰的一位同仁，他的學識淵博，對於疼痛與肌筋膜疼痛症候群的研究非常透徹。不僅如此，他還是一位非常好的臨床醫師，對病患服務的熱忱也常常感染大家，成為推動我們向前的力量。實在很好奇他為什麼有這麼多精力可以同時把這麼多事情做好！

最近他又完成一本新書，很榮幸能在此推薦許兄這本書，此書就像他本人一樣，理路清晰的把日常生活常困擾我們的疼痛問題做總整理，並提出解決方案。很高興我的好友兼工作夥伴，能寫出對大眾有幫助的書籍，在拜讀之後深感獲益良多，希望能推薦給其他的讀者，這絕對是一本實用且值得珍藏的好書！

——桃園長庚醫院運動醫學中心主任・長庚運動醫學委員會總召集人・臺灣運動醫學會理事長 林瀛洲

宏志是我北醫的學弟，也是在長庚醫院復健科一起成長的同事。他高大沉穩，行事果決，給人極高的安全感，卻也兼具縝密思考，待人處世面面俱到，十足的細膩。他對醫學與復健專業全心投入，不僅在醫院是一位令人讚譽有加的好醫師，平時更投入大量時間在公共事務與醫學教育，經常藉由平面與電子媒體傳達重要的醫療觀念與訊息。

這些年來宏志勤於筆耕，已出版了數本膾炙人口的白話醫學書籍，這次又推出新作，將醫學界列為呼吸、血壓、心跳、體溫外的第五生命徵象「疼痛」這個重要生理指標，作了系統化的整理與說明。書中將各種常見的疼痛問題分門別類，以專業卻又不失簡潔的方式呈現，不僅可以作為一般民眾碰到常見疼痛問題時的就醫與保健指南，對專業人員來說，也是一本深度廣度兼具的疼痛參考書，因此誠心推薦給關心與追求健康的您。

——桃園長庚醫院復健科主任・臺灣人工肢體及輔具研究學會理事長 陳智光

許醫師要出書了。

當我聽到這個消息時，十分高興。在臺灣炙熱的大地上，有著更熱情的火焰將要燃燒起來，相信激起的萬丈光芒必然更加耀眼。

說起宏志對運動醫學的付出，真是一步一腳印，一直默默地付出。當多數醫師在冷氣房中工作時，宏志往往要上山下海、吹風曬日，每一滴汗水都是對運動員的關心。蘊含不知多少時間的投入，真正的無私與愛心。

除了臨床與場上的投入，許醫師也全心投入運動傷害研究，研究成果汗牛充棟。這樣的熱情也為長庚運動照護團隊注入了大量的能量，為眾人提供良好典範。

宏志要出書了！有你的，加油！

——林口長庚醫院骨外傷科主任・臺灣運動醫學會榮譽理事長・長庚運動醫學委員會副總召集人 葉文凌

專業運動員推薦

在國家代表隊時，承蒙許醫師的照護，讓我了解如何和傷痛共處。即使比賽將近身體不適，在許醫師精湛的醫術及專業知識協助下，疼痛總能迎刃而解，屢創佳績。現在就算在學校任教，也會帶著受傷的學生請他看診，雖然每次門診都要等上許久，但也因為他豐富的看診經驗，更奠定他在實務與學術上的專業。在此不吝分享這本好書。

——二〇〇九年跆拳道世界杯錦標賽中華隊隊長、嘉義市嘉華中學老師 崔方璇

當時在賽前受了嚴重的傷，許醫師不僅僅治療好我的傷，還找到了受傷最根本的原因，讓我在恢復後的訓練有更明確的方向！能夠更進一步瞭解自己身體所需要的能力，是我選手生涯最珍貴的禮物！

——二〇一三年東亞運動會軟式網球國家代表隊選手 李稊家

從二〇〇〇年認識許醫師至今，醫病關係已長達十幾年。在運動生涯中接受許醫師的治療而解決了個人的運動傷害，讓我在運動表現屢次創下新紀錄。引用一段《聖經》的話來陳述許醫師為運動員所做的服務：「主教導我們，我們的服務應源於我們對祂和祂孩子的愛，而非為了滿足自身的任何需求，或為了贏得他人的讚揚而做。」

——世界盃青年舉重錦標賽金牌、亞洲青年舉重錦標賽銀牌、全國紀錄保持人 劉芳秀

自序

莫聽穿林打葉聲，何妨吟嘯且徐行

疼痛，是每個人出生後就會面臨的問題，許多疾病也由疼痛作為最早或唯一的表現，可說是上帝給予我們聆聽身體聲音的傳聲筒。這些聲音當中，以肌肉、肌腱、韌帶、神經等軟組織疾患產生的疼痛最多、最常見。

軟組織疼痛的診斷與治療，近二十年來有長足的進步。筆者從北部到嘉義鄉間服務後，門診總是遇到一個個久痛未癒的病患，從長者到幼童、白領到農夫、勞損到運動傷害，包括各種年齡層與不同原因造成疼痛的患者。他們有的已經自行吃藥、接受民俗療法、甚至打過很多止痛針，加上年紀大慢性病多，病情描述不清，所以診斷上難度更高、對治療效果有更強的需求，對於醫師而言是很大的挑戰。

在擔任中華代表隊隊醫與左營國訓中心運動傷害門診中，需要處理各競賽項目國家代表隊選手的疼痛，除了高強度高複雜度引起的運動傷害需要即時處理外，更要調整運動員訓練方式、加速受傷組織的修復且避免再次受傷。長久處理複雜難治的案例和教學後，也有不少進步和觀念的突破。

傳統治療三板斧的「吃藥、打針、做復健」已然不敷所需，還得開發其他診斷治療的技巧。

筆者因此發展出「姿勢和擺位矯正」、「動力鍊和運動鏈調整」、「物理能量治療」、「藥物、營養與補充劑」、「輔具護具貼紮」、「軟組織修復重組再生」的復健黃金律。近二十年前，筆者便開始推廣軟組織增生治療，從最早的同化性藥物、黏液補充的玻尿酸到最新的自體幹細胞療法等皆有。除此之外，也致力於基礎醫學研究，希望開發更多治療方法以完備增生治療這項武器。

另外是對肌筋膜疼痛症的持續鑽研。過去我在恩師洪章仁教授指導下，見識到肌痛症診斷之精妙和激痛點注射之神效。後來經過洪教授與其他前輩不斷的推廣，肌筋膜疼痛症成為顯學，因緣際會下更有機會受邀在臺灣第一本肌痛症教科書負責兩個章節的內容，未來期望繼續在研究與臨床上精進，以解決更多患者的病痛。

為了讓更廣大的病患及讀者能了解這些，數年前我撰寫《疼痛完治：認識痛、緩解痛、遠離痛》一書，以初階語言對某些醫學專有名詞做更深入的解釋。除了得努力將艱澀難懂的知識口語化外，也期許自己在每次的雲端更新中加入最新的醫學觀念，點滴都出自筆者實際診治的臨床經驗，期盼做到真實、實用而不流於理論空談。

前作出版後承蒙國內外讀者厚愛，歐洲、美國、中國、東南亞都曾有患者表示讀此書受益，實在愧不敢當。然醫學研究進展一日千里，早先書中提到一些疼痛治療觀念，逐漸在個人基礎研究、最新醫學期刊發表以及診療經驗積累下更加清明。

例如除了「發炎」外、「氧化壓力、亞硝化壓力」也是重要致痛關鍵，及實證醫學逐漸證明在背痛治療中，過往常用的按摩推拿甚至瑜珈等證據程度仍不足，針刺角色逐漸重要。用來拆解疼痛找出致痛開關的「肌筋膜動力鍊」觀念我也將之整理升級為2.0版本，以及根據我們團隊基礎醫學實驗研究結果也整理出增生修復療法的迷思與真相等等，因此對前幾章的基本觀念大幅改寫外，對後續治療也作了不少更新。希望去蕪存菁的全新改版，能讓讀者以簡馭繁，正確就醫，真正認識痛、緩解痛、消除痛。面對痠痛不再倉皇失措胡亂投醫，能夠自在面對並早期康復。

本書修訂更新工作頗為繁重，或有手民之誤尚請各方指正。感謝遠流出版編輯辛勞修訂，家妹許于文提供精美插圖、好友文創美芳支援最高品質攝影，及育昇、詠晴兩位模特兒辛苦示範動作。還有筆者所屬嘉義長庚復健科醫療團隊與長庚體系運動醫學團隊夥伴的大力協助，不吝指導推薦的各位師長，以及所有以自身病痛教示的患者，謝謝您們的協助和教導。

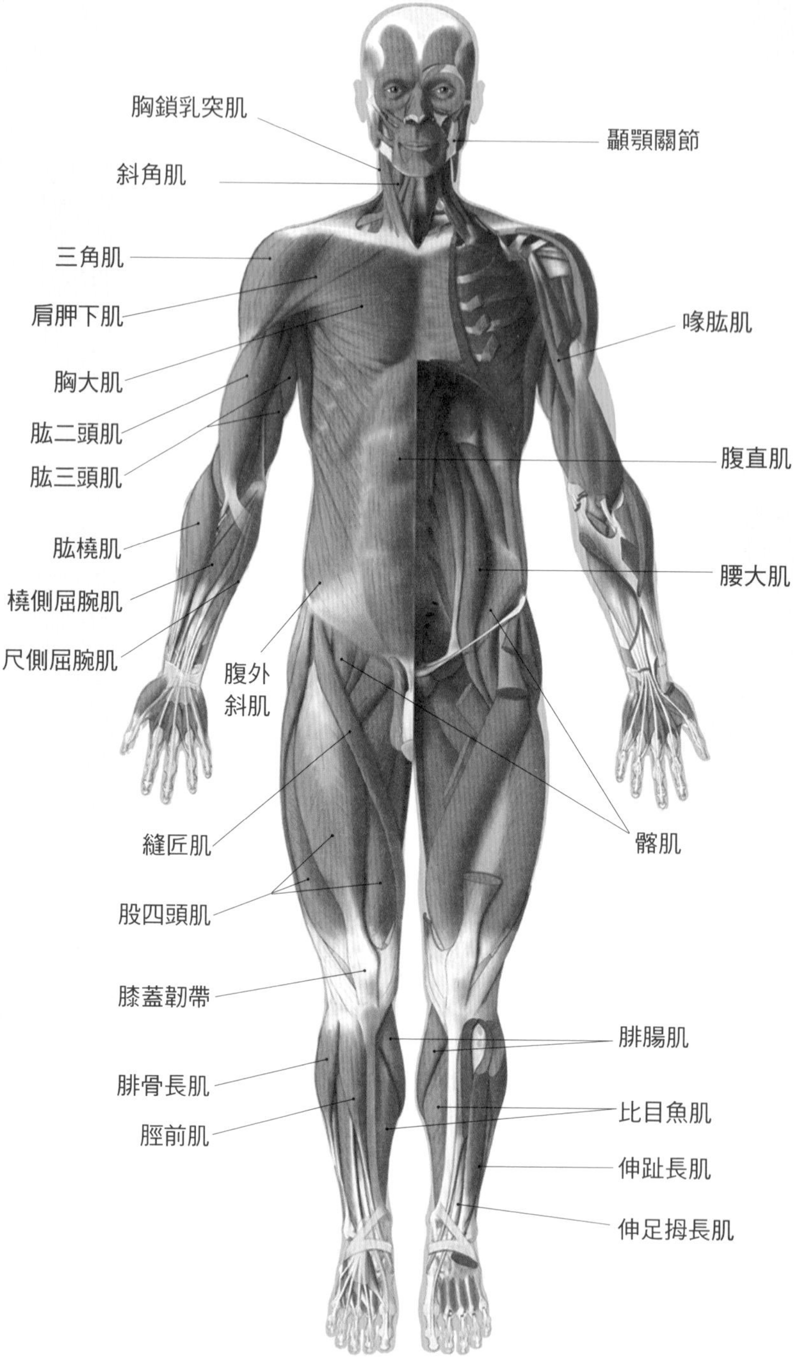
胸鎖乳突肌
顳顎關節
斜角肌
三角肌
肩胛下肌
喙肱肌
胸大肌
肱二頭肌
腹直肌
肱三頭肌
肱橈肌
腰大肌
橈側屈腕肌
尺側屈腕肌
腹外
斜肌
縫匠肌
髂肌
股四頭肌
膝蓋韌帶
腓腸肌
腓骨長肌
比目魚肌
脛前肌
伸趾長肌
伸足拇長肌

人體肌肉圖（正面）

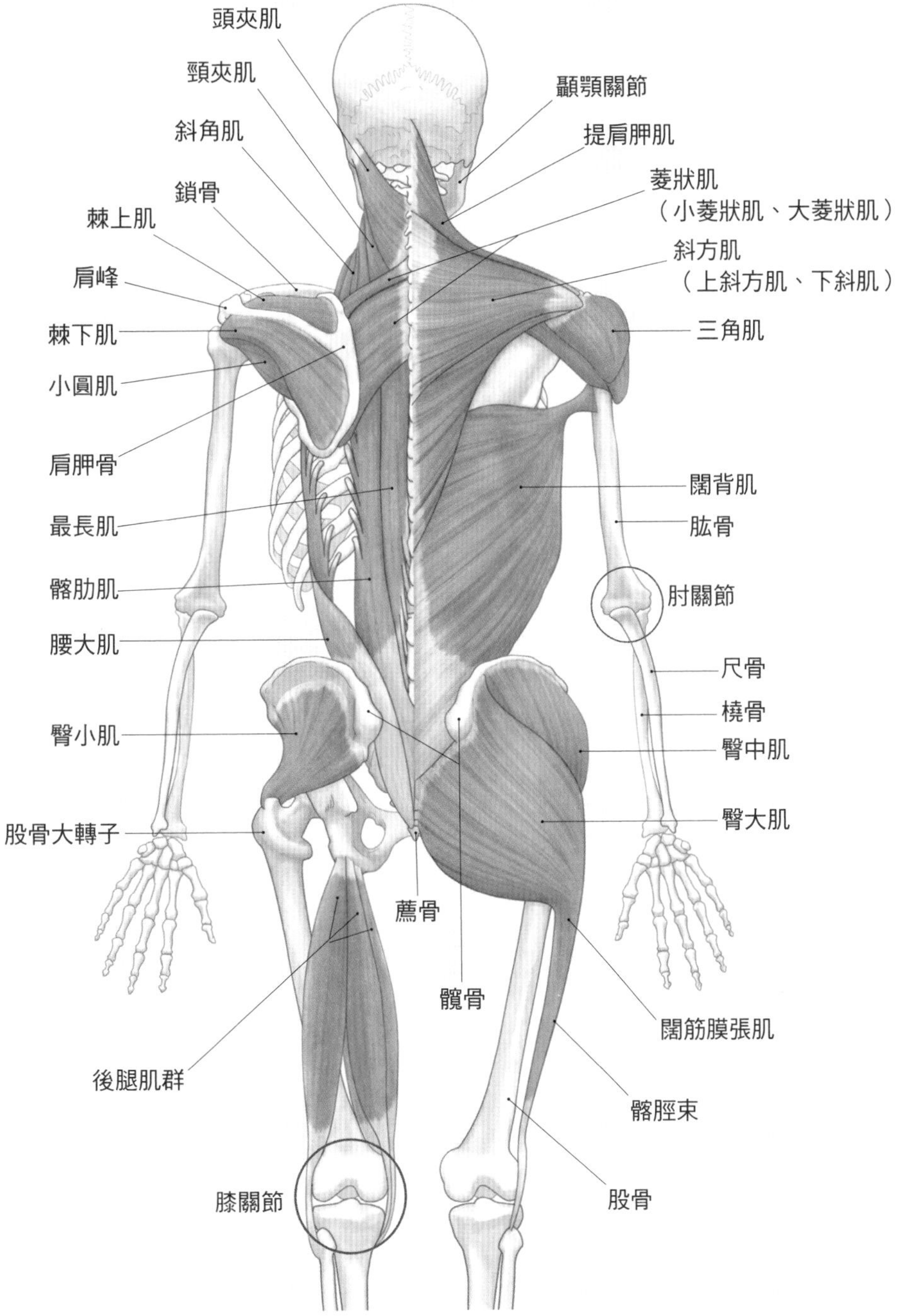
頭夾肌
頸夾肌
斜角肌
鎖骨
棘上肌
肩峰
棘下肌
小圓肌
肩胛骨
最長肌
髂肋肌
腰大肌
臀小肌
股骨大轉子
後腿肌群
膝關節
薦骨
髖骨
顳顎關節
提肩胛肌
菱狀肌
（小菱狀肌、大菱狀肌）
斜方肌
（上斜方肌、下斜肌）
三角肌
闊背肌
肱骨
肘關節
尺骨
橈骨
臀中肌
臀大肌
闊筋膜張肌
髂脛束
股骨

人體肌肉圖（背面）

前言

關於疼痛的二三事

什麼是疼痛？

疼痛緊急處置原則：從「價格（PRICE）」到「和平與愛（PEACE & LOVE）」

疼痛是一種複雜、令人不愉快的感覺和情緒經驗，經常伴隨實質或潛在的組織傷害，是身體受到危險的警訊。美國疼痛學會（American Pain Society, APS）在一九九五年推動將疼痛作為「第五生命徵象」，認為疼痛是心跳、血壓、呼吸和體溫之外，第五項可做為身體潛在傷害警訊的徵象，提醒民眾和醫療人員對疼痛的重視，並且藉此使疼痛評估和量測做為衡量病患健康狀況的重要指標之一。二〇一六年，APS發表更新版疼痛管理指南，認為在各種數字量表之外（如數字評定量表／數字疼痛量表（numeric rating scale, NRS, ornumerical painscale, NPS）、視覺模擬量表（visual analogue scale, VAS）、分類四點口頭評定量表（Cat egorical4pointverbalratingscale, VRS）和面部評定量表等），疼痛評估應該還要包含其他七個要素會更精確：

1. **發作和模式**（疼痛何時開始？多久發生一次？其強度是否發生變化？）

2. **位置**（疼痛在哪裡？是切傷處，轉位引傳處還是其他地方？）

3. **疼痛的特性**（疼痛是什麼感覺？）

4. 加**重和緩解因素**（是什麼讓疼痛變得更好或更糟？）

5. **既往治療**（過去哪些緩解疼痛的療法是有效或無效的？）

6. **效果**（疼痛如何影響身體功能，例如情緒困擾和睡眠？）

7. **是否有疼痛評估的障礙**（如文化或語言隔閡，認知障礙，對介入措施的誤解）。

日常生活中體驗到的「疼痛」，可說是一病百因，到底為什麼痛？這是門診中病患與家屬經常詢問的問題，每位患者的原因各有不同。對小朋友而言，也許跌倒擦傷膝蓋就會嚎啕大哭；對上班族落枕、閃腰、椎間盤突出也許是最困擾的疼痛；懷孕的準媽媽也許最討厭媽媽手、下背痛；對長輩也許頸腰椎骨刺、膝關節退化、腿腳抽筋無力、無法久走久站，是他們難言的苦處。治療方法可能千百種，但最重要的前提是：**診斷要正確，治療才有效**。

疼痛是身體發出的警告訊號，但如何轉成個別病患可了解的語言需要醫者的巧思。筆者在南部看診時，與病患溝通多半使用台語，在回答問題時我通常以下面簡單的方式解釋：急性、慢性、舊傷帶。

急性疼痛：由外力或突然發生的扭傷、拉傷、切割傷、頓挫傷等急性傷害造成。例如前一晚活動正常，第二天起床時突然發現脖子疼痛無法轉動的「落枕」，伸懶腰時背部突然劇痛收縮的「閃腰」，或運動過後腿部肌肉突然的疼痛收縮的「鐵腿」「抽筋」等。

慢性疼痛：是許多微小性傷害累積，或身體內部發炎的肌腱、退化的關節、受壓迫的神經、患病的內臟等造成（參考27頁表格）。疼痛之外經常會合併出現許多疾病（稱為共病）。例如家庭主婦反覆勞動造成的手腕痛「媽媽手」（迪克文式症，拇指腱鞘炎），常合併手肘的肌痛症和華騰堡症候群（淺表性橈神經受壓迫造成手腕橈側和前臂疼痛），或上班族長期使用鍵盤滑鼠引起的肩頸或手腕疼痛「滑鼠肘」、「電腦肩」，會合併頸椎神經根症、肩肘部的肌痛症等。

舊傷帶：先前傷害或疾病的後遺症，例如「老倒縮全身痛了了」（全身痠痛），其實是骨質疏鬆引起背肌牽拉緊造成的，而一般台語俗稱的「月內帶」或「月內沒坐好，老來痠抽痛」，從復健科觀點是產前產後的核心支持運動沒做好，媽媽懷孕期間，核心肌群與骨盆肌群負重增加、關節韌帶彈性恢復不足產生鬆弛或錯位，因而發生疼痛。

疼痛的強弱度可參考以數字描述疼痛程度的**麥吉爾疼痛指數**（McGill Pain Index），當中可看出一些容易忽略的現象：例如急性疼痛中，瘀青的指數比骨折高，因此受傷後瘀青的部位通常也要注意有無骨折的可能，筆者曾遇過病患在拿出冰箱冷凍的全雞時不小心掉下砸到腳背，就發生腳掌骨骨折，雖然傷處外表看起來只有瘀青。而慢性疼痛中的慢性下背痛，指數也常高於癌症痛與帶狀皰疹後神經痛，因此慢性下背痛中原因分析也必須考慮這兩種診斷，筆者也常遇見病患因慢性下背痛貼痠痛藥布而發現皮膚下有「過敏起藥疹」，經檢查才發現是胸背的帶狀皰疹。

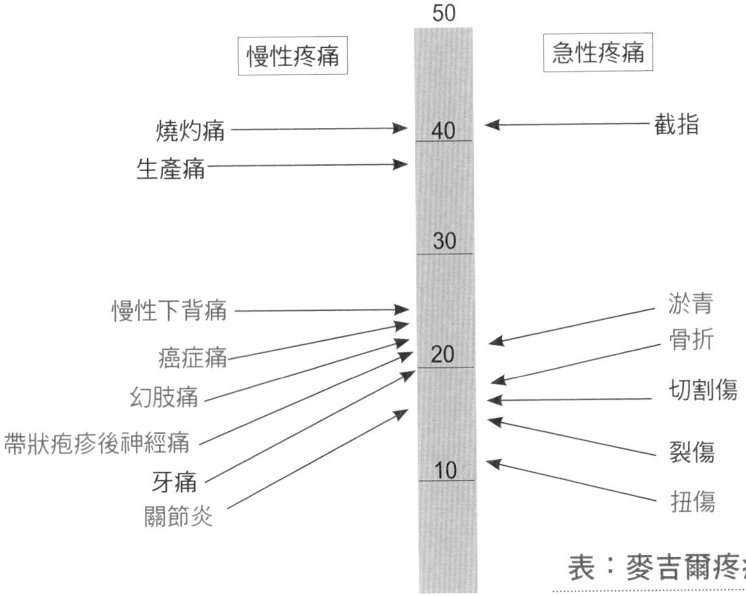

表：麥吉爾疼痛指數

急慢性疼痛的數字化表

突然被熱水燙到或電到的疼痛，身體會無意識的反射趨避，稱為防禦反射，這是天生而來不用學習就具備的。這些也都是身體發出的警訊，讓我們面對危險或疾病時可以及早察覺並且馬上反應，急性疼痛馬上處理效果較明顯。

急性傷害疼痛的自我處理有個簡單口訣，PRICE，就是**保護**（Protection）、**休息**（Rest）、**冰敷**（Ice）、**壓迫**（Compression）、**抬高**（Elevation），對於運動傷害產生的疼痛很有幫助，詳細作法請參考下頁的「PRICE：急性傷害處理步驟表」。

二〇一九年八月，《英國運動醫學期刊》提出了另一組簡單易懂、治療軟組織損傷的新原則，用「和平與愛」（PEACE & LOVE）面對疼痛。原則如下：

PRICE：**急性傷害處理步驟表**

步驟	處理方式	注意事項
保護 Protection	馬上以固定巾或護具保護。	可使用毛巾，或隨手可得的紙板、筷子等作為肢體固定用具。
休息 Rest	停止運動或活動，休息可避免二度傷害與促進較快復原。	可減少疼痛、出血或腫脹，防止傷勢惡化。
冰敷 Ice （另一作法是固定 Immbolization）	1. 休息10－20分鐘後再冰敷。 2. 以冰塊冷敷時，不可讓冰袋直接接觸皮膚，應以溼的彈性繃帶或冰毛巾保護患處；冰敷10－20分鐘，須拿開冰塊休息5分鐘後再敷。若患部疼痛時，應馬上停止。 3. 冰敷時皮膚的感覺有四個階段：變冷↓疼痛↓灼熱↓麻木，當變成麻木時就可移開冰敷袋。 4. 若天氣過冷或無法接受太冰，可使用涼水敷代替冰敷。	1. 冰敷可使血管收縮，減少傷處腫脹、疼痛及痙攣。 2. 每次冰敷不要超過20分鐘，以免發生凍傷或神經傷害。 3. 若患者有循環系統疾病如雷諾氏症則不可冰敷。 4. 不要太早停用冰敷而轉用熱敷，如此會引起腫脹與疼痛，受傷後48小時可用冰敷至少3－4次，較嚴重傷害建議在使用冰敷72小時、腫脹明顯消退後，才可考慮使用熱敷。

壓迫 Compression	1.移開冰敷袋後，在受傷部位以彈性繃帶包紮並抬高。 2.以乾淨敷料（最好無菌）蓋住傷口後，用手或彈性繃帶壓迫患部，可減緩疼痛。 3.包紮壓迫時，可從傷處幾吋下開始往上包，新的一層疊住前一層的二分之一做螺旋狀旋轉重疊，以平均而加點壓力的方式逐漸包上，但傷處則較鬆些。 4.需注意受傷部位的血液環循暢通，避免組織壞死。	1.避免腫脹應持續用彈性繃帶包紮18—24小時。若踝關節扭傷，包紮時可用U型襯墊加壓於踝突周圍。 2.壓迫患處可止血止腫，但須注意末端血液循環有無受到影響。（檢查末端指頭有無發黑或發白，或者壓指甲後恢復血色的時間有無變長，有無疼痛、麻痺、刺痛等過度壓迫的症狀出現。）
抬高 Elevation	可將傷處抬高過於心臟高度，避免後續出血或水腫。	當懷疑骨折時，應先用夾板固定後再抬高，且盡快就醫。

損傷剛發生後，不要再傷害組織，讓PEACE（和平）作為治療指引。

Protect保護：停止或限制運動1—3天以盡量減少出血，防止受損肌纖維萎縮，並降低加重傷害的風險。傷者應盡量減少休息，因為長時間休息可能會損害組織的強度和質量。「動到痛就停」，將疼痛作為停止信號以保護組織。

Elevate抬高：將肢體抬起至高於心臟以促進間質液從組織中流出。抬高法的風險低，最近的醫學證據支持其使用。

Avoid Anti-flammatory Modalities避免抗炎

處置：軟組織修復四階段——血液穩定、發炎、增生、修復——其中就包含發炎過程，因此使用藥物抑制炎症可能會對組織修復癒合產生負面影響，更高劑量時影響可能更明顯。軟組織損傷的照護中應避免抗炎藥物，這裡指的應是非類固醇類抗炎藥（Non-steroid Anti-inflammatory Drugs, NSAID），而止痛藥如乙醯胺酚（acetaminophen）可以使用。然而若是感染仍應該使用適當的抗生素。此論文也提到，使用冰治療軟組織損傷的有效性的高質量證據仍然不足。雖然冰治療主要是鎮痛效果，冰也可能影響炎症、血管生成和血供重建，延緩中性白血球和巨噬細胞浸潤，並增加不成熟的肌纖維，可能導致組織修復受影響和多餘的膠原蛋白合成。

Compress壓迫：使用膠帶或繃帶包紮後所產生的外部壓力，有助於限制關節內水腫和組織出血。例如腳踝扭傷後使用局部壓迫可減輕腫脹和提高受傷後的生活品質。

Educate衛教：要教育患者積極恢復的好處。被動儀器治療如電療、徒手治療或針刺和積極處理相比效果並不顯著，且長期執行下來可能有傷害，應避免過度被痛治療。如此可減少不必要的注射或手術，且減少醫療資源浪費。**在疼痛恢復期間應該設定符合現實狀況的恢復期望而非盲目追求過度宣傳、看似神奇卻無實證依據的療法**。

受傷幾天後，用要LOVE（愛）修復軟組織。

Load負荷：以活動和運動的主動介入對肌骨損傷病患最有助益。應力性壓力應盡早加入早期與正常的活動。不加重疼痛的適當負荷可以促進修復、重組，並透過應力性傳導以重建肌腱肌肉韌帶的強度和容量。

Optimism樂觀：患者的樂觀期望和更好的恢復結果和預後有相關。而災難感、抑鬱和恐懼等心理因素可能成為康復的障礙。信念和情緒的影響也可解釋踝關節扭傷後症狀的變化，而不只是局部組織的損傷。

Vascularisation血管形成：心血管活性是處理肌肉骨骼損傷的基礎。雖然劑量和強度多少還有待研究釐清，但建議在傷後幾天就可開始無痛下的有氧運動，以提高動機並增加受傷結構的血流。早期活動和有氧運動可改善身體機能、恢復工作、減少肌骨疾病患者的疼痛治療需求。

Exercise運動：大量證據支持用運動來治療踝關節扭傷和減少復發。運動有助於受傷後早期恢復活動力、力量和本體感覺。以避免疼痛為原則的運動，可確保在亞急性期進行最佳修復。

處理軟組織損傷不僅是短期控制損傷，與其他傷害類似，臨床醫師應該以有利的長期結果為目標，並且不要把治療做得比疾病本身更嚴重，做「治療傷害的人」而不是「造成傷害的人」。

為何「痛來如山倒，痛去如抽絲」？

慢性疼痛通常由許多原因集合而成，像長期姿勢不良、不當或過度使用、運動或工作型態或內科疾病等，除了疼痛之外經常有許多共病一起發生。需要耐心抽絲剝繭找出正確病因，並且花時間針對病因逐一治療才能根本解決。慢性疼痛麻煩的原因主要有兩點：1.惡性循環。2.慢性疼痛的惡果。

砍掉一個頭另一個新頭又長出的九頭蛇：慢性疼痛的惡性循環

很多經歷過慢性疼痛的患者都有這種感嘆：慢性疼痛很難纏，好像總是部位越醫越多，或者醫好這裡那裡又痛起來，有如希臘神話中的九頭蛇（Hydra），砍掉一個頭（病痛原因）又長出另一個新頭（新的病痛原因），不斷再生無法完全消滅。其實疼痛轉成慢性是惡性循環所致：身體因疼痛而僵硬緊繃↓於是盡量不動或少動以避免疼痛（產生避痛姿態或避痛步態）↓這些錯誤的姿態和步態導致身體兩側不平衡，影響正常活動功能↓生活受影響導致患者沮喪、生氣與挫折，甚至懷疑疼痛不會好而憂鬱焦慮↓抑鬱心情加上慢性疼痛讓活動力更降低↓身體僵硬緊繃協調度變得更差而更加疼痛（左頁上圖）。加上反覆的發炎、沾黏、纖維化後，造成更多關節活動度減少和僵硬，使得活動時消耗能量更多更容易疲勞，活動效率變差更不願意活動（如左頁圖）。

潘朵拉的盒子：慢性疼痛的惡果

有些患者會認為：疼痛反覆發生不管它應該沒關係，等到累積成慢性疼痛會驚覺怎麼突然出現一大堆問題！其實反覆發生的疼痛是一次又一次的警訊，若忽略它們就有如放任病魔不斷伸手去嘗試開啟「潘朵拉的盒子」，一旦被打開，裡面的戰爭瘟疫災禍等一大堆麻煩事物全部會跑出來危害人間。疼痛持續至三個月稱為慢性疼痛，例如感染、腫瘤等內科疾病引起的疼痛放久不處理，會延誤病情甚至變更嚴重的敗血症、癌症轉

疼痛的惡性循環 1

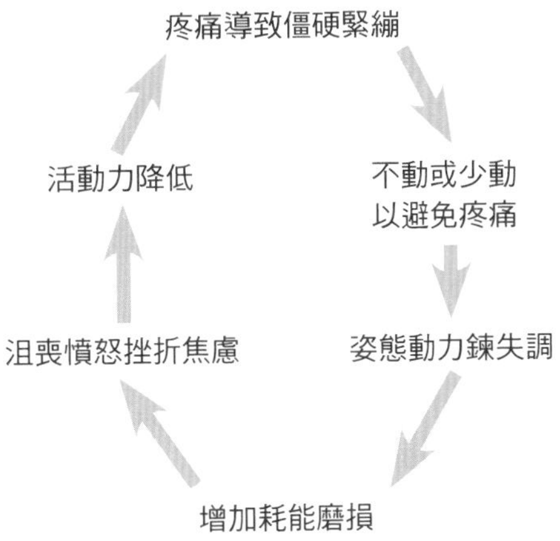

移。慢性疼痛不處理的惡果至少有六種：多處化、放大化、模糊化、高血壓、易早死和「氣象台」。

1. **疼痛多處化：**也稱慢性疼痛症候群（Chronic Pain Syndrome, CPS）在慢性疼痛中，常出現更多處的疼痛和疼痛以外的症狀如憂鬱、焦慮、疲勞、易怒等。誘發原因除了頸背痛、關節痛、肌肉扭拉傷等，胃食道逆流或潰瘍、大腸躁動症或發炎性腸道疾病、子宮內膜異位症等也都可能引發CPS。我常說這是一加一大於二的效應。就像失戀時看什麼做什麼都容易觸景傷情，對慢性疼痛患者，任何一個新產生的疼痛，都會加重加多原有疼痛信號，然後覺得更痛。所以慢

疼痛的惡性循環 2

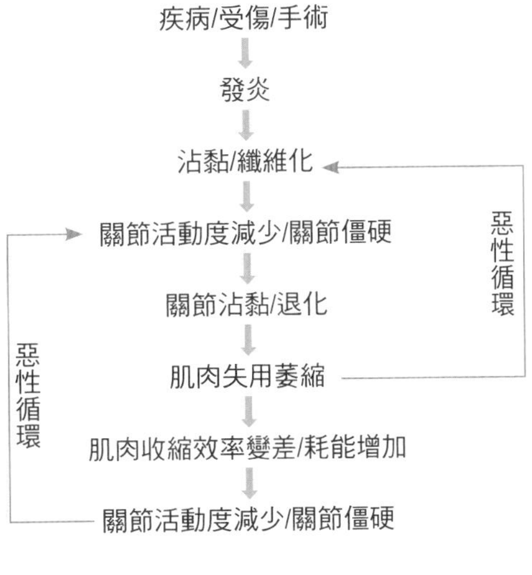

性疼痛患者常有個錯覺：怎麼疼痛越醫越多處，越醫越痛？

2.**疼痛放大化：**也稱作疼痛放大症候群（Pain Amplification Syndrome, PAS），指病患發生異常疼痛敏感性的病症。神經系統好比是人體內的電子感應器，這些感應器有檢測閥值，低於閥值的信號都被感知為正常，而高於閥值的信號就感知為疼痛。慢性疼痛患者常會發生疼痛閥值變低，輕微的刺激就會造成更多處和更大的身體疼痛、異常灼熱感、麻刺感等，有時輕觸皮膚也會引起疼痛，有時還會有交感神經系統失調無法調節身體血流，導致手腳對冷敏感，有顏色變化、麻木、刺痛灼燒感等。先前提的情緒創傷、心理困難或精神疾病也可能引發。門診常遇到病患訴苦，原來已經快好不太痛的退化膝關節，在不小心扭傷腰之後，居然兩處一起變得更痛，而且原先沒事的其他部位（例如頸椎）也出現疼痛！

3.**辨識和定位模糊：**門診的慢性疼痛患者來求診，通常問哪裡不舒服和多久了，答案都幾乎相同：「從頭痛到腳，也不知多久了。」請對方用一隻手指指出最痛位置，通常都是用手掌比劃整片身體說「整片都痛」。而問到疼痛的特性是痠麻還是脹痛，則會得到更多描述：像刀割、像針刺、像鹽醃、像風吹、像鳥啄……。

4.**合併高血壓：**慢性疼痛常和持續性高血壓有關。對慢性疼痛患者而言，血壓高和疼痛敏感性增加有關，而健康者則是疼痛敏感性降低（健康者若血壓高，被針刺可能不會感到疼痛，而慢性疼痛者會更痛）。這些現象在女性較常見，容易引起高血壓的疼痛類型則是肌筋膜和神經性疼痛為主。所以常聽到慢性疼痛患者自嘲「肚腹當藥櫥」，吃的止痛藥鬆弛藥胃藥一大堆，還有血壓、失眠、疲勞的藥物……。

5. **可能會早死**：二〇一七年《歐洲疼痛期刊》的研究提到，針對四千多位丹麥的老年雙胞胎族群與脊椎痛（頸痛和腰背痛）的分析發現，有脊椎痛的老年人每年死亡風險較沒有脊椎痛的老年人增加13%，並且和全因死亡率（計算所有死亡的原因）增加有關，也就是說有慢性頸背痛的老年族群，比起同年齡沒有頸背痛的族群更有可能早死。所以「慢性痛拖著袂死」其實是錯誤的。應該說「慢痛就是病，痛起來要人命」！

如何避免慢性疼痛？就如同殺掉九頭蛇的海克力斯逐次砍下八個頭後都用火燒灼讓牠無法再長出來，再用巨棍打下主頭，埋在土中用大石壓住一樣，急性疼痛出現時別拖延，找出致痛點和正確病因盡快治療（英雄引出九頭蛇），面對慢性疼痛要逐一找出病灶後對症下藥，設法避免再發（逐一砍掉八個頭再用火燒），最重要是找到主要致痛原因（如肌肉筋膜撕裂、神經壓迫、或內科疾病）進行根本治療（打下巨頭埋土中用大石壓住），就能打破這個惡性循環，也就不會出現疼痛的惡果。這也是本書下列章節反覆要和讀者分享的概念：真正認識疼痛，找到緩解疼痛方法，避免疼痛惡化或再度發生，

慢性疼痛六大的惡果

- 疼痛多處化
- 疼痛信號放大化
- 辨識與定位模糊
- 合併其他症狀（高血壓）
- 可能早死
- 氣象台

進而遠離疼痛。

6.**疼痛氣象台——透風、下雨、颱風天：**門診總有一群病患，肩膀膝蓋痛總在颱風天、下雨前或夏秋、秋冬之際會發作，「天氣變差舊傷就痛」是常見的抱怨。在先前受傷或發炎後，身體組織內原有的傷害感受器和脊椎神經節間將出現新受體，對原來在正常狀態無法辨認的交感神經訊號做出反應。通常在氣候變化時，內耳中的感應器感知低氣壓，經由腦部的下視丘促進交感神經亢進，在神經末梢釋放腎上腺素，進而刺激這些感知疼痛的神經與傷害感受器而造成疼痛。另外腎上腺素也會使血管收縮，活化血液中巨噬細胞和肥大細胞，而釋放出腫瘤壞死因子-α（TNF-α）和組織胺等刺激疼痛神經的物質。而這些會引發慢性疼痛發作的溫度、濕度、氣壓的改變，我將之歸類為三種：颳風、下雨、颱風天前（台語說法是透風、落雨、風颱前）。因為很像氣象台預報天氣狀況，我也稱呼這情況叫「疼痛氣象台」。

什麼原因造成你疼痛？一痛百因

下頁圖是國際疼痛協會IASP對疼痛的分類，我根據個人二十餘年行醫經驗簡化為下：

第一類：姿勢性疼痛

通常也稱為「機械性疼痛」或「結構力學性疼痛」，亦即疼痛是因為身體的機械性結構或力學結構出現問題。

例如一輛汽車因為機械故障無法移動，可能是因為傳導桿、活塞或其他機械零件發生

表：國際疼痛協會（IASP）疼痛分類

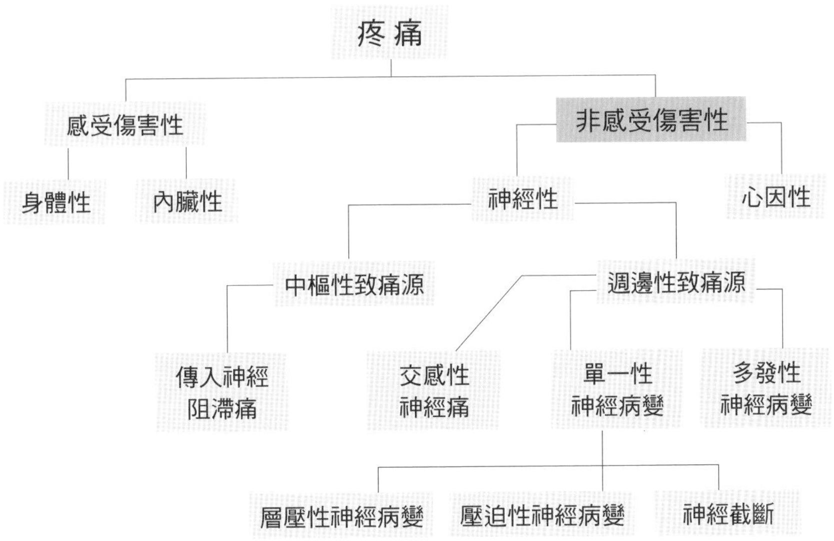

問題，不是汽油耗盡或行車系統（控制軟體）故障所致。或者是力學結構出問題，例如一個輪胎沒氣會引起車子行進方向偏移、或輪胎抓地不夠，容易煞不住車或遇到雨天容易打滑等。

姿態性疼痛通常是脊椎或身體對稱性出現問題，像脊椎側彎、直頸症、前頭位或前伸圓肩等；或是附近的組織器官（例如游離腎等）活動時牽拉腹膜引發更強烈疼痛，機械性疼痛因此得名，但休息或回復正常姿勢後情況即獲改善——負荷增加時疼痛程度加劇，負荷減輕後疼痛自然會消除。

姿勢性疼痛分佈位置主要來自頸和腰背，因為人體脊椎從側面看，頸椎跟腰椎這兩處有前彎的生理性弧度，用以支撐懸吊身體前方的器官如心臟、肝臟、大小腸等，所以這類疼痛主要源頭就是來自頸部與腰背部。頸部為主的疼痛，擴散範圍包括頸部後方、肩膀上方至肩尖、肩胛到上背部等，有時還會往上傳動引發頭痛、前額或眼後痛。腰部為主的疼痛則會沿著脊椎傳到身體各處，如肋骨、臀部、尾椎與腹股溝，甚至到大腿上半部。

頸部和腰部的姿勢性疼痛可能持續發作或間歇發作，這會影響治療方式以及痊癒所需的時間。通常在身體向前彎曲時疼痛會加重：如頸部向前彎、往下看、往前伸等動作；在腰部就是向前彎腰拿東西、用吸塵器時身體前伸、彎腰綁鞋帶等動作。

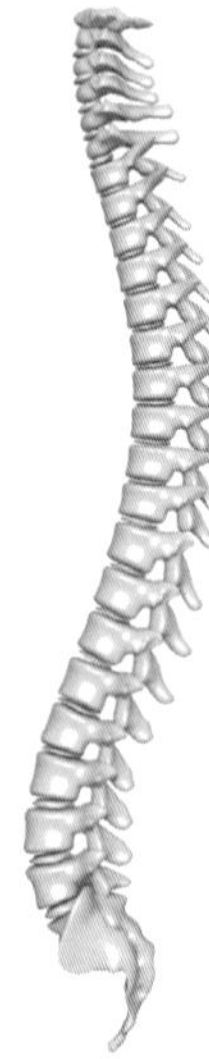

人體脊椎的四個自然曲線

這種疼痛往往坐下來會更痛苦，特別是坐在沒有靠背的椅子上。這可分為兩種類型：快速反應與緩慢反應。快速反應型是指身體向前彎曲時，疼痛會立刻加劇但身體往後彎時就會緩解，通常和筋膜有關；緩慢反應型在身體向前彎曲或改變姿勢時會逐漸感覺疼痛加劇，但是身體往後彎或做相反動作時，也同樣會出現疼痛增強的情形，脊椎側彎病患或小面關節疾患就常有這種疼痛。

第二類：轉位性疼痛（轉位痛，或稱引傳痛）

轉位性疼痛是由於不同器官、骨骼肌肉組織原因等造成，身體感受到的疼痛位置通常不是原發病灶。內科疾病如心肌梗塞、心血管疾病等，會造成頸部、下顎、肩膀、後背（如膏肓或胛心）等不同部位的內臟轉位痛（31頁）。肌筋膜疼痛症也會有典型的肌筋膜型轉位痛，而會觸發轉位痛的點稱為激痛點或板機點（Trigger Point，請參考肌痛症章節第42頁）。例如，頸部的前斜角肌肌痛症會轉位痛到上背部膏肓的位置，上背的菱狀肌肌痛症會轉位痛到前胸，臀小肌的肌痛症會轉位痛至臀部、大腿外側、小腿後側等（參考下頁圖）。許多臨床經驗顯示：神經、肌腱、韌帶、筋膜也都會有不同類型的轉位痛。例如前臂的前骨間神經（anteriorinterosseo us nerve, AIN）雖然是純運動神經，但也會有轉位感覺到拇指、食指，有時會和腕隧道症候群（正中神經在腕隧道處受卡壓而成，詳見194頁）混淆。

轉位痛的特徵通常是間歇性的，而且自己不容易找到特定的誘發姿勢或動作，常造成許多患者經常很害怕這類疼痛，因為不知道下一秒鐘會不會馬上痛起來。轉位痛也會因病因不同而有特殊的分佈走向，一些常見內臟器官發生轉位痛的位置，可參見31頁對照圖。經由疼痛分佈區域和特性來分析，對「原位痛」、「轉位痛」有清楚認識並整合病史、身體理學檢查與各類檢驗結果，抽絲剝繭找出原發病灶的位置以及正確診斷病因，對治療疼痛的專科醫師來說是深具吸引力的挑戰，也是很有威力的治療技巧。

第三類：根性疼痛（根性痛）

根性痛經常表現在手臂或腿腳，最痛部位是臀部往下或從肩膀起往遠端擴散放射。手臂或腿腳的疼痛常持續不間斷，會因為脊椎活動或不同姿勢引發。打噴嚏、咳嗽、憋氣

前斜角肌肌痛症轉位痛示意圖

×點表示激痛點位置，紅色表轉位痛分布區

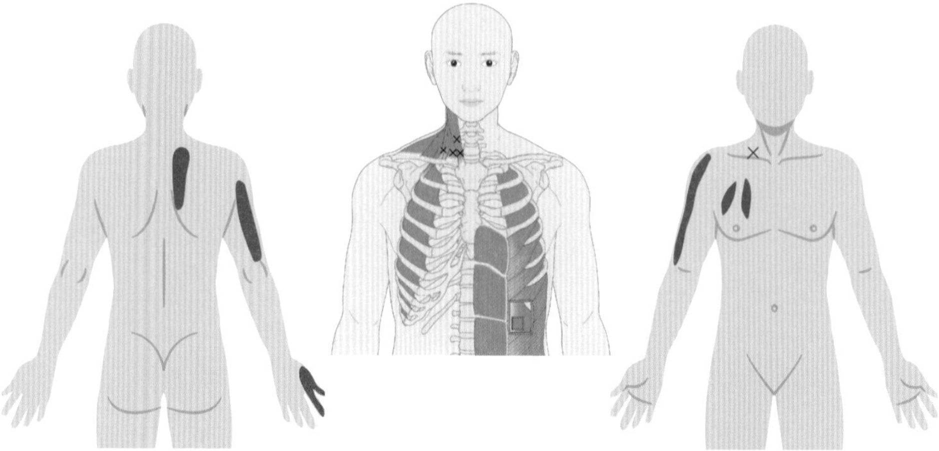

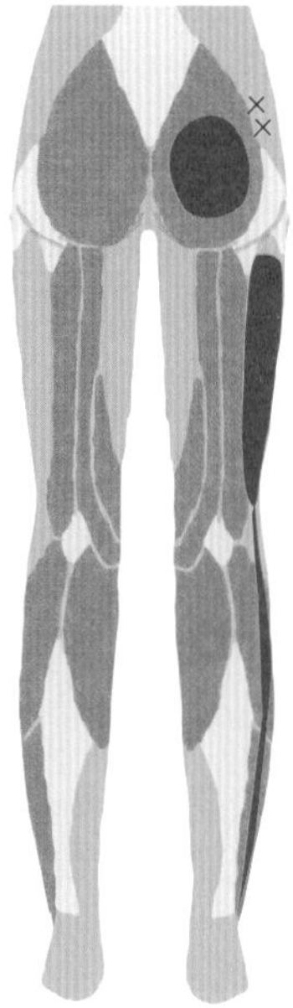

臀小肌肌痛症轉位痛示意圖

或深呼吸等特定動作，都有可能誘發或加劇根性痛。病患對這類疼痛最典型的描述為「像電線一樣的一條牽下去」。

根性痛可分為幾種類型：第一種也是最常見的是頸腰椎的神經根型，從脊椎神經孔延伸出來時受壓迫（如椎間盤突出、骨刺、腫瘤、發炎、神經孔狹窄等引起的神經痛），引發該神經支配的特定身體區域（稱為皮節）疼痛、麻木、敏感性增加或肌肉無力。

可參考33頁對照圖表。而頭部的12對顱神經根從腦部發出後，在頭面部支配感覺與運動訊息，腦部或頭面疾病（如中風、創傷、帶狀皰疹、多發性硬化、腫瘤、血管畸形）或受壓迫時也會產生根性痛，例如三叉神經疼痛會引起前額、面頰及下巴的陣發性劇烈疼痛。

另一種則是加成型，為兩個以上的病灶症狀連接，例如兩個相鄰部位的肌痛症或一個小面關節加上一個相鄰的肌痛症，產生條狀延展類似神經根痛的症狀。例如肩膀棘下肌（主要症狀在上臂）和手肘的肱橈肌（主要症狀在前臂）的肌痛症若合併發生，就會產生連續的症狀像從肩膀痛到手腕的根性痛（如下

常見內科疾病轉位痛對應圖

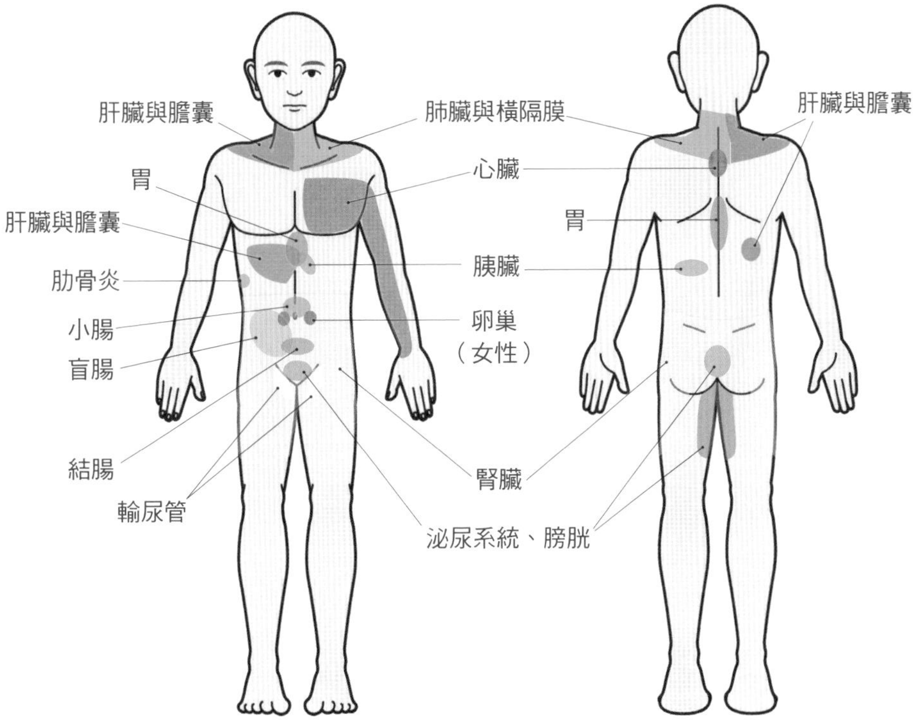

圖）；腰部髂腰韌帶合併臀小肌肌痛症，也會產生加成型的根性痛（從腰部痛到小腿）。

上述種根性痛的差別在於：神經根型的患者若做增加受影響神經根壓力拉力的動作，像是仰臥起坐、仰躺直腿抬高等會誘發症狀，而加成型根性痛通常不會。對加成型的各項元素，像是肌痛症、小面關節等各別檢查，如按壓激痛點、做挺轉脊椎姿勢才會誘發症狀。

表：根性痛主要分類

神經根型	加成型
1. 顱神經根（例如三叉神經） 2. 頸椎、腰椎神經根（例如坐骨神經）	1. 肌痛症＋肌痛症 2. 小面關節症候群＋肌痛症 3. 韌帶＋肌痛症

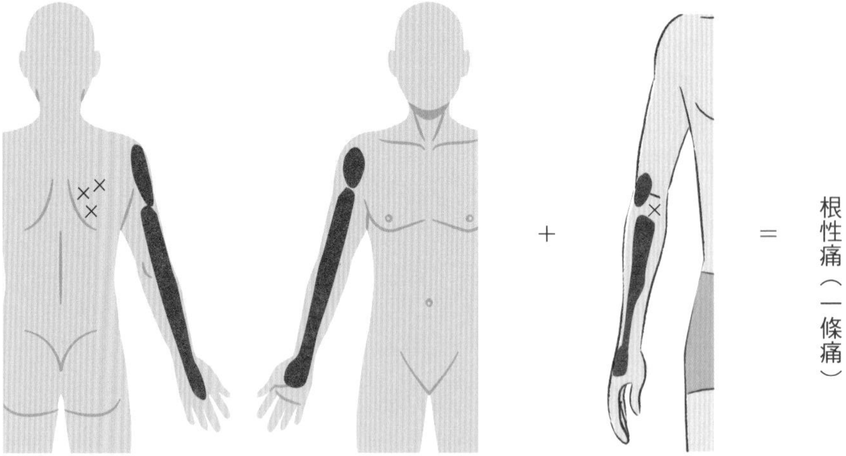

加成型根性痛：以棘下肌＋肱橈肌肌痛症為例

（XX處表示激痛點，紅色區域表示轉位痛分布區）

根性疼痛脊椎節段對應皮節分佈圖

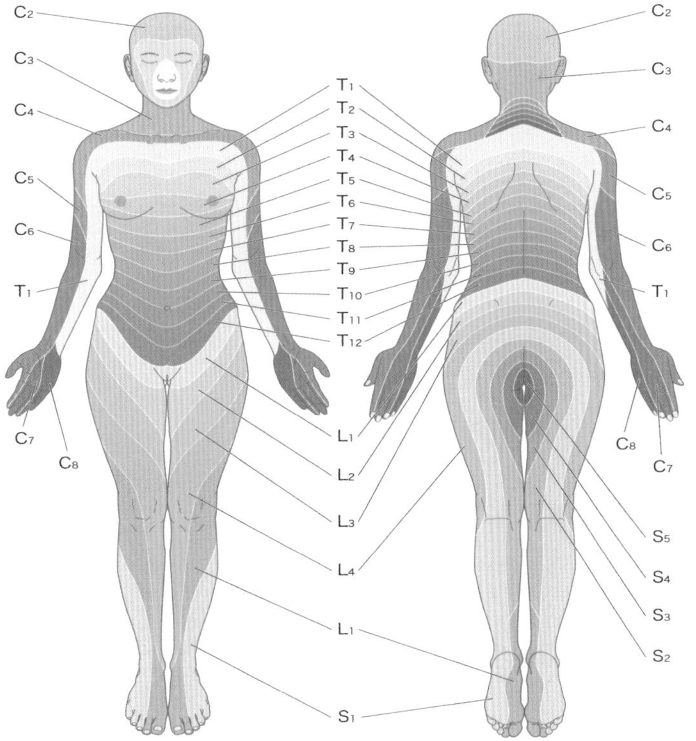

第二頸椎C2——枕骨粗隆
第三頸椎C3——鎖骨上窩
第四頸椎C4——肩鎖關節頂部
第五頸椎C5——肘前窩橈側面
第六頸椎C6——拇指近節背側
第七頸椎C7——中指近節背側
第八頸椎C8——小指近節背側
第一胸椎T1——肘前窩尺側面
第二胸椎T2——腋窩頂部
第三胸椎T3——第三肋間
第四胸椎T4——第四肋間
第五胸椎T5——第五肋間
第六胸椎T6——第六肋間
第七胸椎T7——第七肋間

第八胸椎T8——第八肋間
第九胸椎T9——第九肋間
第十胸椎T10——第十一肋間
第十二胸椎T12——腹股溝韌帶中部
第一腰椎L1——會陰至大腿內側
第二腰椎L2——大腿前中部
第三腰椎L3——股骨內髁
第四腰椎L4——內踝
第五腰椎L5——足背第三蹠趾關節
第一薦椎S1——足跟外側
第二薦椎S2——膕窩中點
第三薦椎S3——坐骨結節
第四五薦椎S4-5——肛門周圍

第四類：間歇性疼痛

此類疼痛常因活動引發疼痛、麻刺或疲勞感，經過休息或改變姿勢（通常是往前彎曲）後症狀會減輕。「越走越痛」或「走一走軟腳」經常是此類病患的主訴。有時讓病患和照顧家屬很困擾，就是從家裡走到大賣場要走一下休息一下拖很久，但在賣場裡卻可以逛幾小時都不覺得痛，這是因為在賣場中，病患扶推車剛好是前彎姿勢，因此減緩疼痛發作。另一種常見情況是，患者走不了幾步路腰腿就會很痛，但卻可以騎腳踏車騎很遠。

臨床上可發現間歇性疼痛的病患走路都是往前傾加小碎步，或坐下時彷彿很怕痠痛一般很慢地坐下，然後手肘放在大腿上身體前傾。通常是脊椎神經或附近的血管叢直接受到壓迫所引起。間歇痛還有另一種變異型，就是休息過久反而會加劇疼痛，要踢踢腿、甩甩手才會緩解症狀，因此台語也稱為「蹉跎（遊戲）病」。比如在半夜疼痛加劇，要起來走兩步動一動才會緩解，或是握筆太久後產生緊繃疼痛感，需要甩一甩手才能夠緩解，這可能和電解質離子不平衡（如鐵、鎂、葉酸）、多巴胺或周邊神經病變等有關係。

疼痛該看哪一科？看病前該怎麼做讓就診更順利？

許多科別都擅長診治疼痛疾病，如復健科、骨科、神經內外科、疼痛科等。復健科擅長的是各類軟組織如肌肉肌腱、筋膜、韌帶、滑囊、軟骨等引起的疼痛。骨科擅長的是骨骼相關疾病引起的疼痛，神經內外科則專精神經相關疾病引起的疼痛，疼痛科則是內外科疾病引起的疼痛為主。

復健專科醫師還擅長功能評估和全人治療，對身體的姿勢、重心、肌肉力量等有完整評估方式。另外脊椎醫學也是復健科訓練重點，因此能診治各類脊椎疾病引起的疼痛。復健科內還有個重要學門是肌筋膜疼痛症，專注於精確診斷和治療全身各處的肌肉筋膜疼痛。筆者有幸跟隨發現肌筋膜疼痛症的兩位大師珍妮特拉維爾（Dr. Janet Travell）和大衛西蒙（David Simons）嫡傳，國際知名學者洪章仁教授學習多年肌痛症臨床診治與動物實驗研究。本科醫師還擅長使用各類物理治療儀器、運動測試、運動處方來診斷治療病患。因此對於急、慢性或複雜難解的疼痛，能夠抽絲剝繭找出原因，用最適當方式治療病患。

就醫前簡易自我檢測法：頸肩腰臀上下肢

許多病患會因為疼痛太劇烈，以至無法分辨哪種疼痛。事實上絕大多數的頸肩痛和腰背痛患者多是肌肉相關疼痛，而非真正第三型的神經根性痛。簡單自我檢測方法，包括觀察頸肩腰臀上下肢的活動角度、肌肉力量、反射動作和感覺缺失，可用手機拍下或錄下動作先自我紀錄，就診時可提供給醫師參考。但是要注意疼痛本身會抑制或限制正常動作，所以在治療期間可持續自我觀察和紀錄。

頸部活動度測試：做頸部八個方向的動作：低頭、抬頭、左側彎、右側彎、向左轉、向右轉、頭前伸、頭後縮，可用手機拍下或錄下動作，看哪個方向轉不動或和另一邊相比角度變少，注意轉動時是否有聲響、無力或痠麻疼痛感，並記錄部位和出現的角度。

肩膀活動度測試：可用手機拍下或錄下動作，先往後貼牆壁，注意哪邊肩胛骨先碰觸牆，再用手摸對側肩膀、碰到後手肘再往上抬高、再把手舉過頭摸後腦杓，再摸背部同側肩胛骨，和摸對側肩胛骨，同樣手往後從下背部往上摸同側肩胛骨、對側肩胛骨。注意活動時是否有聲響、無力或痠麻疼痛感，並記錄部位和出現的角度。

上肢手臂力量測試：就是和別人比腕力，看疼痛端手臂力量是否異常或者會疼痛加劇。另外也可選擇幾樣物品，由輕到重依序舉起，和健康不痛那邊手臂比較是否有差異；或兩手平舉持同樣重量（約五百公克到一公斤重）的物品，看哪邊先支撐不了或出現疼痛。

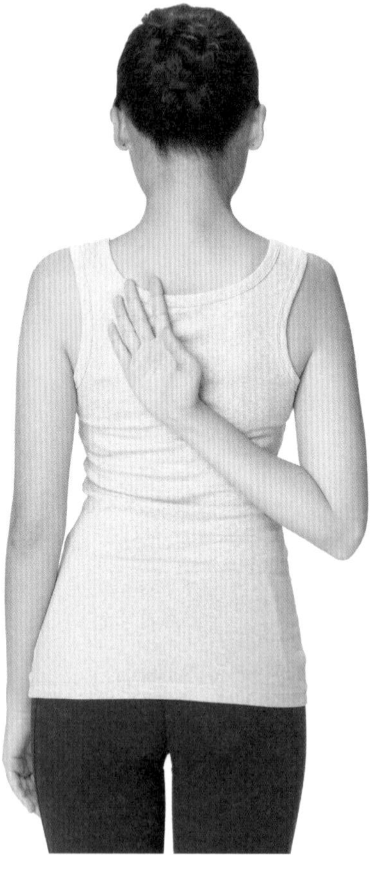

摸背測試：對側肩胛骨下角

下肢臀腿腳力量測試：做蹲下、站起、用單腳站立、注意活動時是否有聲響、無力或痠麻疼痛感，並記錄部位和出現的角度。墊腳尖（用腳趾站立）檢查兩側腳跟是否抬得一樣高，以及往前走十步，看是否半途即無力墊腳尖或疼痛加劇。或抬腳尖以腳跟站立，檢查兩側腳尖是否抬得一樣高，以及同樣走十步，看哪邊會撐不住把腳尖放下或疼痛加劇。

上肢手肘反射動作測試：可將手臂放在桌上，前臂靠著桌面後彎起手肘，找到手臂內側肌肉較多的手肘內側（通常是打點滴的部位），會摸到一條筋（二頭肌肌腱），用有適當重量但是沒有銳角的物品敲擊，觀察兩邊手肘向上彎曲的角度和力道是否相符。

下肢腿腳反射動作測試：坐在一張桌子或很高的椅子上，雙腳懸空但大腿必須有支撐，用有適當重量但是沒有銳角物品（如字典的書背圓邊），輕敲膝蓋骨下方的肌腱，通常會出現前踢反射。觀察兩腳的踢腿力量與角度是否相符，若不對稱則可能有反射異常。

檢測感覺缺失：用棉棒或迴紋針末端，從上到下或從下到上碰觸雙臂和雙腿，觀察兩邊感覺是否一致，哪邊有麻木感（如同隔靴搔癢或穿襪子手套的感覺）或者異常感覺（如燒灼感、刺痛感等）。

疼痛病史自我回顧整理

對於一般疼痛，讀者可參考40頁的「結構式病史詢問與紀錄表」先問問自己，並記錄下來提供醫師參考。如果病患在看診前，先把自己的問題整理清楚再表達，既可讓看診更順利完整，也能有效協助醫師更精準找出疼痛源頭，解決問題。

該如何對醫師說明我的疼痛？怎麼聽懂醫師講的話？

由於疼痛的感受相當主觀，而且每個人感受的強烈程度不同，像小孩子不停哭鬧，和老太太嚷著好痛好痛，這兩種疼痛程度未必一樣。因此可以用「自己打分數」的方式向醫師表達，例如一分到十分的疼痛等級，十分是最痛的話，現在是幾分痛。另外也可就「結構式病史詢問與紀錄表」預先記下的內容，在就診時提出跟醫師討論。

其實病患在門診時要和醫師溝通順暢，需要醫病雙方一起努力。我一直要求自己和教導的學生、住院醫師，盡量用生活化簡單字句描述病情，而不是只會秀英文醫學專業名詞和拗口縮寫，也會建議病患在就診前也可先初步瞭解疼痛的醫學術語會比較好。

常見的疼痛專有名詞

感覺異常（Paresthesia）：自發性或誘發性的異常感覺。不悅異常感（Dysesthesia）：一種自發或誘發的「不愉快」的異常感覺。一般而言「感覺異常」為總稱，包括所有異常感覺如「不悅異常感」，但不悅異常感限於那些引起不愉快的感覺。

痛覺過敏（hyperalgesia）：對正常狀況下的疼痛刺激有增強的反應。

感覺過敏（hyperesthesia）：對正常刺激的敏感度增加。

感覺低下（hypoesthesia）：對正常刺激的敏感度減少。

觸感痛（allodynia）：在正常不應引發疼

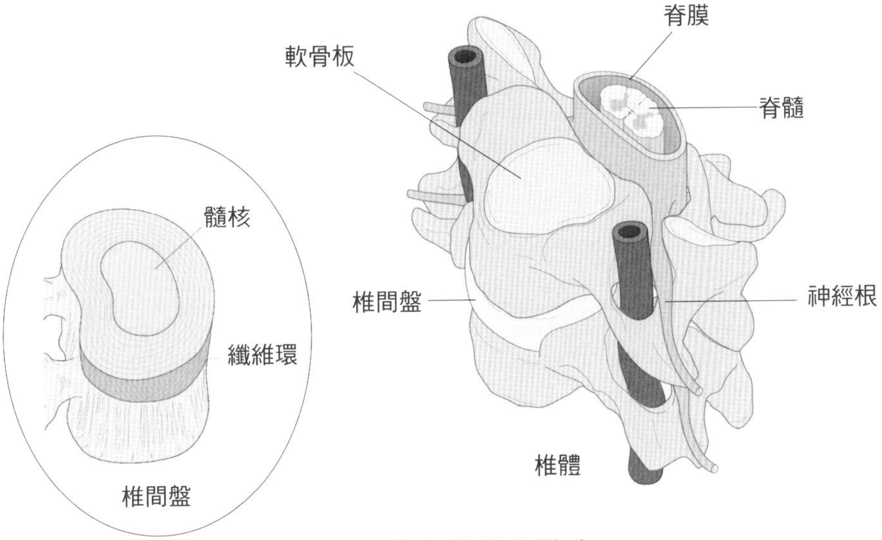

脊椎與椎間盤構造

痛的刺激之下，即產生疼痛現象。

常見醫學專有名詞

椎間盤突出症：連接兩節脊椎骨的結構，是由數十層環狀及放射狀的膠原纖維及彈性纖維交織而成的纖維環，可吸收緩衝脊椎上下壓力、旋轉扭力與衝擊力，稱為椎間盤，或稱椎間板。椎間盤分為兩部分，中央是白色膠狀物質稱作髓核，可緩衝脊椎上下的衝擊，而髓核周圍的纖維環則包住髓核並連接上下的脊椎骨，如同氣墊般將髓核包覆住。

椎間盤平時可吸收脊椎在各種姿勢與運動時的衝擊力與重力，但是如果長時間姿勢不良、受傷或長期施壓（如搬重物、長時間彎腰），會造成脊椎間壓力過大，使椎間盤受壓逐漸失去彈性而變硬甚至突出，壓迫附近神經與硬脊膜，即稱為椎間盤突出症。

結構式病史詢問與紀錄表

病史觀察內容	提問與回答例子
發病時間	什麼時候開始疼的？有確定的時間點嗎？
時間（頻率）	疼痛是否來來去去？還是一直都在痛？它何時發生？每天、每週、每月？
位置	疼痛位置在哪裡？可否用一根手指指出在身體哪個部位？
質量（特色／描述）	是什麼感覺？是刺還是痛還是麻？是針在刺的感覺？還是好像鳥在啄？還是電到的感覺？
嚴重性	有多嚴重？會痛到從睡眠中醒過來？還是痛到睡不著？
傳動感	是否會傳引牽連到其他身體部位？會痛到手還是痛到腳嗎？
病灶數量	其他地方會疼痛嗎？有哪個地方比較痛？
症狀加劇因素	有什麼姿勢或動作會使疼痛變得更嚴重？
症狀緩解因素	有什麼姿勢或動作會覺得比較舒服些？
其他症狀	有任何相關症狀或不舒服嗎？例如抽筋、無力
病患自覺原因	你覺得疼痛是由於什麼引起的？
對病患的影響	對於這樣的疼痛，你有什麼感覺？你擔心什麼？
有無憂鬱症狀	這個疼痛症狀會讓你感到沮喪，甚至想自殺嗎？

期望	你期望醫療人員能做什麼，幫助你減緩疼痛？
過往經驗	過去有處理過這類的疼痛／疾病嗎？
活動	疼痛是否會影響活動？
治療	你嘗試過什麼治療？它們有什麼樣的影響嗎？

脊椎退化症：這種骨質增生即俗稱「骨刺」。由於老化、體質因素、荷爾蒙不足及骨骼肌肉神經病變、外傷未癒、長期負重、站立與彎腰工作及長期姿勢不良等，造成脊椎骨重塑變型，脊椎間空隙變窄，及脊椎邊緣逐漸生成鳥嘴般的尖突。（椎間盤突出症台語俗稱「軟骨刺」，部分患者容易把椎間盤突出與俗稱「骨刺」的脊椎退化症搞混。醫學上「骨刺」，是指脊椎的骨質增生，椎間盤是軟骨而非脊椎骨，對患者解釋時要釐清。）

脊椎棘間韌帶損傷：脊椎棘突間的支撐韌帶，由於外傷或過度、不當使用（如扭拉傷）造成韌帶發炎，強度與彈性受到影響。

脊椎壓迫性骨折：脊椎椎體因為骨質疏鬆、外傷壓迫、腫瘤轉移、發炎等引起塌陷而造成腰背疼痛。

脊椎結核症：結核菌經血液流動感染脊椎骨椎體，造成脊椎發炎與塌陷，也稱波特氏症（Pott's disease）。

骶髂（腸薦）關節炎：在腰部的骶骨和髂骨（腸骨與薦骨）因為姿勢不良或先天性融

俗稱「骨刺」的不同病症

台語俗稱	正式名稱	好發對象與原因
軟骨刺	椎間盤突出	好發於年輕人。造成原因為急性傷害。
硬骨刺	骨質增生 韌帶增厚	好發於老年人。造成原因為長期反覆不當使用。

合造成摩擦發炎所致。

腰椎薦骨化：此乃第五腰椎橫突過於突出，與骼骨（腸骨）形成假關節，之後又產生炎性反應造成的關節炎。

脊椎滑脫症：脊椎（特別是第五腰椎）由於先前受傷或骨折，造成韌帶維持脊椎生理曲度的功能受損，導致上下兩節一前一後排列不齊。

原發性或轉移性腫瘤：最危險、也最容易遺漏的一種狀況。通常有兩大特徵症狀：(1)夜間痛和休息痛：晚上比白天痛，且疼痛持續不斷，在整天任何時候都痛；(2)早期易出現單一群肌肉（如股四頭肌）萎縮或感覺受損。

肌筋膜疼痛症候群（肌痛症）：骨骼肌肉由於疾病（如神經根病變）、受傷、老化等急慢性發炎狀況、加上慢性重複小損傷、癒合不足導致退化病變與循環障礙，使得肌肉內的痛受器敏感化，產生肌肉內過度敏感的激痛點（板機點，trigger point）和緊束帶（tautband），在按壓或針刺受犯肌肉時會觀察到肌肉彈跳反射（twitchresponse）產生遠端的疼痛（轉位痛、引傳痛）。

坐骨神經痛：疼痛會順著坐骨神經走向傳導而下，是一種根性痛，通常由臀部沿大腿

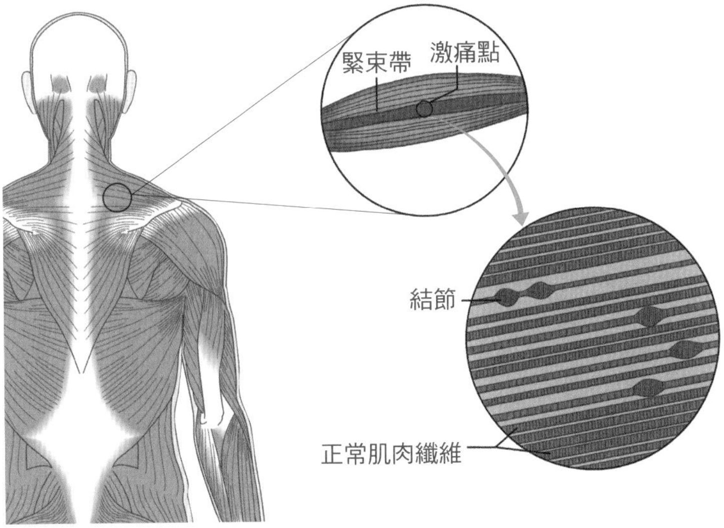

肌筋膜疼痛症（肌痛症）

後側而下，有時會傳到小腿。常見原因有兩種：第一種是神經根病變，由椎間盤突出、腰椎退化症、脊椎管狹窄、腫瘤等壓迫，或者坐骨神經本身病變引發。第二種是與肌筋膜疼痛有關，多半是由臀部肌肉引發，跌跤、過度運動或跑跳、走遠路、長久站立產生臀部激痛點，檢查這些激痛點的引傳痛，其位置十分類似坐骨神經痛的分布區。

POKEMON治痛寶可夢：疼痛治療的六大黃金律

如同前面所說，急性疼痛是身體的警訊，提醒我們儘早找痛因進行治療，避免演變成慢性疼痛。因此醫師都希望治療積極患者，避免造成惡性循環。復健科講求功能評估與全人治療，在門診我常把疼痛治療整理為六

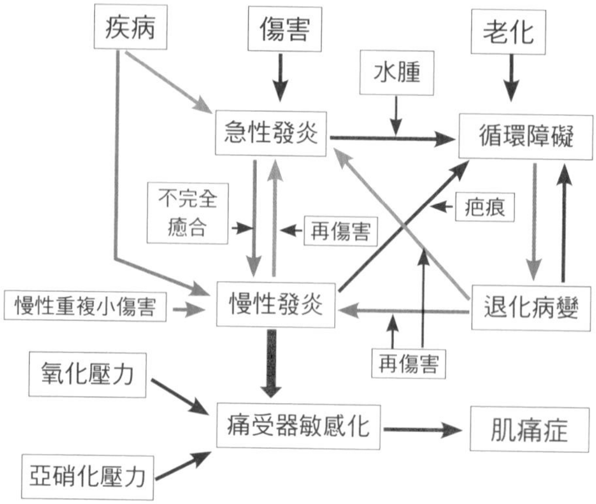

肌痛症的原因與創新治療觀念　引用自洪章仁：肌肉疼痛（合記）

大黃金律，因應不同診斷給予患者合適的處置：

(1)**姿勢和擺位矯正**（Posture & POsition）

(2)**動力鍊和運動鏈調整**（Kinetic & Kinematic Chain）

(3)**能量治療**（Energy〔Physical Factor〕therapy），利用光聲熱電力五種常見能量形式（物理因子）來治療。

(4)**藥物**、**營養**、**補充劑**（Medication, Nutrition & Supplement）。

(5)**輔具**、**護具**、**貼紮**（Orthosis, Prosthesis & Taping）使用輔具可改善或加強運動效果，或是用護具貼紮保護、固定患部不再繼續受傷。

(6)**軟組織修復重組再生**（Neogenesis : Repair, Remodel & Regeneration）

每個項目英文字首POKEMON連起來就是

「寶可夢」，所以我也常稱呼這六大處置叫「治痛寶可夢」。

復健科常做的檢查

◆生化檢查

血液檢查：包括白血球數、紅血球數、血紅素、血小板、發炎指數（CRP）、血容比等紅血球沉降速率（ESR）、血液中電解質等。

尿液檢驗：檢查有無出血、發炎等。

◆周邊血管超音波：臂踝血壓比、脈波傳播速度

是一種非侵入式檢查，利用超音波儀器來檢查周邊血管的品質，如血管粗細及血流量等，可偵測四肢動脈血管有無硬化或阻塞。

◆影像檢查

X光檢查：通常為確認有無骨折、侵蝕性骨病變、骨質疏鬆、骨關節的半脫位、脫位或畸形、退化等現象。

軟組織超音波檢查（或稱肌骨神經超音波）：為復健科常用的檢查，是一種非侵入性、無放射線的超音波，掃描軟組織（肌肉、肌腱、肌膜、韌帶、滑囊）等部位以找出病因，也可檢查有無出血、積液、膿瘍或腫塊等。都卜勒檢查則可看局部血流量的變化，用以判斷疾病是否為多血管性。現在更可作為協助定位、導引、生檢、即時監測治療，我稱之為精準導引介入（見針刺療法圖）。

電學診斷：通常包括感覺、運動神經傳導檢查、針極肌電圖、反覆性神經肌肉刺激、誘發電位檢查、腦電圖等，可用來檢查及排除肌肉神經的常見疾病。神經傳導檢查是使用輕微電流，刺激四肢的周邊神經，來偵測

身體運動與感覺功能的反應。針極肌電圖為使用含電極之細針，扎入特定肌肉來偵測及記錄肌肉電氣生理活動，用以判定神經恢復程度及肌肉收縮協調度、是否有肌肉疾病等。誘發電位檢查則是觀察人體神經系統受到外來刺激（如溫度、聲音、電刺激）後，相應的神經系統產生短暫的電氣活動反應性改變，共有視覺（利用閃光或交替式圖案刺激眼睛）、聽覺（利用機器聲響或聲音刺激耳膜）、體感覺（利用微小電流刺激末梢經）等三種方式測得微小電波變化，由機器記錄後分析以診斷疾病。

骨掃描：骨組織被破壞後會刺激周圍骨骼修復，修復的新生骨會吸收更高的鈣及磷酸鹽。骨掃描就是將帶有同位素的磷酸鹽經靜脈注射至人體，骨骼修復或更替速度較多的部位會吸收較多磷酸鹽，在掃描上呈現放射

常用電學診斷檢查圖

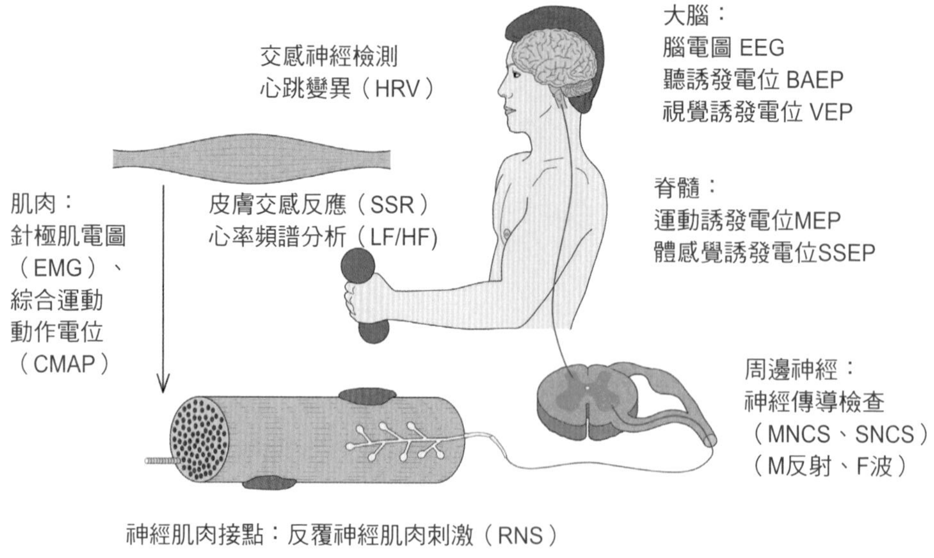

性增高的影像。可藉此判斷局部骨骼病變是否修復、高代謝狀態或者有其他的侵蝕現象。

電腦斷層攝影（CT）：利用X光穿透人體製成一系列的切面圖。由於不同身體組織吸收X光量有所差異，因此可在影像上顯示出不同的組織結構。再由電腦重組成二度或三度空間影像，對頭、胸、腹部與脊椎疾患，特別是一些腫瘤，可以做到快速診斷、確定病灶和腫瘤大小。

核磁共振造影（MRI）：使用儀器產生非侵入性磁場，暫時改變人體氫原子的旋轉排列方向，之後回正的原子核會釋放吸收的能量，激發產生電磁波信號，再經由電腦接收分析組合成影像。可用在中樞神經系統，如大腦、脊椎等，尤其是構造複雜的頭頸部，可以對軟組織進行更詳細的掃描。

另外也可運用在對骨骼肌肉神經系統、胸腔腹腔等器官的疾病檢查，以及用於血管攝影及膽道攝影的診斷。

正子攝影（PET）：是一種非侵入性與功能性的核子醫學影像檢查，利用注射入帶正電子的物質（如氟化去氧葡萄糖FDG）來偵測人體內細胞代謝葡萄糖的情形，由機器記錄並且以色譜顯示病灶（如癌細胞）聚集處，若與電腦斷層攝影顯示的解剖影像重疊，即可清楚定位病灶位置。

復健科常用的能量（物理因子）治療

這是利用儀器與光、聲、熱、電、力等常見的能量形式（物理因子）來治療疾病。包括：

光能治療：如紅外線、紫外線、低能量雷射等，對於疼痛發炎傷口有熱療、光化學作用、促進膠原蛋白生成使傷口癒合、止痛，活化巨噬細胞與淋巴的免疫功能以殺菌。窄頻紫外線光照治療可用來治療異位性皮膚炎、色素性蕁麻疹等。特定波段藍光可治療新生兒黃疸，光照療法也可治療季節性憂鬱症、睡眠紊亂等，而光動力療法（Photo dynamic therapy, PDT）更可結合光敏劑和特定雷射波長的光源，兩者一起作用，累積在腫瘤組織內的光敏劑會被雷射光活化，在含氧環境下殺死癌細胞。

聲能治療：如超音波可增加細胞膜通透性，促進局部組織循環與修復，軟化疤痕組織。聚焦的高能量超聲脈衝也可作為碎石術，將腎結石和膽結石等在結石擊破術後，多數會小至身體可自行排出，超聲乳化術則可治療白內障，而最近新興、更高能量的體外震波（shockwave）則可針對病灶部位給予高能量震盪，促進微血管新生、使附近水介質空化泡擴大後破裂產生能量，破壞組織性的病理性鈣化，達到重組修復再生效果，最近則並可使用高能量過度刺激組織產生過激性麻醉，得到即時疼痛緩解效果。現在則廣泛用在各類痠痛、運動傷害的治療。

冷熱能治療：如冷敷、冰敷、噴霧療法、蠟療、濕熱療、乾熱療、短波、微波、遠紅外線及熱敷包等。熱可止痛、擴張血管增加新陳代謝、增加肌肉與膠原蛋白的延展性；冰敷按摩後部位會充血變紅，可增加局部血液循環。急性運動傷害照護的PRICE（保護休息冰敷壓迫抬高）和最新的PEACE & LOVE原則，就是以冰涼敷作為起始。

電磁能治療：如低頻經皮神經電刺激（Percutaneous Electrical Nerve Stimulation, PENS）、銀椎點電刺激、中頻干擾波等，

可經由脊椎內抑制系統、內生性疼痛物質的刺激分泌與全身性疼痛抑制調節等，而達到止痛效果。而重複經顱電磁刺激或經顱電磁刺激（repetitive transcranial magnetic stimulation, rTMS or transcranial magnetic stimulation, TMS）則是利用磁場將電脈衝傳送到大腦，用以阻止疼痛訊號傳遞及促進運動路徑活化，在慢性疼痛治療和腦中風偏癱是值得期待的療法。

水療：如冷水療、熱水療、冷熱水交替治療（contrast bath對比浴）、漩渦機、水中運動治療等，利用水的浮力減輕部分體重，在較輕鬆狀態下做運動、漩渦浴可按摩，將冷或熱均勻施布在治療部位。其中熱效應可促進血液循環、新陳代謝、放鬆肌肉、軟化組織，而冷效應可降低疼痛感、水腫。

力學治療：如按摩、牽拉、徒手治療（手法治療、操作治療、關節鬆動術、筋膜鬆弛術）等，將功能、結構或病理性的脊椎或關節變化（如鬆弛、半脫位或脫位），使用各種不同手法（如快速強力下壓或拉扯）來調整脊椎或關節的相對位置，期盼將其回復原來狀態，如通過各種形式的力量來調節維持骨骼肌肉的正常功能，如利用機械力、重力和外在施加力量來調整姿態、恢復正確骨關節位置、伸展椎間盤或小面關節間的軟組織，使其距離變大、壓力減少，讓突出變乾硬的椎間盤回縮有水分恢復彈性、放鬆肌肉。例如復健科常用的腰椎牽引，可以調整脊椎椎間盤的空間以及放鬆調整脊椎附近肌肉，一般分為間歇性牽引與持續性牽引，目前常用的多是間歇性牽引。

運動治療：利用主動或被動的運動，如伸展運動、主動運動、阻力運動、耐力運動、平衡協調運動、神經肌肉誘發等，改善心血管耐力、身體組成、肌力、肌耐力、柔軟度、敏捷協調性、平衡、瞬發力、反應時間、速度等，以活力和機敏完成日常工作，而不會引發過度疲勞，且有充足體能享受休閒時間，應付突發事件。

肌骨損傷無創療法（注射治療）：使用空針筒、針灸針，或裝有各類藥物的針筒，對肌痛症緊束帶中的激痛點注射、撥離沾黏筋膜間質組織、注射增生修復藥物、或使用硬化劑將組織強化的綜合針刺療法。綜合無創療法對肌肉筋膜疼痛有立竿見影的效果。筆者隨恩師洪章仁教授學習此注射法後，門診病患常驚嘆強大快速的療效，有許多病患為求一針，遠從各地搭高鐵來診，還有病患要求帶回刺針作紀念，以為上面有塗藥。

肌骨損傷無創療法

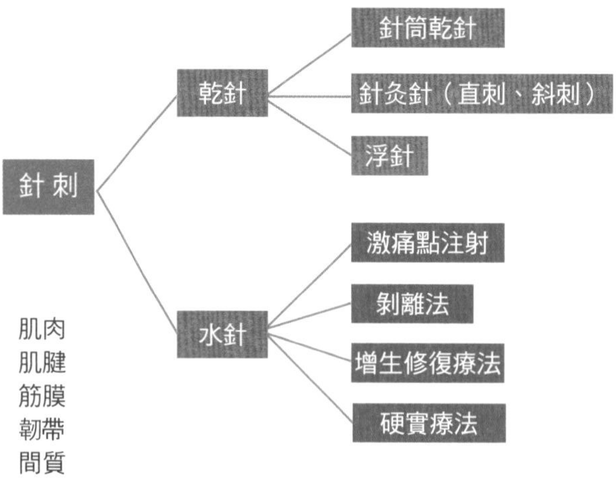

（許宏志醫師整理2019）

乾針療法

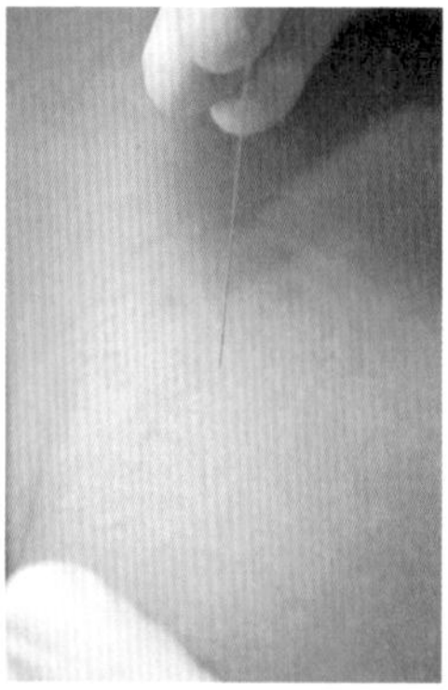

復健科常用的藥物治療

發炎中產生的物質會引發疼痛，故治療以抑制發炎為主。抗炎藥物主要分為類固醇和非類固醇兩類。

◆非類固醇類抗炎藥（NSAIDs）

非類固醇類抗炎藥在止痛方面有「天花板效應」，意即達到一定劑量後再增加量並不會提高鎮痛效果，反而會增加副作用。通常若有效，低劑量就有止痛作用。短期NSAIDs和乙醯胺酚（acetaminophen）併用，可增加開始期的止痛效果而不會增加副作用。

NSAIDs只對輕到中度疼痛有效，癌症痛、臟器痛等嚴重疼痛則可能需要合併使用鴉片類止痛劑。慢性疼痛如神經性疼痛，可合併使用抗憂鬱劑或抗癲癇劑，會比長期單獨使用NSAIDs好。

兒童不建議使用NSAIDs，通常會改用乙醯胺酚或布洛芬（ibuprofen）的水劑或塞劑。

大部分NSAIDs都是弱酸性，胃腸吸收良好。食物雖會降低吸收速率但不會影響吸收程度，所以NSAIDs可與食物併服或飯後服用以減輕胃腸道不適。NSAIDs不可與酒精合用以避免產生肝損害、胃出血等併發症。

◆類固醇

類固醇藥物能阻斷發炎物質前列腺素的生成和磷脂水解酵素A2（PLA2）的運作，有強大抑制疼痛能力。但也容易造成多種副作用，如抑制淋巴球與巨噬細胞產生細胞激素與游離，也會抑制先前引起的發炎與疼痛。目前已知長期使用皮質類固醇容易產生庫欣氏症（Cushing s disease）。

類固醇主要效果有抗發炎反應、影響代謝、電解質滯留等。

抗發炎效果包括：

1.使微血管通透性穩定，減少滲出液。
2.使炎性細胞穩定，減少釋放組織胺。
3.抑制白血球運動，減少發炎部位的白血球聚集。
4.干擾過敏物質的合成、儲存與釋放。

代謝影響包括：

1.促進肝臟葡萄糖新生作用。
2.抑制周邊組織對胺基酸的利用。
3.抗胰島素作用，加速脂肪酸自脂肪細胞中移出。
4.抑制生長激素作用。

糖尿病患者使用類固醇注射或口服時，應注意對血糖的影響。成長中的兒童使用類固醇也應注意其抑制生長的作用。類固醇多少都有鈉滯留作用，易產生水腫反應的病患用藥時須特別注意。

◆抗憂鬱劑

抗憂鬱藥物有三環類和四環類抗憂鬱劑、選擇性血清素再吸收抑制劑（SSRI）、血清素和正腎上腺素再回收抑制劑（SNRI）等。因為憂鬱症患者腦中的血清素與正腎上腺素較低，因此開發能阻擋血清素與正腎上腺素被身體再次回收的藥物，其中SSRI和SNRI副作用較少，常應用在臨床治療。而血清素和正腎上腺素除了抗憂鬱和止痛效果外，也會對其他部位帶來影響，導致口渴、便秘等，甚至有嚴重心臟的副作用。

◆抗癲癇藥物

由於神經病變和神經興奮，都會造成神經異常放電而產生疼痛，所以興奮性神經系統（麩胺酸）和抑制性神經系統（GABA）都扮演重要角色。抗癲癇藥物在較高劑量時可以抑制腦部異常興奮，小劑量使用時可以抑制周邊神經異常放電和興奮，對於興奮性神經系統可抑制麩胺酸的釋放，並活化GABA運轉體，增加GABA提升抑制性神經系統的活性，藉此抑制疼痛訊號傳遞。

疼痛治療新曙光：啟動超級修復力！精準導引＋修復增生再生治療

多年來我在門診住診教學和各地演講，一直提倡疼痛治療的核心觀念：「**診斷要正確，治療才有效！**」就是不斷提醒自己和學生們，出手治療前一定要先確定疼痛的最核心病因。再來才能針對病因治療，因此這十幾年來陸續整理發展出如上圖的肌骨損傷無創針法。然而怎麼正確又準確地找到病灶進行治療呢？

就是使用先前講過，復健醫學常用的五種形式能量：「光聲熱電力」來做精準定位。在臨床上定位我將之分為**「功能性」與「結構性」精準導引：**

「功能性」定位就是依身體組織的功能特性來定位病灶，例如以傳導動能力量為主的肌筋膜系統，我常使用生物力學、肌筋膜動力鍊（第67頁）、步態分析等以力學為主的功能檢查交叉分析，找出力量傳導途徑中的相對弱點與硬轉折點，通常就是可能的病灶。又例如指掌麻木的腕隧道症，是以電氣生理訊號傳遞途徑，出現問題的神經系統需要找出病因，我就會使用神經傳導檢查（定吋法）先定位出感覺神經傳導速度變慢的部位，再做該處肌肉收縮特性的電氣生理分析（肌電圖）看疾病發生多久，來決定治療策略。

「結構性」定位，就是利用解剖結構分析來找出病灶的深淺、分布和大小等。例如病患腿腳疼痛行走困難，可先用上述力學功能性定位（肌筋膜動力鍊、步態分析）找出主要影響部位在膝關節，之後再利用結構性定位找到病灶，在此類案例中，我通常會使用超音波掃描膝關節，找出腫脹疼痛最明顯的部位，並且分析關節是否有積液、積血或腫塊，若是積液則檢查沉積最多在關節的哪個區域，總量多少、深度多少，附近有無血管增生需要避開等，一旦功能和結構能精準定位，接下來的介入治療（如抽吸、灌洗、黏合等）就有如探囊取物，同時更可以用同步定位的方式，即時觀察整個治療進行並且隨時依照現場狀況調整。精準導引治療的過程有如駕駛滿載攻擊武器的高科技無人機，在千里之外對敵軍陣地即時進行偵測，看得清清楚楚後再進行攻擊轟炸。

而這裡講到無人機上搭載的攻擊武器，就是我們常講的「**修復、增生、再生治療藥物**」。這些藥物主要分成五大類：

原料補充藥物：目前較常用的一種，之前稱為黏液補充療法。直接在損害處注射膠原蛋白、蛋白聚醣（如玻尿酸、葡萄糖胺，軟骨素、筋骨素等）以補充損耗的軟骨、肌腱、韌帶、筋膜、間質的原料以促進修復。或神經節苷脂（唾液酸糖鞘脂）以修復受損的神經細胞與髓鞘。

生長因子療法：直接投放生長因子促進某類細胞生長（如促紅血球生成素是促進紅血球生長）。這是早期研究關節炎（主要促進軟骨細胞生長）和運動傷害（主要促進肌腱細胞增殖）所常用的修復增生療法，近年有大幅進步，例如使用神經生長因子促進周邊神經損傷修復。此療法效果良好，缺點是原料較昂貴且治療濃度依組織特性而異，以及非自體取得的生長因子有感染風險。

刺激生長因子修復增生療法：原理為注射某些物質誘發人體產生生長因子。例如注射中低濃度（10%或以下，非促炎性）或高濃度（25—30%，促炎性）的右旋葡萄糖溶液。目前一些研究結果顯示，10%的葡萄糖注射液對治療關節炎是有效的。人類細胞暴露在少至0.3%的葡萄糖溶液中就會產生生長因子，如血小板衍生生長因子（PDGF）、表皮生長因子（EGF）、轉化生長因子β（TGFβ）、基礎纖維母細胞生長因子（bFGF）和結締組織生長因子（CTGF）等。筆者自己的先端實驗研究也顯示，特定濃度的高濃度葡萄糖，可刺激軟骨細胞與滑膜細胞分泌更多的第二型膠原蛋白及同化性細胞激素（具修復功能），藉此提高細胞的修復能力。

炎性增生療法：注射特定物質激發炎症以製造生長因子。這些激發炎症的溶液包括高濃度葡萄糖、軟骨素、酚劑等，由此誘導產生的炎症訊號將導致更有力的生長修復反應。此類物質包括濃度12.5—25%的右旋葡萄糖（筆者的研究顯示可到30%）、酚劑和含魚肝油酸鈉溶液。目前為止的研究多是比較治療效果，而非更有公信力的非安慰劑對照研究，結果發現炎性增生研究組有較好的結果。

炎性增生療法可能是增生療法在未來最經濟有效的方式，因為較不昂貴，可刺激受傷傷口自然修復癒合。筆者近幾年的基礎研究發現，誘發細胞產生修復反應的機制不只在促炎反應，氧化壓力、亞硝化壓力的增加同樣也有誘發生長因子分泌的效果，同時也和細胞凋亡有關。

自體濃縮血小板血漿（Platelet Rich Plasma, PRP）**與自體幹細胞**（Stem Cell）**再生修復療法**：利用自體血液，提取多種自體生長因子（如血小板衍生生長因子PDGF、表皮生長因子EFG、血管生長因子VGF等）的高濃度血小板血漿，活化後注射至受傷組織可促進再生修復。幹細胞為身體內自然產生的細胞，幫助製造新細胞，所以也可能協助修復受傷或磨損的組織。此療法使用成人骨髓、脂肪組織或周邊血液取得的自體幹細胞，在分離、純化、活化後，注射至受損的關節或組織，促進修復與生長。而異體（來自他人身體）濃縮血小板血漿與幹細胞療法，目前因倫理與感染等問題考量尚在發展中，未來也將會是相當值得期待的嶄新療法。

治療疼痛，吃藥打針之外的新選擇：

姿勢矯正與動力鍊分析

我們可從三方面來探討：靜態姿勢、動態姿勢與動力鍊。

◆靜態姿勢

人體自然站立時，正常脊椎姿勢從側面看來應該如此：兩側耳屏（耳道前面的突起，又叫耳豆）穿過頭顱重心，這條連線往下垂直線應通過肩膀斜方肌最高處的稜線脊，然後經過腰椎前方、髖關節中心後方、膝關節軸前方，到達跟骨關節。在此姿勢下，脊椎壓力相對最小。

如果沒有鏡子或旁人可協助觀察，也可利

增生療法：另一個神聖羅馬帝國？

談到中世紀歐洲史，大家都讀過「神聖羅馬帝國」。真正研究後卻發現：這國家名稱一開始沒有神聖，而皇帝也是各諸侯國的國王互相推選後加冕，不是羅馬人，領地是各諸侯國和教會領地所組成。難怪法國啟蒙思想家伏爾泰曾說：神聖羅馬帝國是「既不神聖，也不羅馬，更非帝國。」

從一九九九年就開始做的「增生療法」，近年變很熱門，也給我這樣的感覺。

「增生療法，是注射高濃度葡萄糖等增生劑，刺激組織輕微發炎，誘發增生反應，促進組織復原與強化軟組織強度減少疼痛。」果真如此？

20年來在國內同儕、國外講師、國際會議多次交流的心得，談到增生療法可說是「人人有興趣，個個沒把握」。研討會聽到的多是自己、團體、學派的手法分享、治療心得與患者回饋，聽完心裡常覺得空虛：這些成果在證據醫學裡不是等級最低的第五級（專家意見）嗎？

談到藥物配方和打法也是「一人一把號，各吹各的調」。外國講師說什麼就什麼，船過水無痕無法重複驗證。直到博士班時開始自己的基礎研究和動物實驗，親手培養細胞點滴試藥，從不同葡萄糖濃度和標的細胞（軟骨、滑膜細胞）反覆實驗做出來才發現：原來這樣刺激細胞並不會「增生」細胞（其實是膠原蛋白分泌增加），而且「氧化壓力」和「亞硝化壓力」是除發炎外促細胞分泌增加的原因。而組織的「強化」，葉酸比葡萄糖效果更好……也許所謂的增生療法，根本不是原先字面上講的那個模樣：增生？發炎？強化？

在對抗病魔治療疼痛的路上，期盼自己拿到新武器時勿道聽塗說人云亦云，「莫聽穿林打葉聲，何妨吟嘯且徐行，對藥物使用除了「知其然」，更要「知其所以然」，治療方法的重點在他人也能重複驗證療效而非獨家秘傳，這樣才是符合現代實證醫學精神的臨床醫師。

用靠牆站立的方式檢查：背靠牆臂站立，後腦勺、肩胛骨、臀部與腳跟四點同時貼牆，然後注意自己是否下巴往內縮，身體有沒有往前傾，肩胛是否也貼著牆，骨盆有沒有歪斜。

靜態姿勢下，還可如下圖從頭到腳，分區段（枕骨、肩胛、腰部、臀部、膕窩）評估自己的身體是否有不對稱、傾斜或不平衡的地方並記錄下來。如果肩膀與骨盆高度都一樣高，代表身體沒有歪斜。

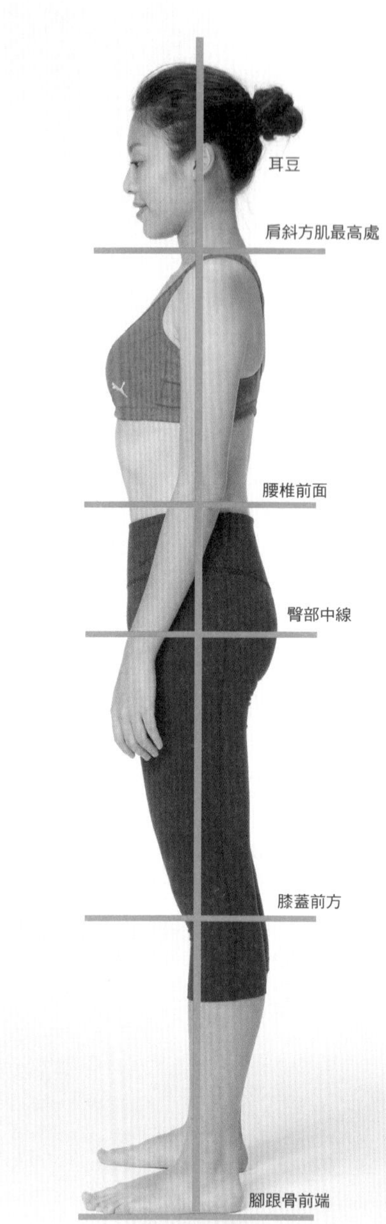

◆動態姿勢

動態姿勢評估，一般最常用的是行走的「步態分析」。從行走速度、身體重心、步伐大小、兩腳著地順序與時間差及走路時上半身與軀體的平衡等，都可以進行評估，若有疾病或疼痛時，會發現姿勢不良（避痛姿態）與行走步態改變（避痛步態）。當身體因疾病導致平衡不好、身體重心前或後移動時，會改變步態，走多了就會導致頸背腰臀腿腳的過度不當使用與疼痛。

不同姿勢和活動中，脊椎壓力也不同，例如坐姿中，坐下時背往後靠十五度脊椎的壓力最小，而往前十五度無扶手支撐時壓力最大，前傾寫字、打字、拿東西都會增加脊椎壓力，而這通常是多數上班族或電腦族的不健康錯誤坐姿。所以在辦公室工作時脊椎是往後倒十五度，並選擇有扶手支撐的椅子，讓脊椎的壓力最小。

常見不良姿勢矯正

此外，還有六種最常見的不良姿勢需要矯正：直頸前頭位、前圓肩、駝背、骨盆傾斜

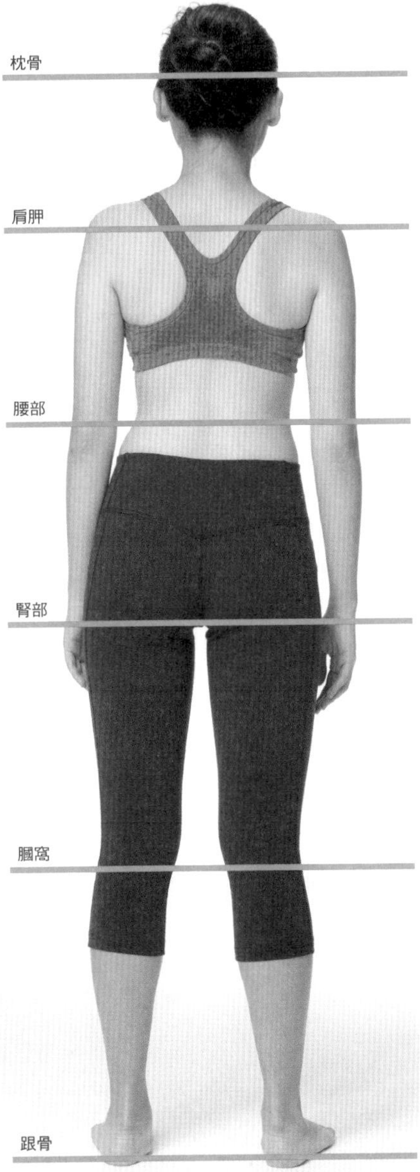

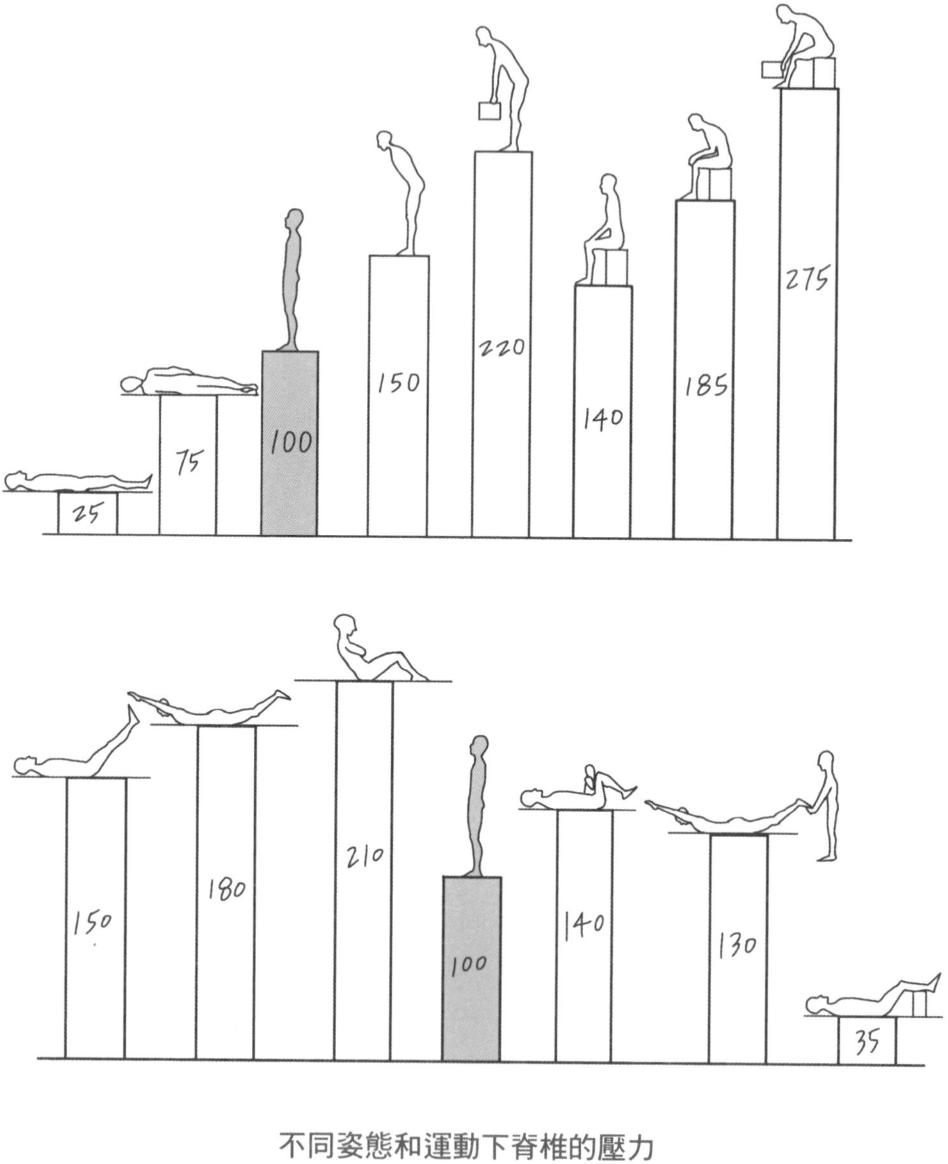

不同姿態和運動下脊椎的壓力

和內旋足。

◆前頭位

這種姿勢為頸椎往前擺位，造成脖子肩膀背部壓力增大，有時也稱為「老學究頸」。過度使用電腦、手機平板等，睡覺時頸部墊太高、長期未伸展背部肌肉等不良習慣，都會引發這個錯誤姿勢，久了會導致肌肉過度使用，或神經根壓迫造成頸肩手臂麻痺。通常正確姿勢（兩側耳屏與頭顱重心、肩膀斜方肌最高處的稜線脊成一直線）不會造成頸部肌肉過度使用，但頭若往前掉就會引起肩頸背腰的肌肉緊繃，這是因為要將偏離重心的頭拉回並維持在正確位置。以筆者的經驗來說，此垂直線往前超過耳屏下肩脊垂直線幾個指幅，就會引起幾組肌肉緊繃，讀者可以將頭往前伸的同時觸摸自己的頸肩背腰看是否有緊繃。

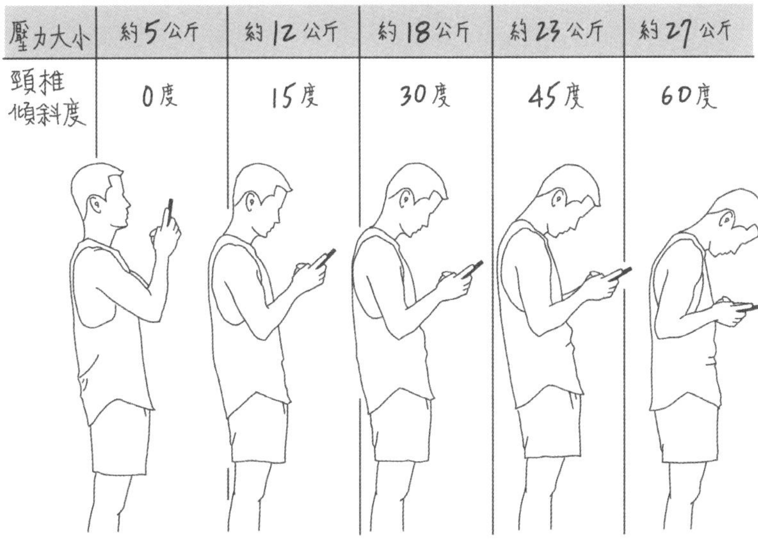

壓力大小	約5公斤	約12公斤	約18公斤	約23公斤	約27公斤
頸椎傾斜度	0度	15度	30度	45度	60度

前頭位傾斜程度造成的壓力

◆超過二指幅↓上斜方肌、提肩胛肌緊繃

◆超過三指幅↓肩胛間肌、胸部脊側肌、菱狀肌緊繃

◆超過四指幅↓菱狀肌、中背部脊側肌、腰方肌、胸背提脊肌緊繃

正常人頭部約六公斤重，頭每往前伸二．五公分，就會增加脊椎的壓力約五公斤。而這些多餘壓力需要上述的肩頸背腰肌肉拉回，久了就容易形成肌痛症。

可用幾種方法矯正前頭位：（以下動作一天三次，每次五分鐘。）

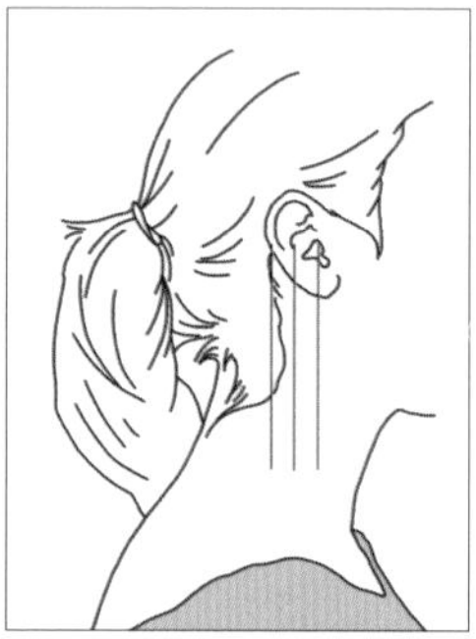

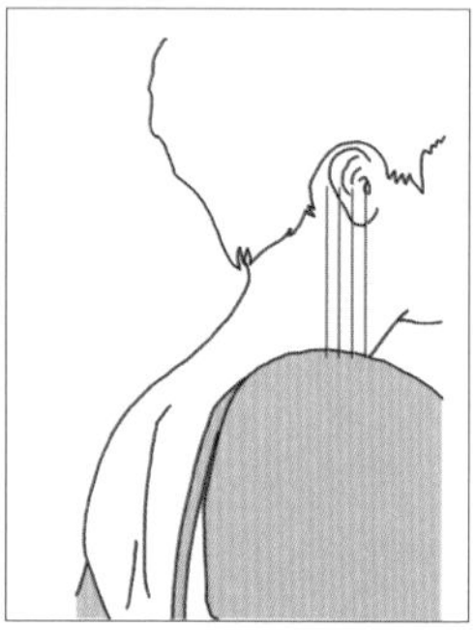

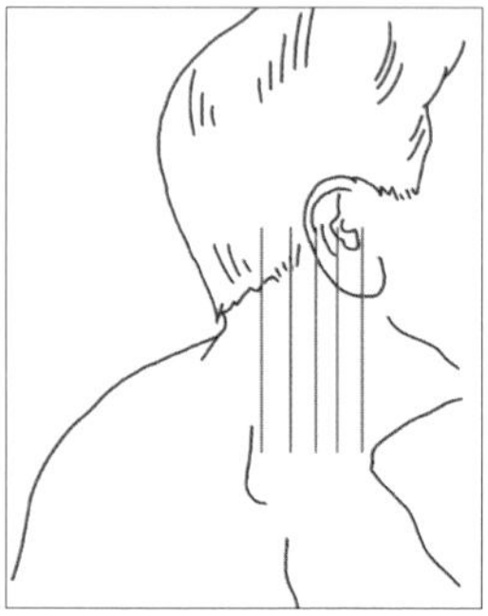

(1)**下巴收起頭後縮**，如同眼觀鼻、鼻觀心，還可用手頂住下巴互推，鍛練頸部穩定肌。

(2)**拉長頸背部**，用手扶起頭部時，記得往下往後收。

(3)**利用頂書視線調整法**，頭上放本書，以不會掉下為標準，同時眼睛要水平往前看。

(4)**睡覺時頸部注意不要懸空**，可以用兩邊高中間低的頸椎枕支撐頸部，或者使用大浴巾捲成如自己手臂粗的長條，睡覺時放在脖子與床間空隙處。

(5)**擠肩式**，雙手往後交錯伸展，在背後十指互扣，作伸懶腰似的伸展動作，手往下的同時脖子要往前往上抬起。

前頭位矯正動作

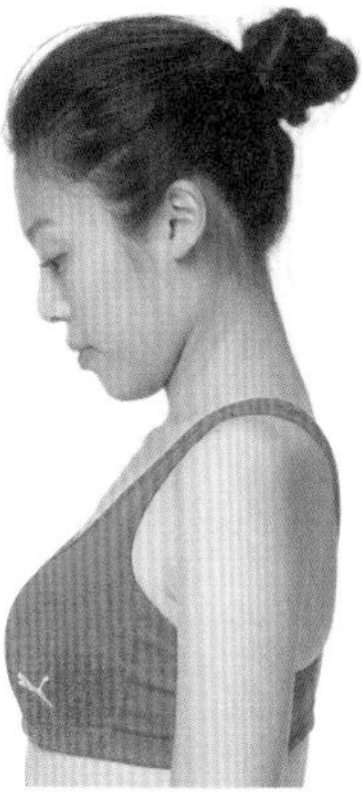

（1）

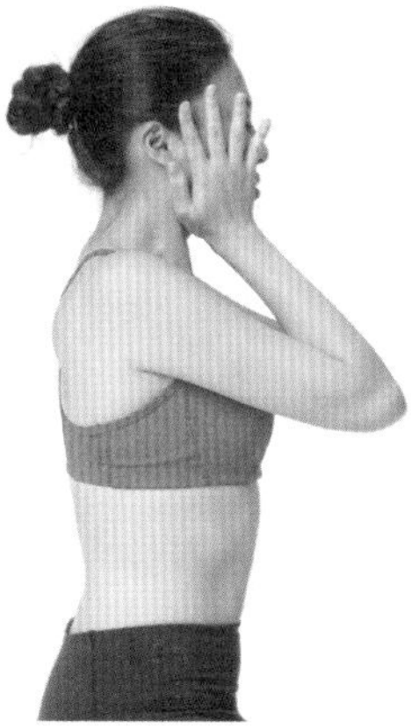

（2）

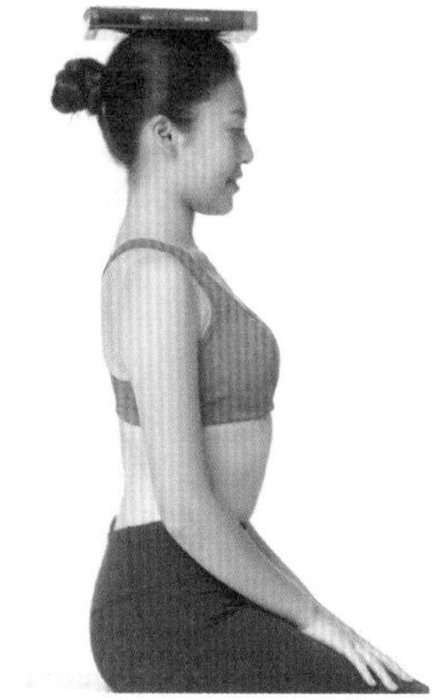

（3）

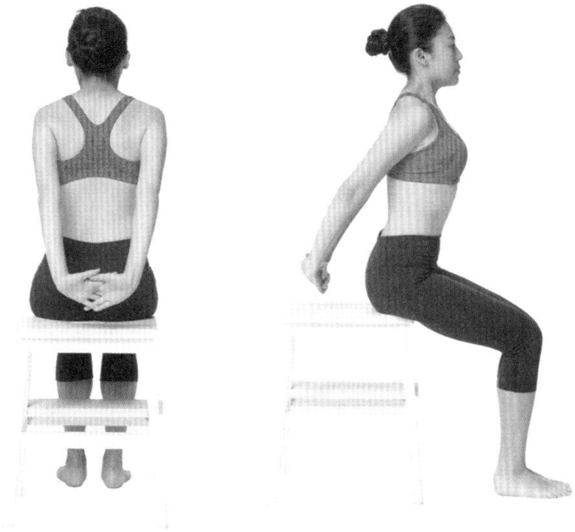

（5）

◆前圓肩（上交叉症）

發生前頭位後，第二個出現的不良姿勢就是前圓肩。由於兩側肩膀往前伸出，從頭頂往下看兩側肩膀如繞成半個圓圈樣，故名。

前圓肩通常會有幾種不良影響：因為兩側肩膀都往前彎，所以上後背看來會往後突出

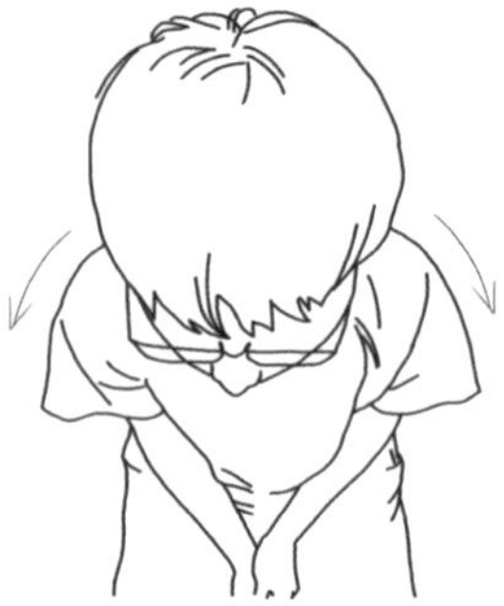

圓肩示意圖

如駝背一樣。此外因為肩膀前伸，所以兩側頸背肌肉常處於緊繃用力狀態，而頸椎前面的頸彎曲肌與大胸肌則相反，因為不常用造成失用性萎縮。從側面看此類效果如同一個交叉，所以也稱上交叉症。

在肩頸有上交叉症，因為代償作用在腰椎常會出現一個下交叉症，表現症狀是背肌的緊繃用力，與前方的腹直肌、腰肌的失用性萎縮。

前圓肩可以透過幾個動作矯正，在此之前要先矯正前頭位。（以下動作一天三次，每次五分鐘）

(1)**後抱手式：**雙手伸到背後，互抱手肘。

(2)**擠肩式：**雙手往後交錯伸展，在背後十指互扣，然後作伸懶腰似的伸展動作，手往下的同時脖子要往前往上抬起。

(3)**臂後交叉式：**右上左下兩手在後背互碰，再換邊進行相同動作。

(4)**眼鏡蛇式：**趴在地上，然後用肩膀力量撐起前半身。

(5)**伸臂讚式：**趴在地上，然後兩手往前伸直、往上抬

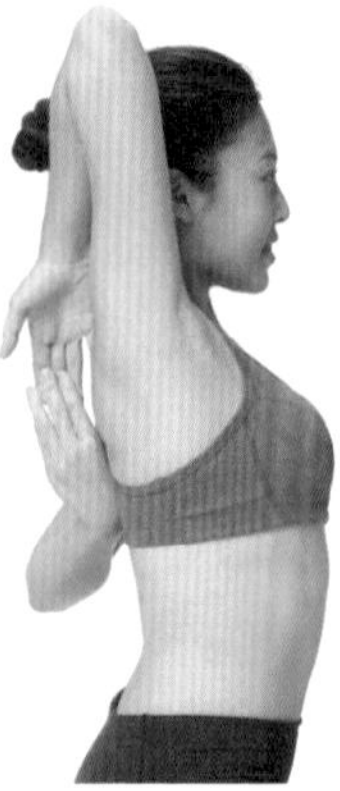

（3）

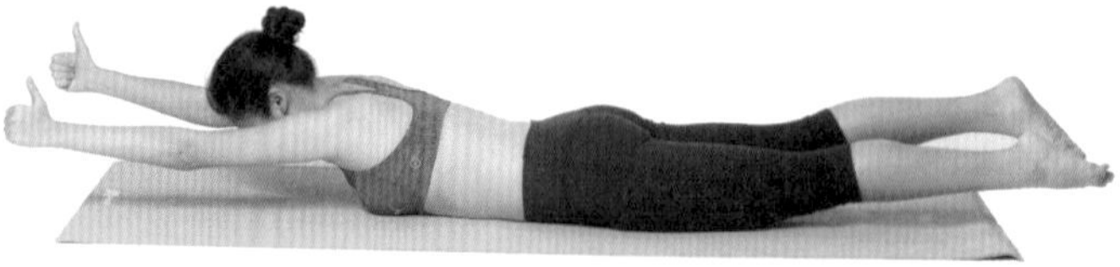

（5）

前圓肩矯正運動

高，同時大拇指比讚的手勢。如果做得到，也把雙腿抬離地面。

(6)腰橋式：仰躺，將髖臀抬高撐起。

(7)駱駝式：雙膝跪地，雙腿併攏，腳背貼地，吸氣後把身體向後仰，雙手放到後腳跟上，頭頸背盡量往後伸，眼睛往上看。

(8)靠門式：兩手靠著門框，然後身體往前傾，藉此牽拉背肌。

（8）

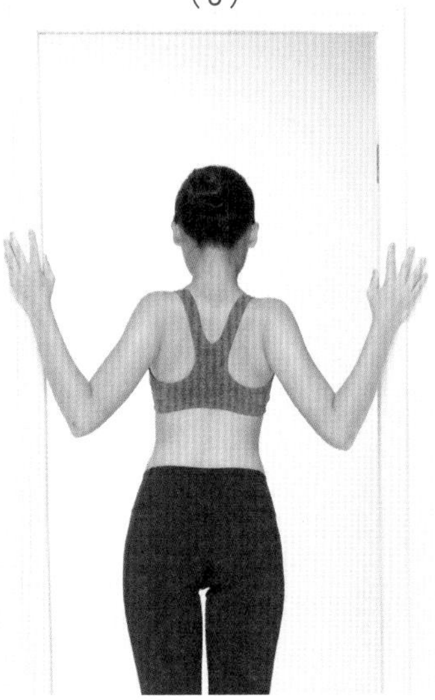

◆駝背（上下交叉症）：駝背通常是前頭位加上前圓肩之後的代償姿勢，所以可比照以上兩類矯正法處理。

◆骨盆前傾斜：骨盆前傾為下交叉症在腰部產生的後遺症。側面看起來如同翹高著屁股，會引起提脊肌、髂腰肌緊繃，腹直肌和交叉對側的臀大肌失用性萎縮無力。

骨盆前傾會影響尾骨相對位置，進而影響第五腰椎與第一薦椎間的角度，有時會造成尾骨疼痛症（坐下時容易碰撞到尾骨），或者腰椎滑脫症，同時也會影響大腿、小腿、前足內轉、膝蓋內翻，形成特殊

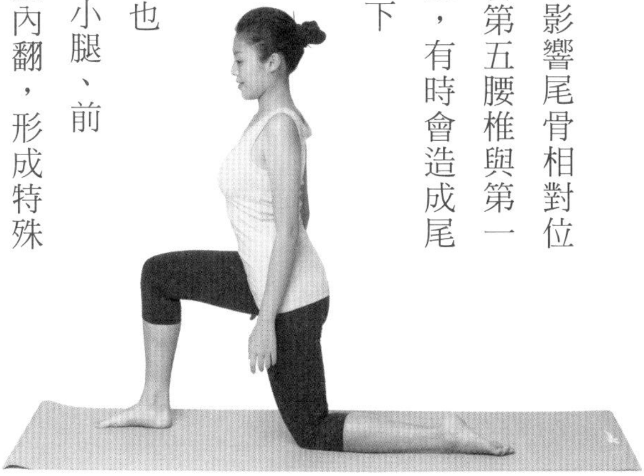

的走路姿勢（內八字腳）。為防止此類不良姿勢，可採取**跪姿伸展髂腰肌**（上圖），或坐在抗力球上盡量保持平衡，另外也可**仰躺時雙膝彎起成九十度，然後左右轉動身體**鍛練和伸展背肌。

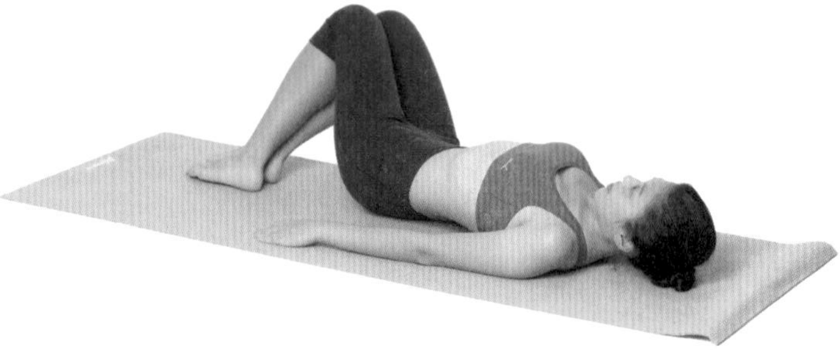

◆內旋足

內旋足是因為前述骨盆前傾的不良姿勢所引起，足部為最常受影響的部位。平常可先用足印檢查，或請人從後觀察腳後跟走路時有無偏移或者晃動，跟骨外彎通常與扁平足同時發生，因此除運動矯正鍛練外，也需要輔具以利治療。鍛練法包括將排球放在腳與牆壁中間，然後小趾旁側用力外頂來做足外展，也可放顆網球在腳掌下，如同練習腳掌抓力一樣大伸展大彎曲幾次，或者是將網球替換成硬的飲料罐做同樣運動也可以。

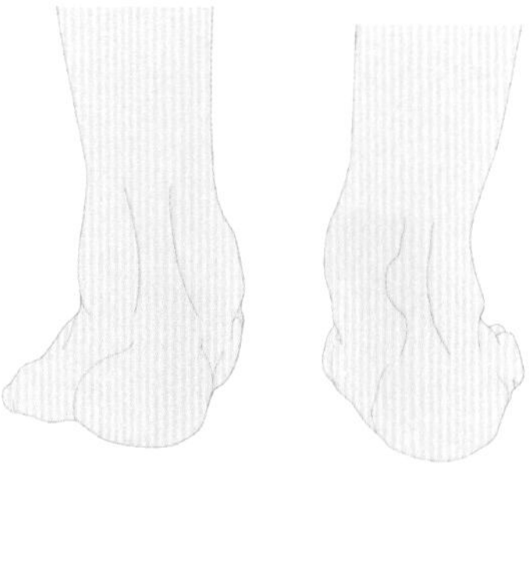

疼痛病因分析的利器：肌筋膜動力鍊2.0

在分析疼痛或功能失調的病因時，筆者常會採用此創新觀念。就是把人身體的皮膚、筋膜、肌肉、間質等整合在一起視同結構與功能相連結的鍊子，整體性探討動能與訊息傳遞功能。過往曾有多派學者各提出過相關觀念，早自文藝復興時期的達文西的肌肉筋膜繪畫模型、上世紀40年代HermanKabat從治療小兒痲痺患者經驗提出的本體神經肌肉誘發運動模式（PNFor Kabatmethod）、比利時學者Godelive Struff–Denys提出的五條整體肌肉鍊、Rolfer機構講師Tom Myers提到Rolfer的筋膜鍊概念的解剖列車、法國治療師Leopold Busquet提出的五條肌筋肌膜鍊、法國骨科醫師Paul Chauffour提出的生物力學鍊，生物演化的三胚層發育理論、到中醫黃帝內經中提到的壽命軸、12經絡等概念，各有特色且部分觀念可相通，各別用來探討仍覺得不夠全面性與完整。

筆者擷取各家觀念精華，結合自己20餘年

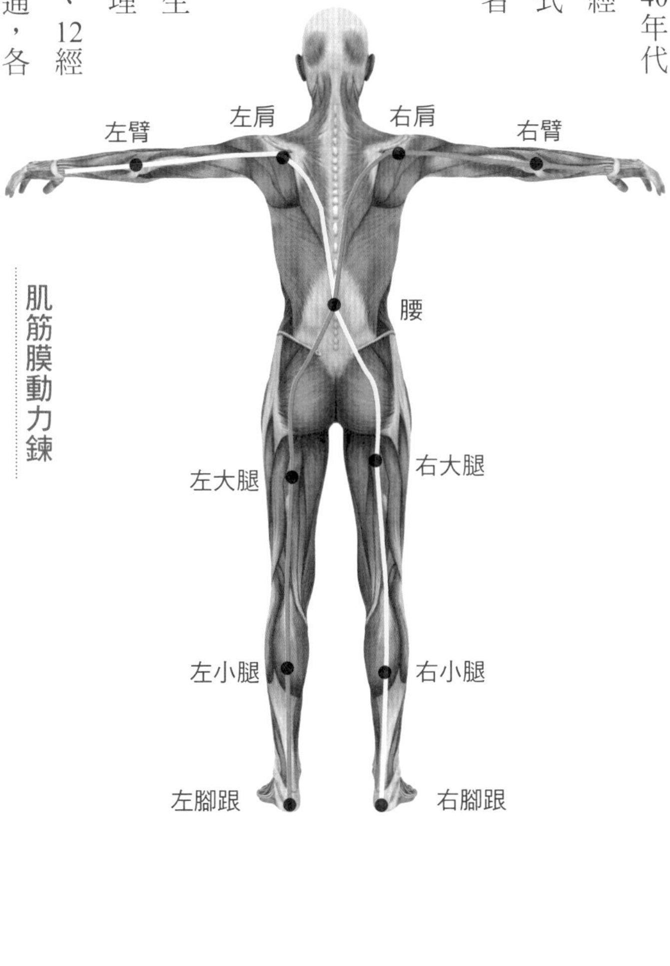

肌筋膜動力鍊

臨床經驗融會貫通，想提出的創新概念稱呼這些結構為「肌筋膜動力鍊」，此類動力鍊並不止於其他學者所提出的「線條」或「軌道平台列車」的觀念，從點、線到面，更像是一節節相連的蓮藕或香腸般、動態3D的概念。皮膚的彈性、肌肉的張力、筋膜的強度、間質（2018年新發現的結構）的分布，與完整節段內骨骼的形狀與強度、各節段（如蓮藕）的膨脹程度（含血、含組織液的量）與運動的方式、速度，都會影響此條動力鍊活動時的「軸向」與「力矩」。而且各節段的動能大小，也同樣會影響此條動力鍊上各部位相對結構強度。也就是說：肌筋膜動力鍊＝人體活動的整體單位，包括骨骼、肌肉、肌腱、筋膜、間質、韌帶與其外包的皮膚。

舉例來說，筆者常看到許多右肩疼痛久治不癒的運動選手，檢查時常發現同時有左側下背痛和左小腿肚疼痛，經治療左下背痛、左小腿後可以立刻緩解右肩和右臂的疼痛和改善活動度，在左後小腿常可以找到選手自己都不曾發現的隱性激痛點，經過「左小腿」、「左下背」、「右肩膀」、「右臂」四組部位同時治療後就能痊癒。

以肌筋膜動力鍊的觀念解釋，就是因為右手臂和肩膀如同一條動力鍊，沿伸經過中背部到左腰到達左腿左腳至腳踝。在過度頻繁使用右肩右臂打球時，衝擊力與拉力會沿著此條動力鍊傳遞到左邊腰部，造成疼痛，甚至進而影響左側小腿後的腓腸肌與腳跟（因為同時要提供右肩右臂的穩定度）。因此沿著這個系列的動力鍊檢查，就可以分析出完整的病因然後進行治療。

哪些疼痛警訊不該忍耐？

前面提過，疼痛是身體發出的警告訊號，讓我們面對危險或疾病時能夠及早察覺並且反應。哪些疼痛警訊是不該忍耐輕忽的呢？

一般而言，疼痛發作時，若合併有血壓過高或過低、眩暈、手腳麻痺、胸痛、喘不過氣、久咳不癒、找不出原因的疲勞、發燒、頻尿或漏尿、便秘或便中帶血、肚子鼓脹疼痛、體重變化、吞嚥困難、淋巴結異常脖子腫脹、不明流血或瘀青等，都需要注意盡早

內科疾病造成的胸部、肩膀、上肢疼痛

病因	疼痛類型	常見徵兆	其他注意事項
1.心血管疾病 2.肺部疾病 3.胃部疾病（火燒心） 4.肋間神經炎（帶狀疱疹後遺症） 5.腫瘤（轉位痛） 6.膽囊炎（轉位痛）	1.跳動感或咻咻感疼痛 2.隨呼吸憋氣動作的疼痛 3.餐前疼痛 4.單側胸部麻痛針刺感 5.晚上或休息時疼痛 6.餐後疼痛	1.合併有血壓高，以及運動或姿勢改變會加劇症狀 2.常合併有呼吸困難咳嗽等症狀 3.可能伴隨餐前疼痛餐後脹氣 4.可能在休息或夜間睡覺時疼痛會更明顯 5.飯後或食用大量油脂類食物後會疼痛	1.會痛到肩膀、下顎、手臂與肩胛骨等部位 2.呼吸時會有胸廓的疼痛 3.前胸骨或後背中間的疼痛

就醫。另外，疼痛若晚上會痛到醒過來，或者休息時疼痛不會改善也應就醫。而來自內臟的疼痛也是警訊，許多內科問題都會造成不同部位與不同程度的疼痛，需要病患與醫師一起注意，表中提出幾個常見內科疾患引起胸背疼痛例子供參考。

臟器因素引起的胸痛在復健科疼痛門診中，會遇到不少病患抱怨胸背疼痛。首先要注意的當然是內臟器官所引起的臟器痛，在胸廓中最重要的就是心臟和肺臟。心臟疾病如急性心肌梗塞會有典型的疼痛症狀，例如前胸痛會傳到後背、左側的下巴與左邊肩膀。但要排除此類疾病通常不容易，因為經常合併其他疾病（如糖尿病），使得疼痛位置和類型變得不典型不確定；或者病患有服用藥物（抗炎止痛藥或血壓藥）使得症狀變模糊或短暫。心絞痛、慢性冠狀動脈供血不足都是心肌引起胸痛的常見原因。病毒感染造成的心肌炎引起劇烈的疼痛較少，但心肌梗塞併發症或心包膜切開術後的炎症經常是很痛苦的，須尋求次專科（如心臟科、胸腔科）協助或者住院檢查。

◆心臟

(1)**急性心肌梗塞：**為嚴重壓迫感、胸骨後的疼痛，可能傳導到手臂、後背與頸部。這種疼痛常被描述為生平經歷最痛的一次，一般持續三十分鐘或更久。疼痛可能在休息或睡覺時開始，只有少數是激烈運動後發生。其他相關症狀包括噁心、冒冷汗、呼吸困難、心悸等。

(2)**狹心症（冠狀動脈疾病）：**這類疼痛很像心肌梗塞的痛，有壓迫感、呼吸不順。但通常少於二十分鐘且不那麼嚴重。

(3)**急性心包膜炎：**由感染、心肌梗塞、腫瘤等引起的，通常被形容為尖銳痛，但也可能是鈍痛；這種疼痛在斜躺或旋轉身體時會加劇，而前傾或端坐時疼痛會緩解。心包膜的疾患，包括急性特發性心包炎、風濕性心臟炎、結核性和腫瘤性心包炎，都可能是胸肋痛的來源。心肌梗塞是最嚴重的胸痛，但若影響心包膜會使疼痛加劇。

◆血管

(1)**急性主動脈剝離：**通常會形容為極嚴重的撕裂性疼痛，一開始就非常痛。常發生於有高血壓病史或結締組織疾病患者，有潛在生命危險。

(2)**原發性肺高血壓：**疼痛常類似心絞痛，悶悶的、有壓迫感、呼吸不順，可能在用力時更明顯，合併有昏厥或呼吸困難。

◆肺臟

(1)**肺栓塞合併梗塞：**梗塞通常引起附近的肋膜發炎疼痛，栓塞則可能造成較模糊的胸骨下疼痛。通常伴有呼吸困難、咳血情形。

(2)**氣胸：**特徵為急性發作的胸痛合併有呼吸困難。在胸部穿刺傷、肋骨骨折、做胸腔穿刺術時都可能發生，年輕男性或老年肺氣腫患者也有可能發生。

◆胃腸

(1)**胃食道逆流：**通常為燒灼性疼痛（俗稱火燒心），在吃甜食感喝咖啡、茶、酒等刺激性飲料時會變得更嚴重，躺下時疼痛，坐起會緩解。

(2)**食道痙攣：**疼痛很類似心絞痛，合併有間歇性吞嚥困難，很難與心絞痛區分，需經專業醫師診治。

(3)**胃炎：**長期酗酒、使用消炎藥、創傷壓力後都很容易造成胃黏膜發炎，引起上腹部與下胸部疼痛。

(4)**消化性潰瘍：**燒灼如齧咬般疼痛，常會傳導到背部。進食可能緩解或加重疼痛。

(5)**膽絞痛：**特色為飯後一—二小時引發疼痛，特別是吃完油膩類食物後發生。疼痛可能持續數小時，多發生在右上方腹部且傳導到右邊肩胛骨，也可能表現在下胸部類似心絞痛。

(6)**胰臟炎：**通常有膽結石或酗酒的病史，疼痛常位於上腹部中央，會傳導到背後。有時伴有噁心嘔吐等現象，斜躺時疼痛加劇。

胸肋因素引起的胸痛

胸肋部疼痛的原因，多半來自肋膜炎、胸膜炎、膿胸、肺梗塞、胸膜的腫瘤等，結核性胸膜炎及其他傳染性病原也不少見。肺部疾患較少直接引起胸痛，除非是真正的肺炎和腫瘤侵犯胸膜引起胸痛。年輕成年人常見的胸肋痛的原因，則是前面提到的氣胸。當然帶狀皰疹也是單側胸肋疼痛必須考慮的成因之一。

其他因素引起的胸痛

從胸部結構和內部器官來交叉索引各種病因，至少可發現三十—四十種病因。從表面到深層結構，有皮膚疾患（如帶狀疱疹）、肌肉寄生蟲感染（如住肉旋毛蟲症）、皮肌炎、肌肉挫傷（如劇烈咳嗽引起）等。因創傷或過度使用造成的肋骨軟骨發炎與肋骨骨折也須注意，還有轉移性癌、多發性骨髓瘤等。

總之，疼痛是需要病患注意觀察的狀況，就診時才能更精準表達你的不適。

第一章

頭・頸痛

煩人難解的頭痛
了解原因才能拆除頭痛炸彈

疼痛，通常是身體用來保護自我、避免進一步組織受傷的機制，因此對疼痛原因的瞭解與正確的治療需要小心以對。導致頭痛的病因很複雜，要做出正確的診斷，主要還是得靠患者詳盡的病史描述和臨床症狀，觀察並記錄疼痛位置、頻率與誘發因素等，再透過醫師的問診與理學檢查，才能逐一釐清頭痛可能原因，並得到有效的治療。左頁的「三類常見頭痛特性比較表」可提供讀者觀察方向。

依照頭痛特性，可區分頸源性頭痛、張力性頭痛和偏頭痛三類常見頭痛。美國國家衛生研究院（NIH）將頭痛分成五大類：

(1)血管性（腦血管暫時性擴張所引起，例如偏頭痛）、(2)肌源性（頭頸部肌肉收縮引起）、(3)頸源性、(4)牽拉性（腦內血管牽拉或移位引起）、(5)炎性（感染引發）等類型。其中，肌源性的張力性頭痛也稱作「緊張型頭痛」，是最常見的類型，而且和頸源性頭痛一樣，都和頸部問題相關。

張力性頭痛的症狀與成因

張力性頭痛常見於女性，通常為雙側，有

三類常見頭痛特性比較表

特性／種類	頸源性頭痛	偏頭痛	張力性頭痛
男女比例	一：一	一：三	二：三
疼痛位置	後腦勺到側面額頭、眼後	額頭、眼周、太陽穴	整個頭部
頻率	慢性發作、陣發性	每月發作一—四次	每月發作一—三十次
方向	單側	單側後會傳到對側	通常雙側
疼痛程度	中至重度	中至重度	輕至中度
傳動疼痛	至背部、至前側、至手臂肩膀	無	無
傳動痛特性	閃電般陣痛、針刺感、如雞在啄	抽動式、脈搏式跳動疼痛	緊收壓迫感、悶痛
誘發因子	按壓頸部痛點、特定頸部姿勢、頸部活動時	合併頸痛；頸部活動時不明顯	生理或心理壓力；頸部活動時不明顯
其他症狀	合併噁心嘔吐、耳鳴、對光聲音敏感	（反應最強）合併噁心嘔吐、耳鳴、對光聲音敏感	有時食慾不佳；較少畏光或畏聲響

時為單側，可能為突發性或慢性反覆發作。疼痛部位包括頭部前方、側面與後面（枕部），感覺在這些地方有一條帶狀、非搏動感的緊繃疼痛，也經常會合併脖子疼痛。這類肌肉緊張型的經常性疼痛，通常沒有發作前兆，可能持續幾小時到幾天。會影響到睡眠，像是無法入睡、晚上經常醒來或很早就醒來。最常發生在早上和下午的四至八點。

心理或生理壓力常是張力性頭痛的致病原因，目前研究結果顯示沒有遺傳因素。工作或社會關係上的心理、精神問題，例如先前和同事或配偶吵架、工作負擔太重，生理壓力像是長時間開車、工作念書時脖子經常向前伸（前頭位）、曾經頸部受傷（頸椎揮鞭症）、頸椎有骨刺或退化性病變，或長時間暴露在強烈陽光下等，都可能加重或誘發症狀。

診斷治療方式與注意事項

詳細的病史詢問與理學檢查是必須的，如有需要排除其他疾病時，可安排肌電圖、軟組織超音波或者電腦斷層與核磁共振檢查。

因為心理或生理壓力常是張力性頭痛的致病原因，預防之道首重生活型態的改變與心理調適。也可以使用一些非類固醇類抗炎藥與肌肉鬆弛劑以改善症狀，有憂鬱症狀時可考慮暫時使用抗鬱劑，但不建議長久使用以免產生依賴性。平常注意姿勢改善與自我牽拉（第100—105頁）通常也會有助益，必要時可做局部壓痛點的按摩。另外，物理治療中的熱敷電療、頸椎牽引也有幫助。

要注意的是，張力性頭痛經常與偏頭痛混淆，可參考上頁的「三類常見頭痛特性比較表」初步鑑別。

頸源性頭痛的症狀與成因

頸源性頭痛為一種慢性的半側頭部疼痛症，肇因來自各種頸部的疾患，頭部運動以及持續不當的頭部位置，常會加重頸源性頭痛。相關症狀包括頸椎僵硬活動受限、噁心、嘔吐、畏光、畏聲和頭暈，還有同側視力模糊、流淚、眼結膜腫脹充血。特定的頸部和肩部姿態（如前頭位），可能造成同側頸、肩或手臂輕微的非神經根病變型疼痛，偶爾會有典型神經根病變症狀的手臂疼痛。

其他與姿勢有關的情況包括：吞嚥障礙、吸氣時肋骨胸廓伸展受限、顳顎關節疾患和纖維肌痛症等。其他可能的症狀包括頸椎間盤排列不正、胸廓入口／出口症候群、脊柱畸形、肩關節卡壓和下背痛等等。

頸源性頭痛成因源自各種頸部疾患。包括第一至第三頸神經根支配的構造，疼痛常轉位自頸部的骨骼結構或軟組織。收集臉部、頭部訊息的三叉神經感覺神經纖維，和第一、第三頸神經根的感覺纖維相交纏。這種頸椎高位脊髓和三叉神經感覺通路的功能性合流，使得來自頸部和臉部三叉神經感覺區

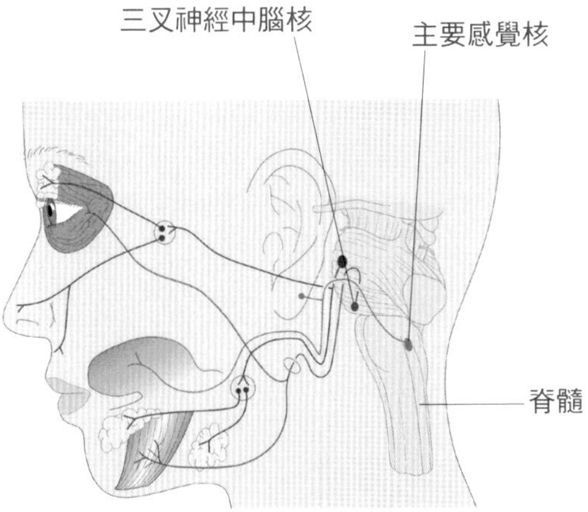

三叉神經為含有運動神經及感覺神經的混合神經。感覺神經纖維收集來自臉部和頭部的訊息，運動神經則控制咀嚼肌。

的痛覺雙向轉位，將頸痛誤解為頭痛。脊髓副神經（第十一對腦神經）的感覺運動神經纖維和上頸神經根間也有相同情形，可能造成頸椎痛覺轉位至頭部。

另一個頸源性頭痛的原因，為穿過頭頸部肌肉層的小血管和神經受到急、慢性的牽拉壓縮所致。當肌肉急性期收縮時會牽拉到這類血管神經，慢性期由於張力變大、局部纖維化變硬，也會造成神經慢性卡壓，同樣引發不同程度的疼痛，有的也會演變成肌筋膜疼痛症（第43頁）。

診斷治療方式與注意事項

要診斷頸源性頭痛，必須透過詳細的理學檢查，必要時還要執行電腦斷層與核磁共振等特殊檢查或檢驗以找出病因。治療藥物多為非類固醇類抗炎劑、肌肉鬆弛劑、抗鬱劑與抗癲癇劑，以治療神經性疼痛，同時也可使用適當硬式頸圈以矯正頸部位置，避免復發。日常的復健主要著重在矯正頭頸部型態的變化，例如改善前頭位問題。另外可進行側頸筋膜、深頸筋膜的牽拉與肌力強化運動（第100—105頁），牽拉上斜方肌、斜角肌、胸鎖乳突肌、提肩胛肌、枕部伸展肌等五條最重要的頸部穩定肌。

顳顎關節疼痛症
咬不緊笑不開又落下頷

顳顎關節疼痛症是指在牙槽及臉部、顳顎關節的疼痛，放射到下顎、耳下、頸部和扁桃腺等位置。

這種疾病的特徵有：嘴巴開合不順、疼痛，張嘴合嘴時發出聲響或有跳動感，頭痛常伴隨出現。

顳顎關節是人體唯一的「雙側聯動關節」，由上下滑膜腔與纖維關節盤所組成，它的運動型態包括鉸鏈型及滑動型運動：顳顎關節下腔（即關節盤和髁狀突之間的盤頷關節）為鉸鏈型運動，關節上腔（即關節盤和下頷窩之間的盤顳關節）為滑動型運動。在咀嚼運動中，顳顎關節也兼具了負重功能，顳顎關節的肌肉功能障礙常影響顳肌、咬肌和上下側翼狀肌。

顳顎關節疼痛的症狀與成因通常病患會有嘴巴開合不順、疼痛，張嘴合嘴時顳顎關節處有聲響或跳動感，及頭痛常伴隨顳顎關節功能障礙出現。

有人是在早上起來時要張嘴有困難，或者是大笑、打呵欠、打噴嚏或張嘴吃東西時會發生單側的關節滑脫。

這通常是多重原因引起，例如咬合不正，或者長期以單側嚼食口香糖或檳榔等過度或不當的使用所造成，還有年長戴假牙的患者與中風偏癱單側無力的患者也有這種問題。兩側咀嚼肌張力不均、齲齒（蛀牙）、唾液腺發炎或囊腫、咀嚼肌肌筋膜疼痛症候群、緊張性頭痛、慢性鼻竇炎、腮腺炎或外傷等，都有可能造成類似的疼痛症狀。

診斷治療方式與注意事項

透過身體理學觸摸檢查、顳顎關節X光檢查、關節攝影及超音波可確診。治療方式有超音波、低能量雷射、經皮電刺激等物理儀器治療；輔具可使用咬合板矯正咬合情形，或使用肌內效貼布轉移關節壓力，以及使用長三角巾從頭上往下包覆以避免過度開張。藥物治療通常使用非類固醇類抗炎劑、肌肉鬆弛劑、三環抗鬱劑、關節腔內注射類固醇、軟骨修增生藥物等，對疼痛的肌肉可施予激痛點針刺或復注射。

治療期間，姿勢應盡量避免過度張嘴，最好不要張開超過一指幅寬。食物調理原則上盡量切成小塊，或改食用流質、半固體狀食物如粥、布丁、蒸蛋等，少吃像是口香糖、檳榔、黑麥麵包、堅果類等需要多次咀嚼的食物。盡量少只用門牙咀嚼，或一直使用同側的臼齒咀嚼，也減少擦口紅、咧嘴笑等伸出下顎的動作。避免門牙互咬過緊，嘴唇可以緊閉但牙齒不要咬合。用鼻子而非張口呼吸，並試著以微笑方式放鬆嘴巴旁邊的肌肉。在家中可做咀嚼肌肌力阻抗強化運動、牽拉運動等，以加強顳顎關節附近肌肉的支撐力（第106頁）。

顳顎關節疼痛症需要仔細評估，並依個人不同病因設計合適的治療方案。在治療前須先排除感染和炎症（例如膠原血管疾病），當關節疼痛發生於老年患者，必須先排除顳動脈炎引起的張顎不能，還有因服用治療骨質疏鬆的雙磷酸鹽所引起的顎骨壞死。此症也常伴隨著壓力和焦慮，必須加以解決並管理；但是此類患者不宜使用鴉片類鎮痛藥與苯二氮平類安眠、抗焦慮或抗癲癇藥物。

由於該區域的血管多且鄰近主要血管，激痛點注射後產生瘀斑的機率可能增加，於注射後冰敷二十分鐘，將有效減低注射後的疼痛與出血。另外，若嘴巴開合伴隨有麻痛或疼痛感，可能為關節軟骨破裂壓迫神經所致，須儘速找專科醫師診治。容易反覆脫落（也就是俗稱的「落下頷」）也須儘速就醫診治。

可能引起頸痛的因素

大約有六—七成的人曾經發生過各種不同類型的頸痛，在美國，頸部及下背痛病症消耗的醫療資源約佔國家總生產力的百分之一，醫療與保險費用在美國每年約消耗二十九億美元。

一般頸部疼痛常與內科疾病或骨骼肌肉問題有關，且疼痛的方式因人而異，經常好了又痛，反反覆覆發生；也有可能是同一種疾病越來越嚴重，或者是不同問題產生，而經常會疏於注意。在就診時，頸部又不屬於特定科別，不像胃腸痛可看胃腸科，咳嗽可看胸腔科等等，導致病患往往沒找對正確的醫師做診斷。

頸部疼痛通常是一個「結果」，原因可有很多種，通常會分為「原位痛」，即產生疼痛的原因（稱為「疼痛源」）是來自原來這個位置，以及另外一種「轉位痛」，是由其他地方的病因，轉位到頸部表現疼痛。

會引發頸痛的病因，主要是頸部肌肉、關節等軟組織相關疾患，良性腫瘤、惡性腫瘤與癌症轉移，以及感染性問題，還有少數內分泌、風濕免疫類型疾病所造成的頸痛。一般診療頸痛分類如下表所示。

不過，為了方便分類診治，通常我分成三個方向思考：內科疾病引起的頸痛、骨骼肌肉系統引起的頸痛，及特異性其他原因引發的頸痛。

內科疾病與骨骼肌肉系統引起的頸痛，在疼痛類型與常見徵兆方面有些許差異，是值得觀察的重點。詳細比較可參見下頁附表。

一般常規檢查如X光等無法找出，或者X

可能引起頸痛的疾痛列表

軟組織相關問題	1.肌筋膜疼痛症候群 2.韌帶（如側韌帶、棘韌帶）發炎 3.頸椎神經叢病變 4.頸椎神經根病變／壓迫症 5.機械性（生物力學）問題 6.頸部扭傷 7.頸部椎間盤突出症 8.骨關節炎（頸椎退化症） 9.頸椎狹窄症
內分泌代謝問題相關	1.骨質疏鬆症 2.甲狀腺／副甲狀腺疾患
良性腫瘤	軟骨瘤、血管瘤、骨母細胞瘤、巨細胞瘤
惡性腫瘤	多發性骨髓瘤、軟骨肉瘤、淋巴瘤、漿細胞瘤、尤恩式肉瘤（Ewing sarcoma）
其他部位癌症轉移	血管瘤、脂肪瘤、腦膜瘤、神經纖維瘤、淋巴瘤、硬脊膜外腫瘤、硬脊膜內腫瘤、（膜內髓外）神經纖維瘤、管室膜瘤、肉瘤（膜內髓內）管室膜瘤、星狀細胞瘤
感染性問題	1.脊椎骨髓炎 2.脊髓空洞症 3.脊椎結核症 4.帶狀疱疹 5.硬脊膜內／外膿瘍 6.後咽部膿瘍
風濕免疫類型問題引起&其他	1.僵直性脊椎炎、乾癬性關節炎、風濕性多肌炎、類風濕性關節炎 2.纖維肌痛症 3.動靜脈血管畸形

光看到的影像變化，和病患臨床疼痛症狀不相符，或無法解釋其疼痛原因，需要其他特殊檢查與醫師仔細的鑑別診斷的頸痛，我將之歸類於特異性其他原因引發的頸痛。

以復健科醫師的角度來看，頸痛最常見原因還是不當姿勢與過度使用，頭顱（從第三頸椎以上）的重量約佔體重的百分之八，正常人的頭重量就有五—六公斤，而用來支撐的頸椎共有七節，每節頸椎的大小約為一英寸（二・五公分）寬，約莫大拇指指節的大小。可以想像你用一根大拇指整天二十四小時頂著三台筆電的樣子！因此頸椎骨骼負擔頭顱的重量很大，若頸椎排列方式無法足夠負荷，就會造成附近肌肉韌帶肌腱的損傷。

看診時，也常遇到病患問：「醫師，我是不是中風？」我通常會回答：「中風通常不會痛。」其實這句話只說了一半。腦部的中風如果是腦膜下或腦膜上出血，通常病人會很痛，主訴常為「痛到要去撞牆」。至於哪裡痛？通常是頭或頸部。所以這種中風就是例外。其他的中風主要都以臉嘴歪斜、肢體無力、語言困難等症狀表現。

落枕（急性頸關節周圍炎）

早上脖子肩膀的當機抗議

特徵：是一種保護性收縮所致，不同年齡族群的常見原因不同。

落枕也稱「急性痛性斜頸症」，醫學上稱為急性頸關節周圍炎，這是頸部肌肉群為防止附近組織進一步受傷，而產生的保護性收縮。經常在早上一覺醒來突然發現脖子肩膀嚴重疼痛、無法轉動低頭抬頭，甚至連刷牙洗臉等輕微動作都引發劇烈頸部疼痛。

內科疾病與骨骼肌肉系統所引起頸痛的區別

引發原因	疾病範例	疼痛類型	常見徵兆	其他注意事項
內科疾患	1.高血壓 2.轉移性腫瘤 3.肺外結核病 4.風濕性關節炎 5.剝離性動脈瘤 6.帶狀疱疹	1.脹痛，有時會嘔吐 2.夜間疼痛，休息時更痛 3.反覆疼痛 4.早上僵硬疼痛 5.找不到特定位置的放射脈動狀劇痛 6.突然發生的局部疼痛	1.整個頭頸部分佈，特點是血壓高 2.可能會有體重減輕、疲勞倦怠 3.疲勞倦怠、畏寒 4.有時會有手腳關節腫大 5.有時會有血壓高 6.有時疼痛處會長水泡	1.血壓沒升高，有可能只是沒有按照時間正確測量 2.疲勞、體重減輕這些主訴，要記得提醒自己跟醫師注意 3.有時關節腫痛跟頸部痛可能有關係
骨骼	1.轉移性骨炎 2.退化性關節炎 3.小面關節炎	1.夜間疼痛，休息時更痛 2.頸部轉動、移動時疼痛 3.抬頭、轉頭時疼痛	1.可能合併有體重減輕、疲勞倦怠 2.病史有負重或過度使用 3.通常之前有頸椎揮鞭症病史	骨頭的疼痛
肌肉	1.肌筋膜疼痛症 2.痙攣性斜頸症 3.落枕	1.有特定的激痛點（阿是穴） 2.肌肉收縮的疼痛 3.早上起來脖子鎖住不能動彈的疼痛	1.有特定轉位痛 2.敲擊頸部會誘發反應 3.完全無法轉抬頭	有局部紅腫痛可能為組織感染

肌腱韌帶	棘間韌帶炎	特定轉向或點頭會導致疼痛	可能合併無力，例如肩膀旋轉肌肌腱損傷而可能無法抬高過肩	若疼痛擴大合併無力可能為撕裂傷
軟骨	椎間盤突出症	頸痛合併有手臂麻	會以皮節分佈	經治療後若仍持續疼痛，可能為軟骨破裂或感染
滑囊	後枕滑囊炎	局部紅腫痛	雖然疼痛但關節活動和力量都還保存	若持續紅腫痛可能為細菌性滑囊炎，須儘快就醫
神經	1. 後枕神經炎 2. 三叉神經痛 3. 帶狀疱疹後神經痛	1. 後頸部會有麻刺疼痛感 2. 臉頰、頸部會有疼痛感 3. 在以往發作疱疹處會疼痛	輕敲拍會引發症狀 氣候變化時症狀明顯	若長水泡紅疹須注意可能為帶狀疱疹

急性頸關節周圍炎的症狀與成因

落枕患者轉動頭頸部會感到極度疼痛、僵硬與活動困難，前彎後仰也一樣不靈活而引發疼痛。疼痛多為刺痛感，沿著後頸正中或側面延伸到兩側肩胛骨或上背。不同年齡與族群的落枕原因，可參見右頁附表。

不同年齡族群的落枕原因與注意事項

年齡族群	常見原因	處理與注意
嬰兒	先天性異常 產傷導致頸部胸鎖乳突肌纖維化	超音波檢查纖維化程度，接受復健牽拉按摩治療
兒童	感冒、上呼吸道或中耳感染 病毒感染後引起鼻腔後方喉頭肌肉發炎所致	找出致病原因，對症治療上呼吸道感染
成年人	長期低頭使用手機平板、坐站時頸部姿勢不良（前頭位+圓肩）所引起 先前有頸椎受傷（頸椎揮鞭症）的病史	姿勢矯正、頸部穩定肌群反向強化運動 穿戴頸部護套
老年人	頸椎退化症、骨質疏鬆、駝背引起頭部姿勢向前伸，肌肉支撐耐力下降所致 睡眠時頸部無支撐保護，處於溫差大的環境，如吹冷氣或天氣涼，加上先前頸椎已有發炎情形所造成	姿態矯正、頸椎牽引與治療源頭性疾病 睡覺時使用頸椎枕或頸部保暖

診斷治療方式與注意事項

急性頸關節周圍炎的確認有賴精準的病史詢問與理學檢查，而且須排除其他疾患。軟組織超音波有助於檢查受影響肌肉有無充血發炎，另外安排X光與電腦斷層、核磁共振等檢查則是排除其他疾病，如頸椎間盤突出症、頸椎先天性融合等。

若有高血壓病史，患者需要注意測量比較兩手的血壓，有時心肌梗塞、主動脈剝離等疾病造成的疼痛會傳至頸背部，產生類似疼痛症狀，在此情形下通常感覺是一整片區域的疼痛，患者通常只能指出某個區域疼痛，而無法用單指指出疼痛點。

治療主要分為急性期處理與慢性期鍛練，急性期處理的目的為快速鬆解開緊繃的肌肉群、減低疼痛。若發現頸部疼痛無法活動，應檢查頸部往哪個方向動最痛，可以由搖頭轉動、側彎貼肩、低頭仰頭、前伸後縮四個方向來檢查，再以第100－101頁的示範運動緩解痛楚，增加頸部活動度。待落枕恢復後，可以練習第102－103頁強化頸部肌群的運動，以預防相關疾患。

頸椎神經根病變

從脖子一路電到手

特徵：除疼痛之外還有麻刺感、無力、肌腱反射喪失、靈活度受影響等症狀，而且這些感覺症狀都可以找到對應的皮節位置。

頸椎神經根病變是頸椎神經根受到壓迫，而引起頸部與上肢疼痛的疾患。除疼痛外可能還有麻刺感、無力、肌腱反射喪失、靈活度受影響等症狀，而這些感覺症狀全部都是

特異性其他原因引發的頸痛

頸痛病史	可能原因	備註
因跌倒或外傷等急速發生	頸椎揮鞭症 骨折	須檢查神經功能、大小便功能有無影響
老年人急性發病	落枕	須查找致病原因
癌症病史、體重減輕	轉移性腫瘤 細菌感染	通常會合併夜間疼痛或休息時疼痛，但很多無其他徵狀
糖尿病／洗腎／類風濕關節炎	細菌感染 血管阻塞	此類均應考慮為免疫力低下患者
發燒、盜汗虛弱、體重減輕、畏寒或無名的疲勞	脊椎結核菌感染 細菌感染	老年人可能症狀不明顯 疲勞無力是最常見症狀
晨起僵硬與大範圍疼痛	僵直性脊椎炎 風濕性多發性肌痛	須排除感染等其他疾患
合併有大小便失禁、肛門處麻痺、頻尿便秘等	馬尾症候群 腫瘤壓迫 脊椎狹窄或腦部疾患	須儘快檢查，為急症
拿東西無力，會掉筷子、掉碗等	頸神經壓迫症狀明顯 腦中風 脊髓病變	須儘快檢查，為急症
無法控制的劇烈疼痛	可能為動脈剝離或椎間盤破裂	注意有無合併大小便失禁等症狀，須儘快檢查，為急症

依照皮節對應分佈（第33頁）。頸椎神經根病變的成因主要包括椎間盤突出、頸神經孔狹窄、骨刺、腫瘤壓迫、感染等。

頸椎神經根病變的症狀與成因

頸椎是由脊椎骨、骨間的椎間盤、附近的韌帶（前縱韌帶、後縱韌帶、黃韌帶、棘間韌帶和頸韌帶）等構造所組成，前後各有不同的脊動脈提供血液供應。脊椎間孔則有脊椎神經根從後方延伸出來，主管身體各部位的感覺和運動功能。

頸椎的棘間韌帶通常支持力較弱，因此，像是以頭頸部負重或反覆的轉頭、抬頭這種過度使用，或者長時間低頭看手機、平板電腦或書籍，開車時不自主將脖子往前伸，長時間側頭同一方向看電腦螢幕等長期姿勢不良，都很容易造成後頸韌帶所承受的扭力與壓力增加。頸部韌帶長期處於牽拉緊張下，日久便會產生局部組織充血、水腫、發炎，造成沾黏和退化性病變，進一步引起頸部脊椎骨不穩定甚至滑脫。長期頸椎壓力大的情

頸椎揮鞭症的起因

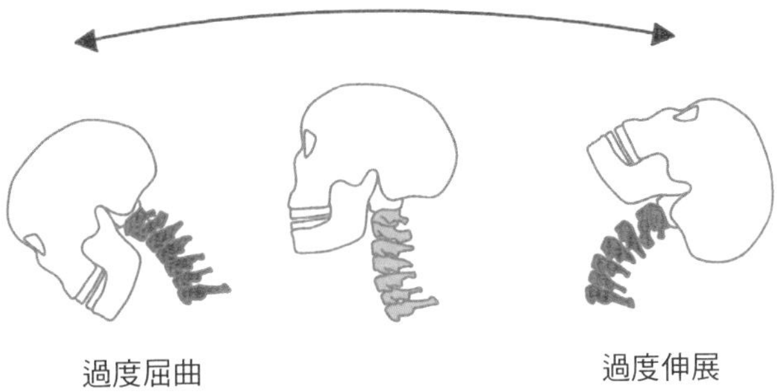

衝擊力下頸椎快速屈曲與伸展

形下，也容易導致頸部椎間盤突出而壓迫頸椎神經根。

有部分患者先前曾於乘坐車輛時被追撞，頸部在慣性衝擊力下出現快速的屈曲和伸展動作，而造成七至十天後頸部疼痛，醫學上稱之為「頸椎揮鞭症」。另外，腕隧道症候群（第194頁）經常與頸椎神經根病變同時發生，稱為雙撞擊症候群。

此症患者會感到頸部疼痛與肌肉痙攣，轉位痛常見發生於上斜方肌和肩胛間，頸椎椎間盤中央型突出的患者有時會有脊髓病變。

頸椎退化症是指因頸椎退化性病變，引起頸椎管或椎間孔變形或狹窄，壓迫相關的脊髓或神經根，而造成其結構或功能性損害的一種病理狀態。而頸部退化性關節炎一般早期症狀只有後頸部酸痛僵硬感，隨著時間過去，有的患者在活動脖子時會有喀啦的聲響，還有頸部及附近肩膀肌肉群的僵硬痠痛，有時清晨起來後發現頸部疼痛活動度受限，嚴重者連刷牙洗臉等輕微動作都會引發頸部疼痛（一般稱之為「落枕」，詳見第83頁）。

若痠麻疼痛感傳到肩膀甚至手肘、指尖，則可能是椎間盤突出引起的頸椎神經根壓迫症。若只有抬頭轉頭時肩背部固定點的痠麻痛，則可能是頸椎小面關節症所引起（第92頁）。由於此類症狀剛開始發生多以肩背部或中背部（即俗稱的「胛心」或「膏肓」）的不確定位置疼痛來表現，一般局部治療往往無效，因此民間也有「膏肓痛難醫治」的錯誤觀念。

診斷治療方式與注意事項

可詢問患者病史及進行身體理學檢查，像

是頸部X光攝影、肌電圖檢查、電腦斷層、核磁共振造影等，以定位壓迫部位與判斷預後。有時需要加驗血液中的人體白血球抗原（HLA-B27），以排除僵直性脊椎炎（第274頁）的可能性。

頸椎神經根病變最好的治療為多管齊下。重點是保持正確的頸部姿勢，避免長期低頭或負重，坐或站時下巴保持內收姿勢。可以使用適當輔具，例如女性配戴絲巾或圍巾，男性繫領帶提醒自己下巴內收；必要時使用軟式頸圈，或者使用肌內效貼布以提供適當支持力並且轉移壓力大的痛點，避免二度傷害；睡眠時也可用捲成棒狀的毛巾墊於頸部下方或使用頸椎保護枕等。

物理儀器治療有治療性熱敷、頸椎牽引、經皮電刺激，藥物治療可使用非類固醇類抗

頸椎神經根病變的臨床特徵

神經根	疼痛處	感覺缺失	無力部位	肌腱反射變化
第五頸椎	頸部、肩膀、前側臂	三角肌區域	二頭肌與三頭肌	二頭肌反射
第六頸椎	頸部、肩膀、上臂側面	大拇指與食指	二頭肌、手腕伸肌、拇長肌	臂橈肌反射
第七頸椎	頸部、肩膀、上臂側面、前臂背面	食指中指和手背	三頭肌	三頭肌反射

炎劑、肌肉鬆弛劑、激痛點注射、頸椎硬脊膜外神經阻斷術、增生治療注射等，平常可以做頸部穩定肌群牽拉及伸展操（第102—105頁）保養。

未找到正確病因前，不建議接受整脊或過度推拿，因為有些神經根病變患者會合併有脊髓病變，若治療不當可能導致四肢癱瘓。頸椎牽引後會更痛的患者應先暫停治療，並找專科醫師討論（請參見第98頁「後頸部交感神經症候群」）。

在飲食禁忌方面，刺激性的菸、酒、含咖啡因飲料等易造成微血管收縮，導致局部微循環不良，應該避免。其他如筍、白菜、白蘿蔔、葡萄柚、柑橘等富含乙醯膽鹼素的性冷食物，由於容易引起副交感神經活性改變而加重病症，也應忌口。

頸椎小面關節症的症狀與成因

要特別注意的是，頸椎小面關節症很容易與頸椎神經根病變混淆。頸椎小面關節症的症狀包括頸部、頭部、肩膀與近端上臂疼痛，而這疼痛和神經根病變最大的不同，就在於小面關節症並不依照皮節分佈，疼痛感覺較鈍且無定處。疼痛在特定姿勢會加重，像是仰頭加上側彎或旋轉，或低頭等動作時，經常在早上或運動後狀況更加嚴重。

許多病患在頸側肌深壓時會疼痛，有時除了肌肉痙攣、活動度受限外，仰頭加側彎會誘發症狀。通常沒有運動障礙或感覺缺失，除非合併有頸椎神經根病變。

各頸椎節段與小面關節疼痛的分佈，如左頁圖。

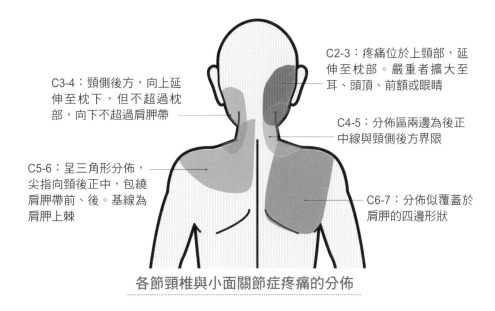

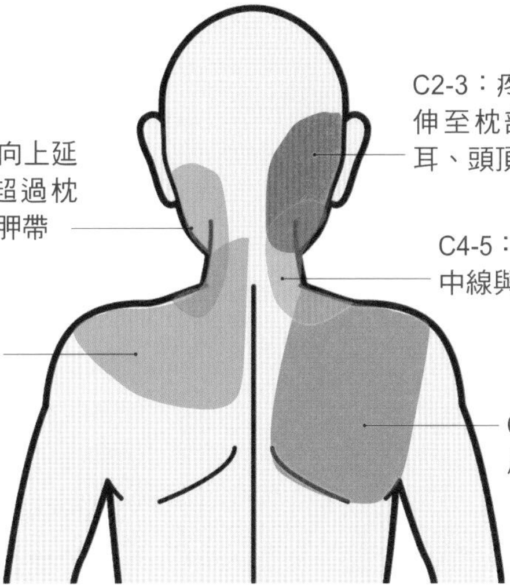

C2-3：疼痛位於上頸部，延伸至枕部。嚴重者擴大至耳、頭頂、前額或眼睛
C3-4：頸側後方，向上延伸至枕下，但不超過枕部，向下不超過肩胛帶
C4-5：分佈區兩邊為後正中線與頸側後方界限
C5-6：呈三角形分佈，尖指向頸後正中，包繞肩胛帶前、後。基線為肩胛上棘
C6-7：分佈似覆蓋於肩胛的四邊形狀

各節頸椎與小面關節症疼痛的分佈

診斷治療方式與注意事項

此症有賴詳細的病史詢問與理學檢查，頸椎側面X光片可看到小面關節狹窄，電腦斷層、核磁共振也能找出確切病灶。在治療上最好多管齊下，使用治療性熱敷、經皮電刺激、頸椎牽引等物理儀器，合併深層放鬆式按摩，藥物則用非類固醇類抗炎劑與肌肉鬆弛劑。也可使用頸椎小面關節神經阻斷術，通常合併局部麻醉劑與類固醇的阻斷相當有效。另外，可以使用增生修復治療修復神經與受傷的關節面。

在預防上，平時保持正確的頸部姿勢，如避免長期低頭或負重，以及突然的抬頭和轉頭。坐站時下巴保持內收姿勢，也可使用小配件如女性帶絲巾，男性繫領帶，提醒下巴內收，或使用肌內效貼布以提供適當支持力。睡眠時可使用捲成棒狀的毛巾墊於頸部下方，或使用頸椎保護枕等。平常可練習頸部穩定肌群牽拉及伸展操以避免復發（第102—105頁）。

由於小面關節症多為撞擊相鄰骨面所引起，所以不當的姿勢（如抬頭又轉頭）與不當的牽拉（如整復）等會加重疼痛症狀。另外，由於頸部有許多血管經過，因此神經阻斷術需要謹慎執行，最好有超音波導引或電腦斷層導引支援。此症常與落枕（第83頁）混淆，有些頸部脊髓病變如脊髓空洞症或僵直性脊椎炎（第274頁）早期症狀也很類似，在求診時要注意。

肩頸肌筋膜疼痛症

肩頸痛麻硬梆梆

好發族群：久坐辦公桌的上班族、長時間使用電腦的網路族、手機平板滑不停的低頭族、考試讀書壓力大而頭頸坐姿不正確的學生族，以及辛勞操持家務經常搬提重物的主婦們。

肌筋膜疼痛症為一種影響局部或身體某些特定區域的慢性疼痛，肩頸部的肌筋膜疼痛症為最常見的疼痛之一。這類疼痛常伴隨有疲勞、睡眠品質變差、肌肉僵硬無力、交感神經異常等症狀，疼痛程度可能會隨患者身體、精神、情緒狀況而改變。容易罹患此症的族群，包括久坐辦公桌的上班族、長時間使用電腦的網路族、總是低頭滑手機平板的低頭族、考試讀書壓力大而頭頸坐姿經常不正確的學生族，和辛勞操持家務、經常低頭搬提重物的主婦們等等。

肩頸肌筋膜疼痛症的症狀與成因

這類患者肌肉內常可摸到帶狀或條狀的硬結，也就是「緊束帶」，當中有些過度敏感的激痛點，按壓後的疼痛，會讓人想跳起來或大喊「阿！是是是！（就是這裡痛）」，所以也有人稱為「阿是穴」：當按壓或刺激到此點時，病患會有不自主的退縮反應，好像要跳起來一般，稱為跳躍現象。

另外當按壓或針刺疼痛的緊束帶時，會在不同的地方產生各種程度的轉位痛，像是按壓肩膀會痛到上臂或前後胸，按壓後頸部會產生前胸部，按壓前頸部會產生中背部的轉位痛等等。患者通常會伴隨著疲勞無力、睡眠障礙、僵硬等其他症狀，如果營養不均衡或合併有心理壓力會加重症狀。

許多張力性頭痛、肩頸痛、上背痛，都可能是肌筋膜疼痛症候群所引起。頭頸部的肌肉包括上斜方肌、前鋸肌、提肩胛肌與肩胛下肌等，由於過度負荷或過度使用等累積型的微小創傷，造成了局部肌肉張力增加，導致局部性缺氧，進而衍生更進一步的肌肉張力增加所致。像是長時間肩部和頸椎位置不正確（如前頭位）、長時間看手機平板（皺眉頭加上手臂懸空增加肩頸壓力）、其他疾患如先前頸部受傷（頸椎揮鞭症）、頸椎退化症或椎間盤突出症，及其他原因如感染或腫瘤等，也可能產生此類症狀。

診斷治療方式與注意事項

身體理學檢查有助於區辨其他如神經性問題，激痛點檢查可找出確切病源，電學診斷可排除周邊神經病變，軟組織超音波可檢查有無肌肉發炎、撕裂傷或其他病變等。平常

症狀類似或常和肌筋膜疼痛症合併出現的疾病

疾病	鑑別診斷症狀	檢查檢驗
類風濕性關節炎	主要關節的疼痛腫脹與關節的壓痛	血液類風濕因子 X光檢查關節有侵蝕
紅斑性狼瘡	多器官系統影響、關節痛、紅疹等	血液抗核抗體陽性 其他自體免疫抗體陽性
多關節骨關節炎	多處關節疼痛	X光可見關節退化
風濕性多發性肌痛症	近端肩與髖關節疼痛 較年長患者	血液紅血球沉降速率變高
多發性肌炎症	對稱性近端肌肉無力	血液肌肉酵素升高 肌電圖與肌肉切片檢查異常
甲狀腺功能低下	不耐寒、思考變慢、便秘、體重增加、頭髮減少	甲狀腺刺激荷爾蒙檢查升高
睡眠呼吸中止症	打鼾、睡眠常中斷、夜尿、醒來昏沉感、手指麻、白天沒精神	睡眠呼吸檢查異常
副甲狀腺功能亢進	口渴、尿量增加、腎結石、噁心嘔吐、胃口變差、便秘	血液鈣離子增加 副甲狀腺荷爾蒙增加

庫欣氏症（Cushing's syndrome）	高血壓、糖尿病、多毛、月亮臉、水牛肩、青蛙肚、體重增加、皮膚脆容易出血	24小時尿液中游離可體松濃度升高
愛迪生氏症（Addison's disease）	姿態性低血壓、噁心嘔吐、皮膚色素沉著、體重減輕	促腎上腺皮質激素（ACTH）測試陽性
多發性硬化症	視力模糊或複視、口齒不清或嗆咳、下肢上升型麻痛、軀幹帶狀麻痺感	腦或脊髓核磁共振檢查 腦脊液分析 視覺誘發電位檢查
神經病變	電擊或灼熱感疼痛、麻刺感	神經傳導檢查 肌電圖檢查 神經肌肉切片檢查

注意各種正確擺位休息的姿勢，可做不同的牽拉伸展及肌力強化運動（第103頁）來鍛鍊。在輔具方面，可戴頸圈以矯正頸部不良姿勢，避免頸背部肌肉群過度使用，或使用肌內效貼布，將壓力大的疼痛點轉移。

適用的藥物包括非類固醇類抗炎劑、肌肉鬆弛劑、冷噴霧治療、激痛點注射及針刺治療等。還可進行治療性熱敷、遠紅外線、低能量雷射、經皮電刺激、銀錐點電刺激、徒手牽拉術等物理治療。

每個有肌筋膜疼痛症的患者都應該仔細的檢查並接受治療，通常每個人的致病機轉不同、疼痛的部位與程度也不同，貿然接受推拿、整脊、按摩等治療，有時反而會加重疼痛。光治療疼痛點並不夠，因為有時疼痛源在肩頸而非手臂胸背部，必須先找出正確的肌肉激痛點，只治療轉位痛通常沒有效果，甚至容易造成氣胸。

對疼痛耐受度較差的患者接受任何治療前應該要告知醫師，因為頸部的治療有可能觸發交感神經反應而造成血壓心跳變慢，甚至昏厥等現象。

後頸部交感神經症候群（巴劉氏症）

越電越痛，越拉越麻，越喬越無力

特徵：不正確的局部推拿按摩、錯誤的頸椎牽引、整脊治療，只會刺激交感神經，使症狀更嚴重。

後頸部交感神經症候群也稱作巴劉氏症候群（Barre-Lieou syndrome），為位於頸後的交感神經因受傷造成功能異常，導致一連串的症狀如頭後枕部疼痛、頭移動時眼顫、耳痛耳鳴、視力模糊、眼睛疼脹麻痛等現象，特別容易在頸部受傷後（頸椎揮鞭症）、特定姿勢或頸椎牽引治療時發生。

後頸部交感神經症候群的症狀與成因

巴劉氏症候群患者會出現頭顏面或後頸、耳朵部位的麻脹疼痛，以及頭暈、耳鳴、聲音沙啞或無法大聲說話，因頸部疼痛引起的肌肉疲勞無力、鼻塞充血感、眼睛深部或眼球後面的疼痛。另外可能也會有頸部以外的症狀，例如前上臂的麻脹刺痛感，有時會放射到手指、牙齦疼痛、視力模糊、臉頰的麻脹刺痛感，甚至有人會有噁心嘔吐，及半邊臉脹紅或發青等現象。

發生的原因可能是頸部生理性彎曲弧度不足，或先前有頸部過度負重、頸椎退化症或頸部撞擊造成的揮鞭症等不穩定、半脫位狀況，引起頸部脊椎排列結構的不對稱，或者是頸椎脊側肌肉的保護性收縮，壓迫到相鄰的交感神經，進而誘發電氣生理活動增加，而引起過度敏感所致。

診斷治療方式與注意事項

透過身體理學檢查、肌電神經檢查、交感神經功能檢查、核磁共振神經攝影等可以確診。物理儀器治療上，可運用遠紅外線、低能量雷射、銀錐點電刺激、局部鬆動療法；使用的治療藥物有交感神經控制劑、血管收縮劑、神經保護劑等。另外，增生療法與水刀切割法可修復局部軟組織與隔開交感神經被壓迫部位，也有不錯的療效。

在復健運動方面，可以做頸部及上肩背部的伸展運動（第100—103頁），以回復頸椎的正常彎曲度。治療期間可穿戴頸圈以保持正確姿勢，避免再次牽拉使交感神經受傷。平常姿勢要注意，脖子應往下往後收，避免長期伸脖子的姿勢，要將頭部重心內收在身體重心的鉛垂線上。

另外要注意，不正確的治療，像是局部的推拿按摩、錯誤的頸部肌肉牽拉，或者是盲目的整脊或頸椎牽引等治療，由於更強烈拉扯刺激局部的交感神經，往往會使症狀更嚴重。所以，此症病患常會抱怨「因為脖子痛去拉脖子，結果越治越痛，拉完會痠軟無力而更暈」。

頭夾肌、頸夾肌

頸部收縮肌伸展操

伸展控制頭頸的收縮肌肉，預防肩頸痠痛

頭夾肌與頸夾肌是控制轉頭、將頭部或頸子往後傾時會動用到的肌群，緊繃與限制會因直接的拉傷及慢性的過度負荷（使用過度、過久、太頻繁）而引起。此肌肉亦可因為頸椎過度屈伸類型的傷害而受傷，要讓這組肌群保持在伸展且柔軟的狀態。

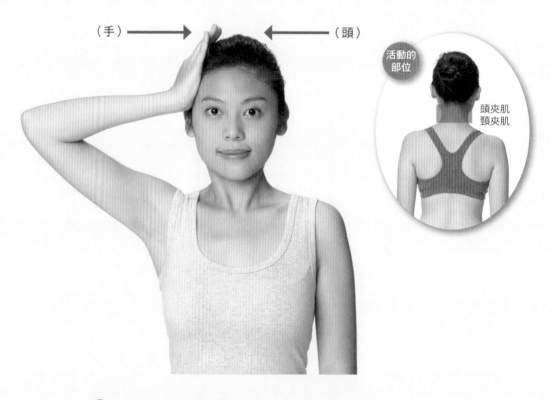

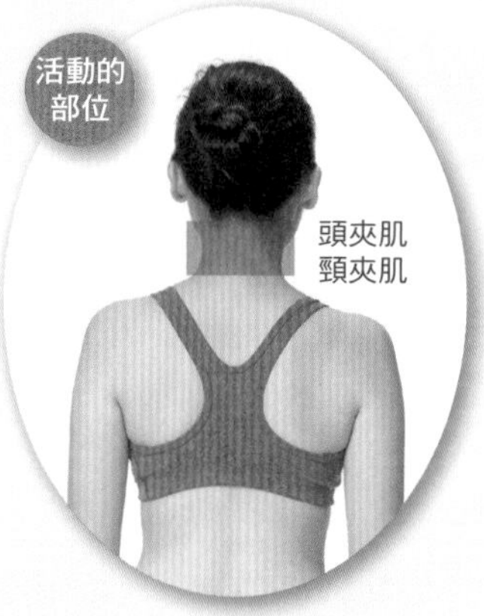

1. 右手掌放在右邊頭部太陽穴的位置，頭部出力往右邊側彎，但右手要用力頂住，讓頸部肌肉使力對抗，但頭部不要側偏，像是頭手互推的動作。維持五～十秒鐘。

落枕

是頸部的肌肉群為防止相關組織的進一步傷害而形成的保護性收縮，主要的發生原因有以下三種：

1. 姿勢不良：睡眠姿勢不正確（例如使用過高、過低、太硬的枕頭或趴睡），長期坐姿、站姿不良，使得頸部一直處於偏轉的姿勢而引發。
2. 溫差：睡覺時頸部暴露於溫差大的環境下，例如吹冷氣、天氣涼，引發頸部肌肉收縮痙攣。
3. 感冒：上呼吸道感染或感冒，引起頸周圍肌肉輕微的發炎，再加上維持固定姿勢時間過長而引發。

止痛貼

平常避免頭部與頸部長時間過度伸直、往後拉，例如油漆天花板或高牆的動作，或者長時間將脖子轉成某個角度，例如把頭轉向某個角度看著電腦螢幕。要常常間歇休息，不要固定同個姿勢太久。

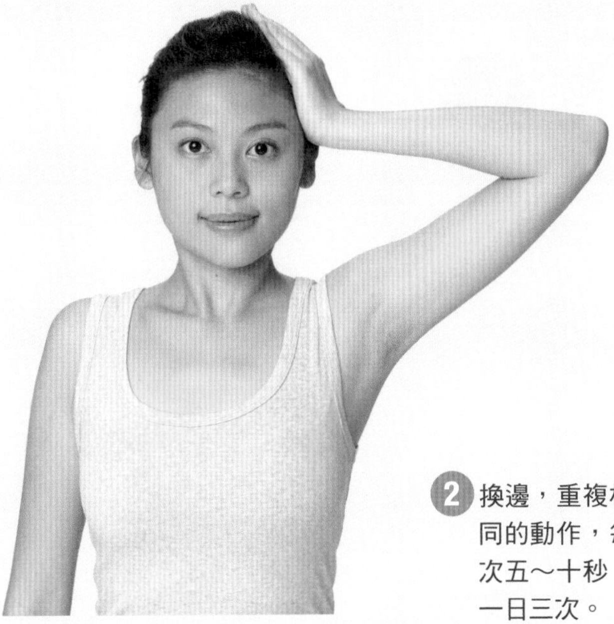

2 換邊，重複相同的動作，每次五～十秒，一日三次。

動作要點　讓頸部肌肉出力，但頭部不要側偏。

這個動作也可作為急性落枕自救方法。若是左邊的頸部無法活動，可先以左手緊靠著太陽穴部位，施力頂著頭部情況下，頭部用力向左推（但頭部不能彎）。同時，眼睛往右上方直視，深吸氣，維持五～十秒鐘。
然後，將頭部與手部的支撐放鬆，緩緩吐氣，眼睛往左下方看後低頭舒緩。反覆幾次就可減緩疼痛，增加頸部靈活度。

斜方肌

頸部淺層肌伸展操

伸展淺層的緊繃肌肉，隨時舒緩肩頸痠痛

斜方肌是上舉及外旋肩胛骨，並協助頭部往後仰、側屈及旋轉的淺層肌肉，身體兩側的斜方肌從脊椎和頭骨底部，經過背部和肩部連接肩胛骨和鎖骨。長期固定不動的肩頸動作，容易使上斜方肌筋膜發炎，可能會造成嚴重的偏頭痛以及後頸部疼痛。

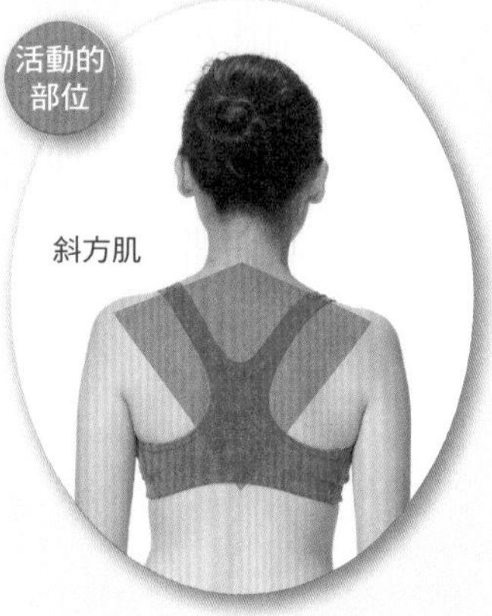

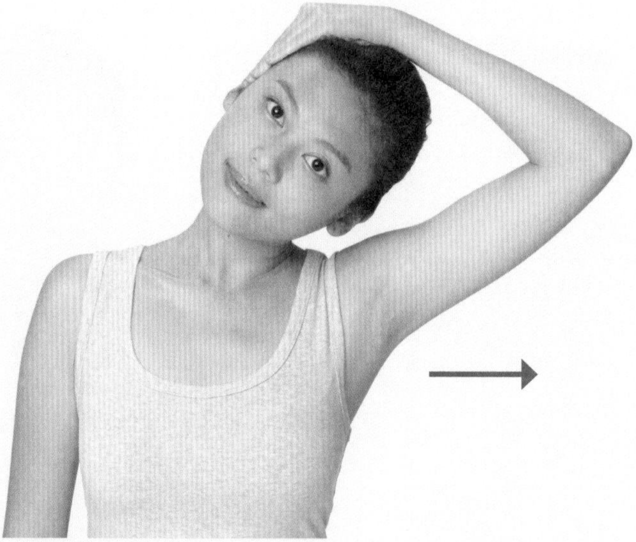

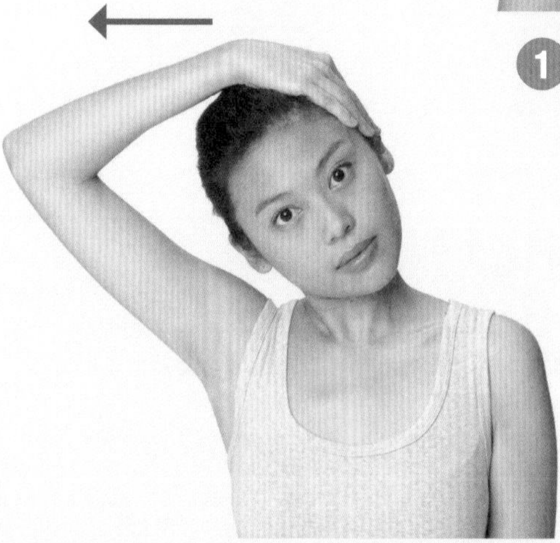

❶ 採取站姿，臉部朝向正前方。將左手舉過肩繞過頭部，手掌貼在右耳上，然後以左手的輕輕牽拉，將整個頭往左側偏彎，約持續這個動作五～十秒。

❷ 再換邊做相同的動作，來回一日三次。

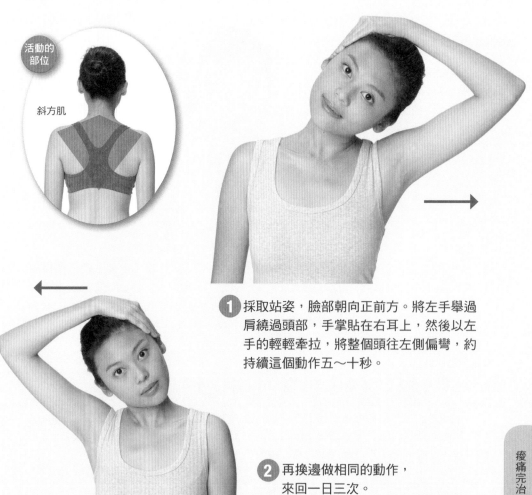

復健運動 3

枕部肌群、後頸肌群

後頸伸展操

低頭族必做的舒緩頸部疼痛動作

隨時隨地滑手機的低頭族，以及整日盯著電腦的上班族，常常處於聳著肩或肩膀往前掉的前頭位等錯誤姿勢，長久下來會造成後腦勺枕部肌群的肌筋膜疼痛症候群。透過向後伸展，可以讓過度延展的枕部、後頸部和上背部肌肉，得到放鬆的機會。

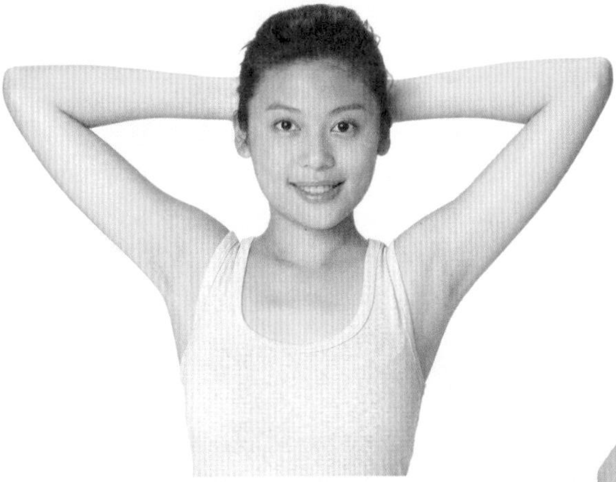

1 雙手放在後腦勺（枕部），保持下巴後收且眼睛平視前方，頭部緩慢往後用力頂，直到後側頸部和上背部有放鬆的感覺為止。一次五～十秒，一日三次。

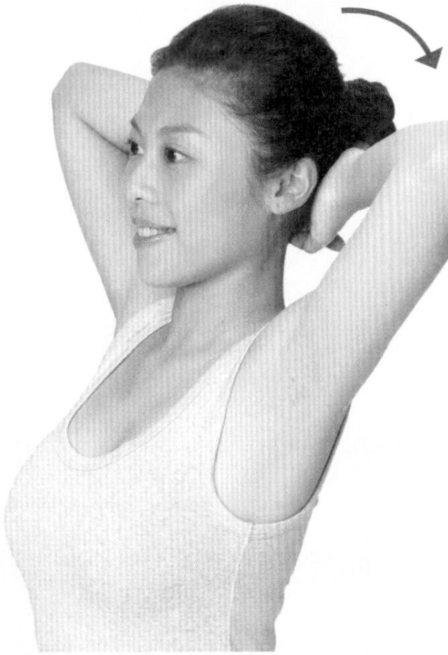

動作要點

做這個動作時，若頭頸部出現強烈疼痛，或出現往上肢延伸的疼痛、痲痛感時，請暫停動作，並諮詢相關的醫療人員，以避免發生進一步的傷害。

枕下肌群與神經

頸椎穩固操

頭痛醫頸的複雜症狀

頸源性頭痛，顧名思義是轉位自頸部的骨骼結構或軟組織問題的疼痛，頸部運動或持續的不當頭部位置會加重頸源性頭痛的症狀。其他相關症狀還包括頸椎運動範圍受限、頸部僵硬、噁心、嘔吐、畏光、聲音恐懼症、頭暈、同側視力模糊、流淚、眼結膜腫脹充血等。

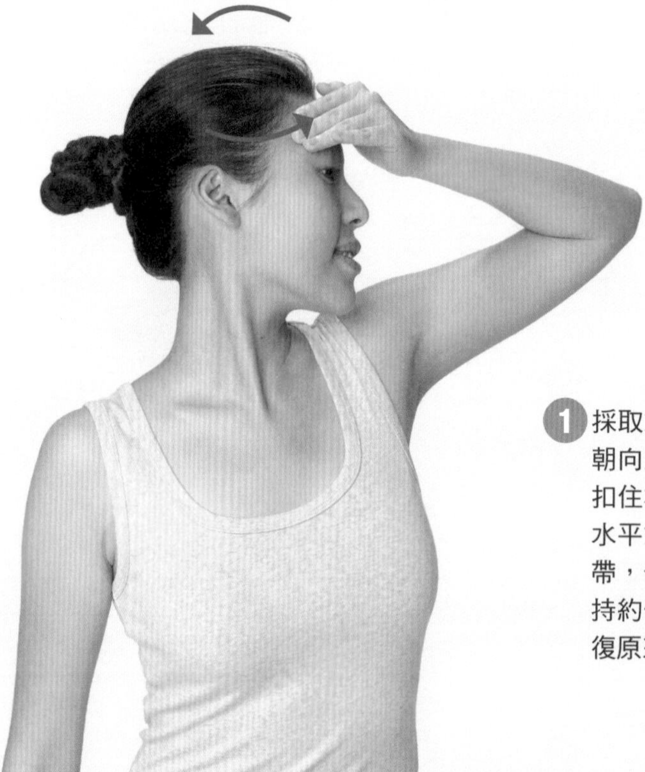

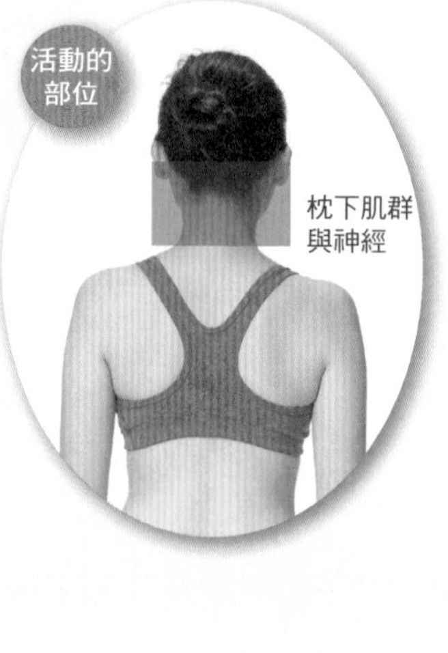

❶ 採取站姿或坐姿，臉部朝向正前方。抬起左手扣住右側太陽穴，緩慢水平式的將頭部往左邊帶，伸展枕下肌群，維持約十秒鐘，再慢慢回復原來姿勢。

轉位痛

這類疼痛通常來自不同器官、骨骼或肌肉組織，疼痛位置不是原發病灶所在。例如內臟疾病（心肌梗塞、心血管疾病等）會造成附近部位如頸部、下顎、肩膀、後背的疼痛，或是轉位自頸部的慢性半側頭部疼痛。轉位痛通常是間歇性的，但沒有特定的誘發姿勢，必須找出激痛點或真正病因，只治療轉位痛沒有效果。

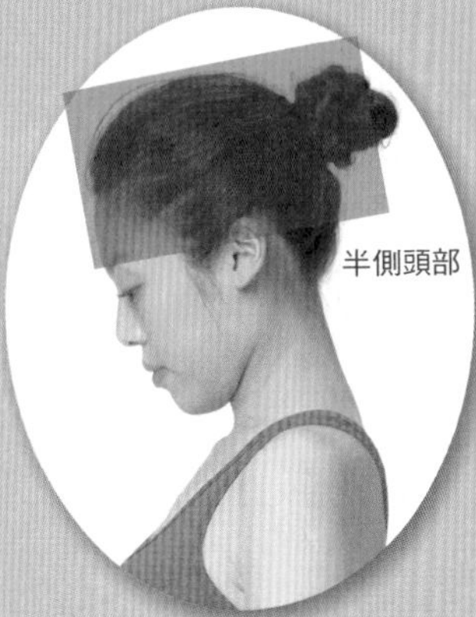

2 換邊，重複相同的動作。兩邊各做三回，每日三次。

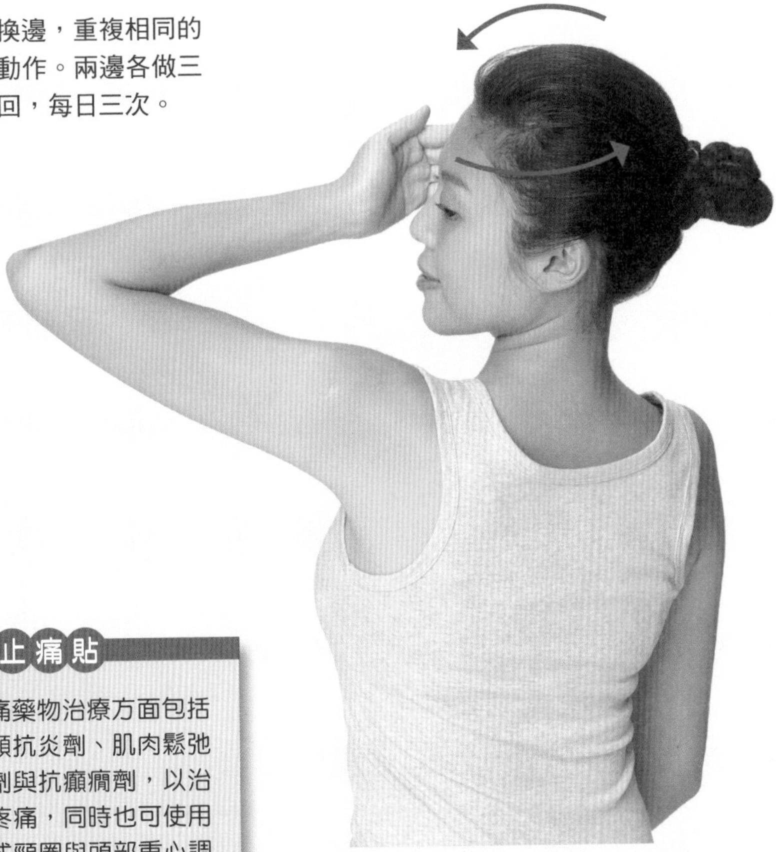

止痛貼

頸源性頭痛藥物治療方面包括非類固醇類抗炎劑、肌肉鬆弛劑、抗鬱劑與抗癲癇劑，以治療神經性疼痛，同時也可使用適當的硬式頸圈與頭部重心調整輔具，以協助矯正頸部位置避免復發。

顳顎關節

顳顎關節復健操

解決下巴脫臼、張嘴困難的窘境，恢復正常咬合功能

顳顎關節活動可讓嘴巴的打開、閉合、突出和收回下顎，還有側移的動作更順暢。顳顎關節疼痛及關節活動出問題，會影響咀嚼肌與相關肌群，長久下來，會造成兩側咀嚼肌張力不均或肌筋膜疼痛症候群、唾液腺發炎或囊腫、緊張性頭痛、慢性鼻竇炎等問題。

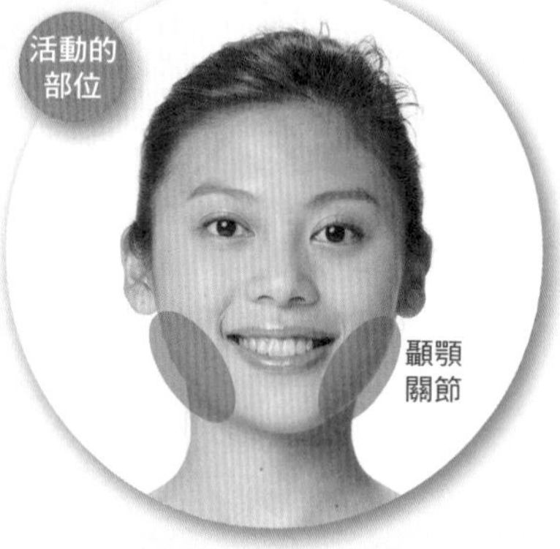

1. 雙手的大拇指與食指托住下巴兩端，左邊以手將下巴往右邊推，右手往左邊推。重複六次。

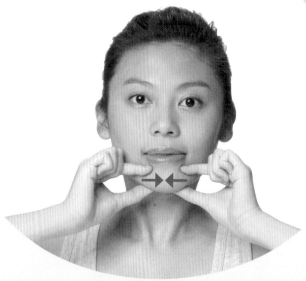

動作要點　不可過度用力，下顎也不可以上下移動。

顳顎關節疼痛症治療要點

1. 治療期間盡量避免過度張嘴超過一指幅寬。
2. 食物調理盡量切成小丁，或改食用粥、布丁、蒸蛋等流質、半固體狀食物，並少吃需要多次咀嚼的食物。
3. 盡量避免只用門牙咀嚼，或一直使用單側臼齒咀嚼。
4. 避免門牙互咬過緊，嘴唇可以閉起但牙齒不要咬合。
5. 少做擦口紅、咧嘴笑等伸下顎的動作。
6. 常用鼻子呼吸而不張口呼吸，用微笑的方式放鬆嘴邊肌肉。

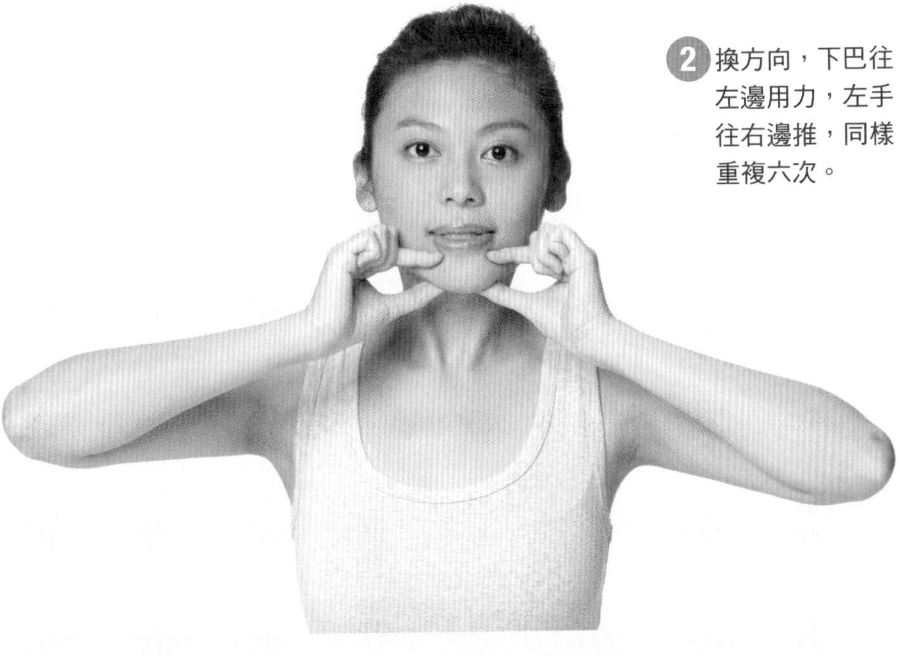

2 換方向，下巴往左邊用力，左手往右邊推，同樣重複六次。

止痛貼

顳顎關節疼痛症通常是多重原因引起，例如咬合不正，或是長期嚼食口香糖、檳榔等過度使用，微小傷害累積所造成，通常患者會有嘴巴開合不順，或者大笑、打噴嚏或張嘴進餐時有單側關節滑脫的現象。若嘴巴開合會麻痛或疼痛，或容易重複脫落（俗稱的「落下頷」），則需要迅速就醫。

第二章

肩痛 含胸部與上背部

可能引起肩痛的因素

肩痛以肩膀周遭的肌肉韌帶發生病變所引起的疼痛佔最多數，因為肩關節為人體活動度最大的關節，可以做六個軸向的運動：

前屈（舉）：手臂往前伸最後舉高至頂端的動作，正常時最高可達一八〇度。

後伸：手臂往後伸的動作，正常時最高可達六〇度。

外展：從身側向外平舉手臂，舉高至頂端的動作，正常時最高可達一八〇度。

內收：平舉手臂往身體內側收的動作，正常時最高可達七十五度。

外旋：手肘呈九〇度，雙手往上舉，正常時最高可達九〇度。

內旋：手肘呈九〇度，雙手往下，正常時最高可達九〇度。

為支撐這樣的多項功能，肩膀球狀關節穩定度主要來自於肌肉肌腱而非關節囊本身。然而肌肉力量與運動軸向的角度，會隨著年齡增長、減少活動而逐漸減弱，同樣的負擔則導致肌肉容易受傷；肌腱和韌帶也會隨著年齡而延展度變差、硬度變高，同樣程度的活動就容易引起更多摩擦發炎或撕裂，而造成疼痛。

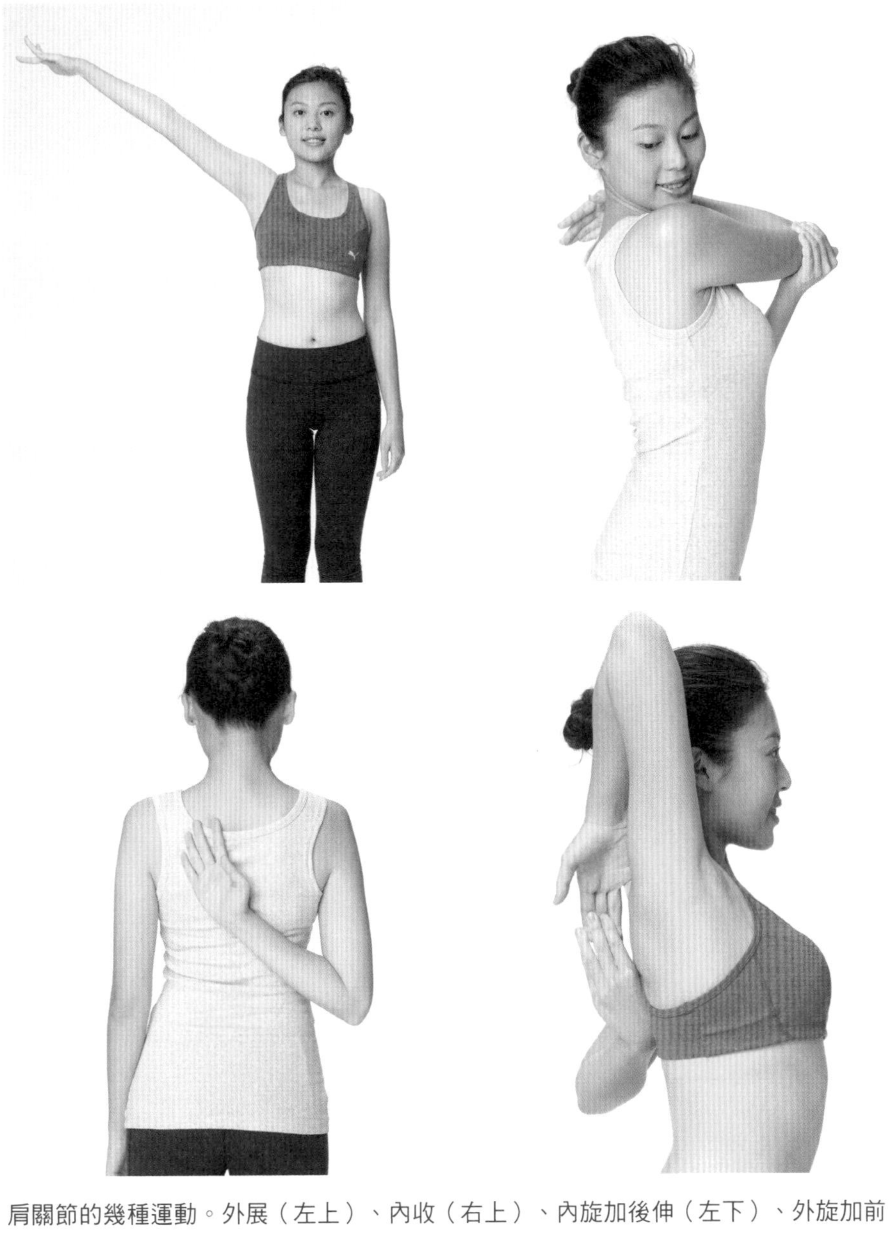

肩關節的幾種運動。外展（左上）、內收（右上）、內旋加後伸（左下）、外旋加前屈（右下的右臂）。

肩痛綜合症比較表

What 疾患名稱	Where 部位	When 疼痛時機	Why 致病原因	Who 好發族群	How 臨床症狀與其他特點
肩盂肱關節夾擊症	肩盂肱關節	側向抬高半臂、抬肩運動，重覆頭頂過動過肩	肩盂肱關節夾擊	進行重覆抬臂過肩運動者，例如投擲、游泳	伸懶腰時肩會劇痛、肩部肌肉不對稱、旋轉肌壓痛、外旋增加內旋減少
旋轉肌袖撕裂傷	肩旋轉肌袖	舉手過頭、稍息動作、內收轉動	肩旋轉肌袖因受傷或過度不當使用撕裂	年長者、運動傷害、不當使用者	按摩推拿可能更嚴重，須休息待恢復
五十肩（沾黏性關節囊炎）	肩關節囊	肩關節活動度受限和疼痛	肩關節囊因反覆發炎纖維化沾黏	年長者、中風及糖尿病患者、先前受傷者	作關節鬆動牽拉術有幫助
肩盂肱骨關節炎	肩盂肱骨關節（最大關節）	舉肩轉動活動時（如梳頭、抬手轉燈泡）	肩盂肱骨關節磨損	糖尿病、年長者或該部位曾經受傷	須與旋轉肌袖撕裂、感染等區分
肩鎖關節炎	肩膀前外最突起處	舉手抬高時（如吊掛衣服）	直接撞擊、反覆使用	投手或舉肩工作者	有時會有積液囊腫形成，抽吸後注射有效

肩關節缺血性壞死	肱骨頭	主動被動活動關節時會有聲響	肱骨頭上供應血管受到壓迫引起壞死	抽菸、喝酒、服用類固醇、骨髓炎患者、免疫力不足、痛風高血脂患者、放射治療後	好發於男性，容易被忽略，經由檢查可早期診斷；要避免激烈運動
三角肌下滑囊炎	三角肌下的滑囊	任何牽扯三角肌的動作，特別是內收；側躺壓到也會	急性受傷或慢性反覆性傷害引起	常有丟擲、打保齡球、提行李、搬重物等活動者	可能會積水，須抽吸；局部會紅腫痛
二頭肌肌腱炎	肩前方二頭肌肌腱靠近肱骨頭處	反覆用力彎曲手臂動作	二頭肌肌腱因急慢性損傷發炎	梳頭、打高爾夫、搬盆景等活動	反覆發炎可能引起肌腱變脆而斷裂
剝脫性軟骨炎	肱骨頭的軟骨	肩膀活動卡到剝脫處	肱骨頭上軟骨因受傷裂開或剝落	運動傷害、不當或過度使用者	易與其他疾病混淆，須詳細檢查
肌筋膜疼痛症	肩膀（原位）或頸部肌肉轉位痛	活動相關肌肉：三角肌、棘上棘下肌、斜方肌	先前受傷或微小反覆傷害引起	姿勢不良、運動傷害、過度或不當使用者	有緊束帶、激痛點的話，針刺注射效果好
頸椎神經根病變	肩胛骨及其周圍，從頸部傳動下來	頸部活動或牽拉、咳嗽、打噴嚏	頸神經根受到壓迫所引起	姿勢不良、運動傷害、過度或不當使用者	會有麻刺痛等神經症狀，合併肌肉痛痙攣無力

肌肉以外的疼痛有類風濕性關節炎造成的疼痛，骨頭壞死、骨折引起的骨頭疼痛，心臟和其他內臟引發的轉位痛等。由於類風濕性關節炎造成的疼痛多同時伴隨發炎，因此在肩關節上常出現發熱腫脹等症狀，病患只要活動到肩關節就會疼痛。若是骨頭造成的疼痛，敲打骨折或壞死部位時將引發強烈疼痛感。而心臟引起的轉位痛和肩關節活動並無任何關聯性，主要症狀為呼吸困難、胸痛等。

其實不管如何，只要肩膀有強烈疼痛就應儘快前往醫院接受診療，避免延誤病情。

除下列各節說明的病症以外，其他相關疾患請參考「肩痛綜合比較表」，發生位置可參見下圖。

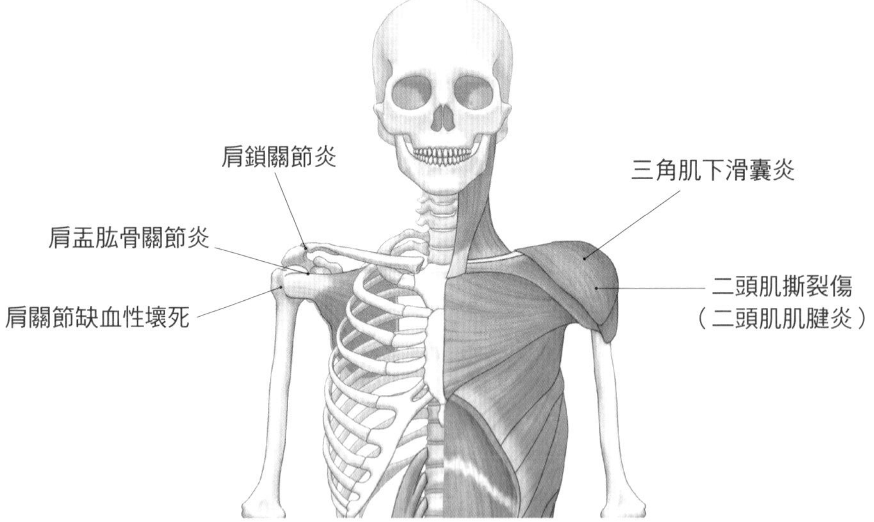

常見肩痛病症發生位置圖

肩盂肱關節夾擊症

伸手穿衣伸懶腰的肩膀突然酸軟痛

肩盂肱關節夾擊症（Shoulder Impingement syndrome, SIS，又稱肩膀夾擊症、撞擊症侯群、夾擠綜合症）可能是最常見的肩部疼痛原因，約占約佔肩部疾病的30％至35％。SIS是一系列臨床症狀，而不是特定結構的損傷。

好發族群：經常進行高舉過肩或抬臂過頭的反覆活動或運動者都是SIS的主要危險因素，例如棒球、網球、標槍鉛球等投擲運動，游泳、舉重、高爾夫、排球和體操等抬肩運動，或者油漆工、堆高貨物與維修工人等重複頭頂或抬肩活動。姿態不良（如前頭姿、前圓肩）、盂肱關節不穩定、肩鎖關節疾病等也會導致夾擊。肩膀夾擊症過久，也會導致肩旋轉肌袖肌腱和滑囊的磨損發炎，若置之不理或處理不當，可能會造成旋轉肌腱的撕裂或斷裂。

肩盂肱夾擊症的成因與症狀

上臂的肱骨頭在肩關節盂內可做多種平面的活動（即屈曲、伸展、內旋、外旋、外展、內收）。由於盂肱關節表面積小，關節本身相對不穩定，穩定度很大部分取決於附近包覆的韌帶、關節囊、肌腱和肌肉筋膜等軟組織。若這些軟組織因為受傷導致萎縮或彈性延展性改變，就可能導致盂肱關節運動軸心偏移，造成肱骨頭平移增加、肩峰與肱骨頭間距離減小、肩鎖關節內產生骨刺，最終導致肩關節內結構受到壓擠，包括四個肩旋轉肌（即棘上肌、棘下肌、小圓肌和肩胛下肌），肩峰滑囊、肩關節唇和二頭肌肌腱（長頭端）。

臨床上常聽到病患抱怨難以伸手到背後，或抬高手臂伸懶腰時會引起急性疼痛和肩部肌肉無力。有如肩膀動到一半，突然被人用力的夾住或狠狠打擊一下，馬上酸軟無力，所以我稱為「夾擊」症侯群，當然反覆動作也會越來越緊繃感，所以也有人稱呼為「夾擠」症侯群。如果肌腱長時間損傷修復不夠，可能會導致肩旋轉肌的撕裂。而造成嚴重無力，更使人難以舉起手臂。若夾擊持續下去，可能也會使得前方的二頭肌斷裂。病患就會覺得肩膀緊緊，卡卡無法抬高活動很久之後，突然聽到啪的一聲好像關節就稍微放鬆，但卻也舉不起手臂了。

診斷治療方式與注意事項

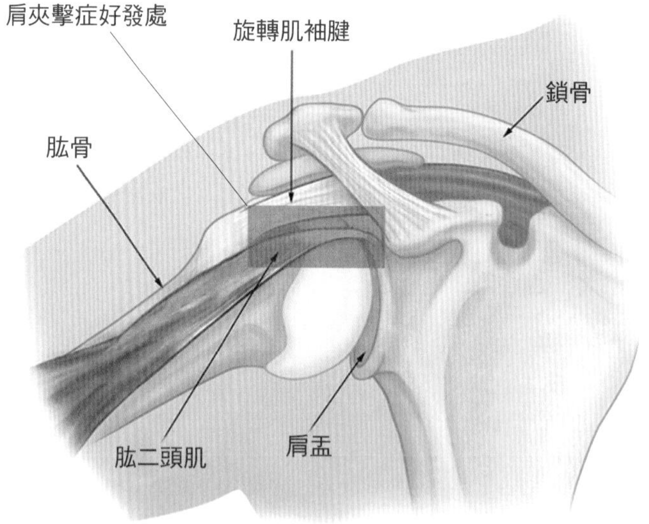

根據首先描述此疾病的Charles Neer教授提出的分類，SIS可包括下列三階段：

第一階段：水腫和出血（患者通常為二十五歲以下）

第二階段：纖維化和肌腱炎（患者二十五至四十歲）。也稱為肌腱病變。

第三階段：旋轉肌袖撕裂，二頭肌腱斷裂，產生骨質改變（患者通常高於四十歲）

SIS的評估應該包括下列幾項：

1.完整的頸部檢查。

2.檢查無不對稱或者萎縮現象。

3.評估肩盂肱關節各方向的活動度，看有無活動度受限或者疼痛發生。

4.旋轉肌肌力測試。

5.特殊檢查，包括關節穩定度、關節強度的測試。

其中要注意的是，要將SIS與旋轉肌撕裂，還有沾黏性關節囊炎（五十肩）好好區分，因為治療方法不同。SIS的診斷，可經由身體理學檢查（夾擊測試），肌肉骨骼超音波檢查、核磁共振等檢查確診。急性期的治療則以PRICE原則為主（18頁），並配合非固醇類抗炎藥NSAID藥物使用，運動治療對早期的SIS也有很好療效，其治療程序很類似旋轉肌肌腱病變的運動，包括肩胛肌的鍛鍊、肩穩定肌的力訓練與柔軟度訓練，改善各方向的肩膀運動，以及肩關節囊的鬆動術等。

SIS治療首重根本原因調整，例如頸神經根壓迫導致肩旋轉肌肌肉力量不平均、就需要先治療頸部。另外，投擲抬肩運動就必須根據運動型態進行動力鍊的調整，找出相對弱點與硬轉折點進行治療。若是肩盂肱關節已經夾擠狹窄發炎，則可考慮玻尿酸或等張溶液注射讓關節潤滑活動，水針療法做關節內灌洗減少炎性物質堆積，以及關節囊擴張術，對受損強度變差的韌帶肌腱組織做修復增生療法，並對運動軸心偏移的肌肉找出緊束帶與激痛點進行針刺治療。若有過多積液也可先利用超音波定位後抽吸。若經過三個月的內科療法症狀功能尚未改善，則可做進一步評估並考慮外科手術治療。

旋轉肌袖撕裂傷

手舉不過肩摸不到背

好發族群：老年人，曾受外傷如撞擊與強力拉扯、類固醇用太多和過度按摩的人。

肩旋轉肌袖是指肩關節外有一層覆蓋在上如袖口般的膜狀結構，負責肩關節的旋轉，故稱為旋轉肌袖。因為老化、受傷發炎、運動傷害、不當的使用（例如負重出力、重複動作、舉手過肩）造成肩旋轉肌袖及其間固定的韌帶肌腱發生病變，進而造成撕裂導致疼痛、活動度受限的現象。

肩關節是人體中最淺的關節，關節間既能單獨也能協同活動，因此能做多軸向運動。共由四個關節所組成，包括了肩盂肱關節、肩鎖關節、胸鎖關節和肩胛與胸壁形成的假關節。外面由旋轉肌群所包覆，旋轉肌群就是一群源自肩胛骨，以厚肌腱連接肱骨的肌肉群，包括了棘上肌、棘下肌、小圓肌、肩胛下肌。而肩旋轉肌袖的穩定主要來自旋轉肌群，如果旋轉肌群受傷或撕裂，肩關節穩定度就會受影響，而產生不同程度的疼痛及無力感。而之後受損處的纖維化則會造成沾黏引起肩關節活動度受限，旋轉肌群外的滑囊發炎也有類似的疼痛。旋轉肌撕裂傷是最

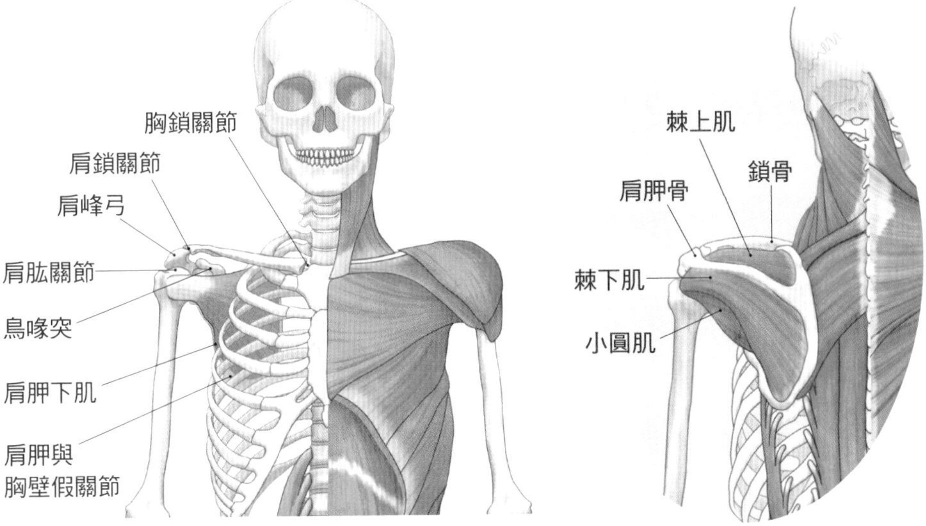

肩關節與旋轉肌群位置圖

常見肩膀疼痛與失能的疾患。

旋轉肌袖撕裂傷症狀與成因

旋轉肌袖撕裂傷的病患，常無法將手彎曲至背後，穿內衣或抓癢等動作很難做到，或手臂活動到某個角度便會疼痛，醫學上稱為「疼痛弧」，或手抬到一定高度時便痠軟無力而垂下，需要用另外一手支撐。在肩膀外側或前後側有明顯的壓痛點。在這類患者身上可見到受影響而肩膀明顯往前聳的姿勢。

棘上肌和棘下肌肌腱最容易發生肌腱炎，因為肩關節很容易受各類反覆性傷害影響，另外在鳥喙突肩峰弓附近的骨骼肌腱功能較容易受限，而產生夾擊症候群。

老化是最重要的因素。根據統計，在七十歲發生的比例約有百分之三十，而七十到八十歲間發生的比例約有百分之六十，超過八十歲發生的比例約有百分之七十。

其次是外傷，包括直接撞擊肩部和超出肩關節活動度以外的拉扯，都容易導致旋轉肌袖裂傷。傷勢可分為部分斷裂和完全斷裂：部分斷裂又分為滑膜側撕裂和滑囊側撕裂，完全斷裂可分為橫向破裂和縱向破裂，並可能同時伴隨有棘上肌肌腱回縮等。部分斷裂時，在做伸懶腰這類肩關節外展至七〇—一二〇度範圍的動作時，會產生劇烈疼痛，另外還會發生無法反手拿東西等情形。

另外，過度注射類固醇類藥物。可能會導致旋轉肌袖的纖維化，而更容易撕裂傷；過度的推拿按摩則可能造成局部旋轉肌袖的傷害。

診斷治療方式與注意事項

透過身體理學檢查的肌力及肩關節活動度測試，可以排除神經性問題，軟組織超音波可檢查出是部分斷裂或全部斷裂，X光片檢查可排除肩關節骨性關節炎與骨折，核磁共振可確定受損部位及嚴重程度。

在治療方式上，可使用短波、超音波、震波、干擾波等儀器治療，常用藥物為非類固醇類抗發炎藥物、肌肉鬆弛劑，還有局部的低量類固醇注射、激痛點注射、增生治療注射等療法。在輔具方面，可使用肌內效貼布，轉移關節面的受力摩擦，並且減輕肩關節的壓力。

平常要避免過度拉扯旋轉肌群的姿勢，並且做強化性運動（第140—143頁）、轉移壓力型運動（第144—145頁）預防；撕裂傷發生後，則可做手指爬牆運動、鐘擺運動、毛巾操等治療性運動（第134—138頁）來改善。

對於旋轉肌袖損傷或斷裂的患者，推拿按

摩可能會使原來撕裂部分擴大。手臂無法抬起過肩膀高度，為旋轉肌失調的特徵，須儘早就醫。若是症狀以痠麻感為主，則可能是其他病症，像是頸椎神經根病變（見87頁）或者胸廓出口症候群等（見123頁）。

另外，其他如膽囊炎、心肌缺氧等疾病，也可能以肩膀疼痛來表現，須找專業醫師診斷治療。

局部類固醇注射對此症疼痛的緩解很有效果，但並不能完全取代手術修補。若同時發生滑囊炎或關節炎，也可能造成肩膀疼痛，因此需要更多次注射。部分撕裂可以接受增生治療、關節鏡或微創手術。

五十肩（沾黏性關節囊炎）

肩膀生鏽不輪轉

關於肩痛，五十肩是最廣為人知的疾病，醫學上稱為「沾黏性關節囊炎」，為肩部的肌肉韌帶出現發炎病變所引起的疼痛，導致活動度受限；而運動選手或老年人也常出現因肌腱炎和肌腱斷裂或撕裂所造成的疼痛。

好發原因：老化失用、運動傷害、未治癒的舊傷引起發炎、磨損、纖維化和沾黏的惡性循環。

沾黏性關節囊炎又名「肩關節周圍炎」、「凝肩」、「冰凍肩」，即一般俗稱之「五十肩」，是肩關節囊因為急、慢性發炎，導致肩膀活動度不足或疼痛的現象。

所謂的肩環帶區包括肩關節與旋轉肌群，肩環帶區的穩定度主要來自旋轉肌群。如果旋轉肌袖受傷或裂傷，肩關節的穩定度就會受到影響，而產生不同程度的疼痛及無力感；之後傷處產生的纖維化則會造成沾黏，引起肩關節活動度受限。旋轉肌群外的滑囊發炎也容易有類似的疼痛。

沾黏性關節囊炎症狀與成因

這類病患常抱怨肩膀疼痛，日久後加重擴散至附近頸椎與上肢，並對氣候冷熱乾濕變化很敏感。隨病情進展逐漸出現肩關節活動度受限，無法作肩關節的外展、上舉、內外旋轉的動作。在臨床上可分為疼痛期、僵硬期和恢復期三期。

五十肩的病因，可分成局部性與全身系統性因素。

在局部性原因當中，老化失用是最主要的因素。由於年齡增加，加上長時間不動（例如活動量降低、因生病而活動減少）導致肩關節肌肉肌腱延展性變差、僵硬，肩膀旋轉的角度與軸向逐漸偏移（有如汽車輪胎沒氣時，行車方向偏移且耗油量增加的情形），與附近組織摩擦，就容易產生反覆發炎與進一步的磨損，如此惡性循環後便會造成肩關節附近組織纖維化。另外，運動傷害、先前受傷未治療完全也會造成反覆發炎而引起沾黏。

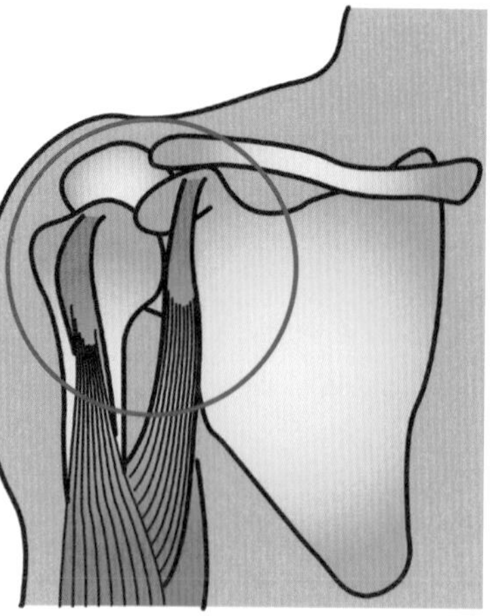

沾黏性關節囊炎發生處

全身系統性的問題，比如腦中風偏癱側除了上述長時間不動的影響外，還可能加上肌肉偏癱，導致無力而無法維持活動時的角度，更加重沾黏情況。其他像糖尿病會影響血液循環，纖維化的情形也易發生。

另外，過度注射藥物也會導致旋轉肌群的肌腱與韌帶纖維化而沾黏。

診斷治療方式與注意事項

透過身體理學檢查的肌力及肩關節活動度

沾黏性關節囊炎的成因

分類	相關病症	備註
局部性	旋轉肌袖損傷、肩鎖關節炎、下三角肌滑囊炎、二頭肌肌腱炎	反覆發炎會導致症狀更嚴重
全身系統性	腦中風、糖尿病、心肌梗塞	須找出致病原因方能解決

五十肩	症狀	成因	病程
疼痛期	疼痛、活動度開始受限	肩膀因反覆發炎而持續疼痛，造成避免活動與失用，更引發肌肉無力與纖維化	持續約三—九個月
僵硬期	疼痛、肌肉萎縮、活動度受限更多、關節僵硬	反覆發炎受傷的關節囊開始纖維化後產生沾黏，造成附近肌腱韌帶延展性變差，所以肩關節活動度變小、局部肌肉萎縮	持續約九—十二個月
恢復期	關節稍可活動、活動度仍受限	發炎逐漸降低，但原來的纖維化仍會影響關節活動度	持續約十二—十五個月

測試、軟組織超音波、X光片檢查、核磁共振等可確診。可運用短波、超音波、震波、干擾波等儀器治療，常使用的藥物為非類固醇類抗發炎藥物、肌肉鬆弛劑，或局部的低量類固醇注射、激痛點注射、關節腔內鬆動注射、水刀切割等療法。關節鬆動術、牽拉運動等物理治療也有一定的效果。

可以做強化性運動（第140—143頁）、轉移壓力型運動（第144—145頁）預防；五十肩發生後，則可做手指爬牆運動、鐘擺運動、毛巾操等治療性運動（第134—138頁）來改善。

日常姿勢的重點包括：睡覺宜採平躺仰睡姿勢，避免側睡壓迫肩部過久；使用手機平板電腦要每十五—二十分鐘變換姿勢，每四十五分鐘就休息片刻，讓關節得到適當休息；平常活動兩手應輪流交替使用，不要過度使用同一側。

五十肩的注射治療，如果由熟悉解剖位置的專科醫師執行基本上是安全的，但仍須注意注射後有無淤血或血腫出現。根據統計，約有百分之三十的患者在接受類固醇注射或增生治療之後，短時間內會更疼痛，通常是因為注射針劑撐開沾黏組織刺激其內部的神經所致，建議以少量多部位傘狀注射加上緩慢進藥，減少此類疼痛。

注射治療之後，建議做關節活動與肌力訓練，目的是讓肩關節在治療後以正常旋轉的軌跡活動（就像駕駛人要重新適應輪胎打飽氣的車輛的正確駕駛方式）。以麻醉劑施以暫時神經阻斷術，同樣也是為了在無痛下模擬正常的肩關節運動模式，因此注射完必須儘快開始活動鍛練。

胸廓出口症候群

肩痠手麻痛不停

好發族群：二十五—五十歲的女性、用肩膀背負重物的勞力工作者、經常懸腕及手臂往前伸的工作者與電腦族、常做過肩運動的運動員。

胸廓出口症候群為周圍神經卡壓症候群裡常見的一種，是指鄰近胸部第一肋骨以及前鋸肌附近的纖維組織，壓迫到周遭的神經血管，如臂神經叢和鎖骨下動脈所引起的綜合症狀。

胸廓出口症候群症狀與成因

此症的患者手部末三指以及手臂腋下內側會有麻木或刺痛無力感，特別是提拉重物或手臂舉起超過肩膀的高度時，肩頸與手掌指部的痠軟無力疼痛感會加劇，這種情況稱為「過肩壓力測試陽性」。有時候，手指處有腫脹、色澤改變，肩膀痠軟無法舉高，及肩膀和第一肋骨附近肌肉有萎縮的情形。

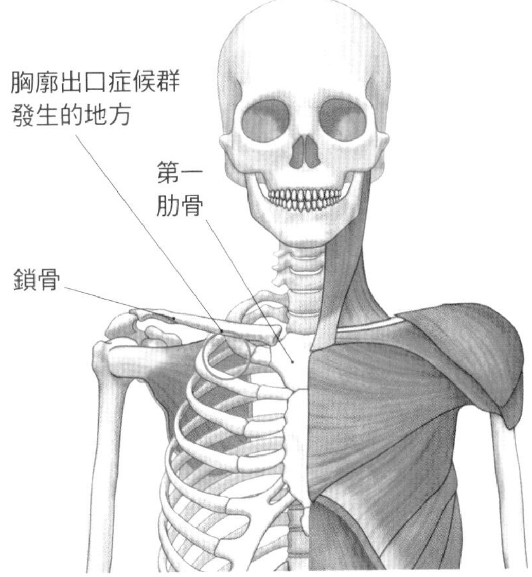

這種病症常見於二十五—五十歲的女性，還有用肩膀背負重物的勞力工作者，經常做出懸腕及手臂往前伸動作的搬運工人與電腦使用者，還有常做過肩運動的羽毛球、網球或自由式游泳運動員等。而喜歡穿著過緊的衣著，如時下年輕女性流行的調整型或細肩帶內衣等，也可能因為太緊勒肩膀鎖骨而壓迫到附近相關神經血管，引起類似的症狀。

診斷治療方式與注意事項

透過身體理學檢查、X光片與電學診斷，可區分是否為尺神經壓迫並定位遭壓迫的位置，決定治療方式與預後。物理治療常使用遠紅外線、低能量雷射及經皮電刺激。在治療藥物方面，由於是神經血管壓迫產生的症狀，所以非類固醇類抗炎劑通常效果不佳，肌肉鬆弛劑、循環促進劑、神經保護劑、抗

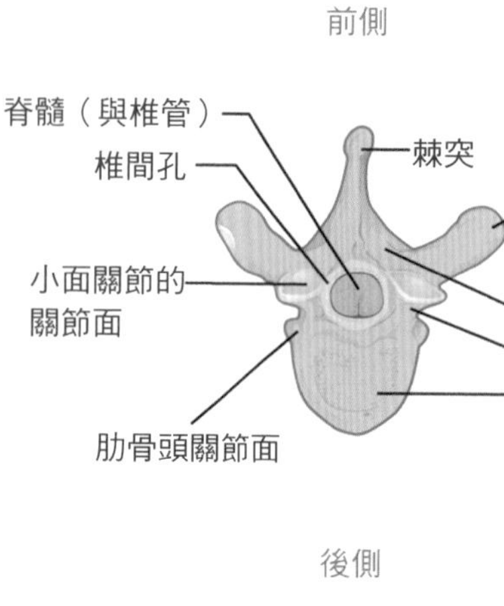

橫剖面

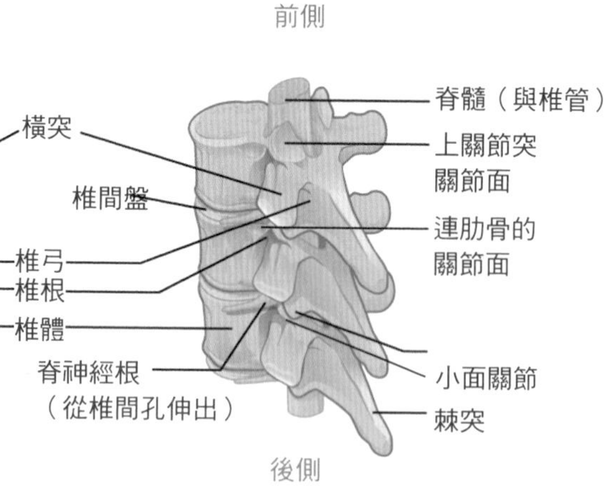

從左後側看脊椎各部位

癲癇劑可能較有療效。經內科治療無效或有嚴重神經損傷、血管壓迫症狀者，須以外科手術方式治療。

日常姿勢應注意：避免肩膀用力往後撐挺出胸部的公雞姿勢，避免肩部在無支撐的情況下下垂過久，負重時盡量以兩邊肩膀同時支撐。也可使用肌內效貼布、肘部支托器輔具強化，並做胸大肌的伸展及強化運動（第143頁）、肩部穩定肌群的放鬆運動（第134—138頁）等預防緩和。

要注意的是，由於胸廓出口症候群很容易和其他疾病如肩旋轉肌袖損傷（第116頁）、頸椎神經根病變（第87頁）、肘隧道症候群（第196頁）混淆，且治療方式不同，因此正確快速的診斷需要專科醫師細心評估。此症病灶主要在頸部及前胸部，因此局部的推拿按摩往往會有反效果；若有眩暈等症狀出現，表示血管與交感神經已受到壓迫，宜儘速找專科醫師進行評估後再行治療。

其他如第七、八節頸椎神經根壓迫症、臂神經炎或臂神經叢損傷等也會出現類似症狀，但治療方法卻完全不同。

棘間韌帶炎與滑囊炎

芒刺在背最痛苦

特徵：痛點經常有一個以上，很可能在原處治癒後，附近部位卻出現新的疼痛點。

棘間韌帶炎是指在頸椎、胸椎等部位，脊椎棘突之間的韌帶（棘間韌帶）由於外力拉扯或姿勢不良拉傷等原因，產生了背部固定部位不易痊癒的發炎疼痛現象。有時會合併在脊椎椎體之間的滑囊發炎，同樣也會有疼痛感產生。

棘間韌帶炎、滑囊炎症狀與成因

若先前頸背部曾經受傷或扭傷，在中央頸部或背部某個點，當低頭、轉頭、彎腰、轉身、深呼吸等動作，或敲擊碰觸患處、變換姿勢時（例如側臥起身或彎腰取物），會引起突然性的疼痛。最常見於第七頸椎和第一胸椎之間，這類疼痛並不會傳導到肩膀或手臂等其他部位。

韌帶是指連接骨頭之間的一種膠原性纖維彈性組織，主要成分為蛋白多醣體及水分。由於韌帶的主要功能為吸收骨頭間的張力型負荷，而且是平行狀分佈的黏彈性組織，所以其承受慢性負荷的能力要比快速負荷好。而脊椎骨之間的韌帶，主要位於脊椎的最背側，它們提供了脊椎百分之四十五以上的穩定度，其中最重要的就是後側韌帶複合體。後側韌帶複合體包括黃韌帶、棘上韌帶、棘間韌帶等，當脊椎受到各種外力的影響，例如長期或不當的彎曲或伸展，以及橫向的力量（如車禍時頸部急速過度彎曲伸直拉扯的揮鞭症）等，都會引起棘間韌帶的拉扯而造成發炎。

韌帶是只有少數血管供應的組織，通常藉由擴散作用得到營養，所以當韌帶受傷發炎時，恢復情形要比其他組織來得慢且容易復發。有時衝擊拉扯力量也會影響脊椎附近提供緩衝的滑囊，而造成發炎、引起疼痛。

滑囊是內含滑液的囊狀構造，分佈在骨骼、肌肉、肌腱之間，或者身體表面常常摩擦到的部位，以及肩膀、手肘、臀部與膝蓋等肌腱通過骨頭突起處，對可能發生的碰撞與壓力提供潤滑緩衝的功能。

診斷治療方式與注意事項

透過患者病史詢問有無急速扭拉傷、理學檢查、軟組織超音波，可找到發炎積水處。治療方式有遠紅外線、低能量雷射、經皮電刺激等儀器治療，並使用非類固醇類抗炎劑、肌肉鬆弛劑等口服藥物，以及激痛點注射等。採用適當的頸部護套以避免棘間韌帶過度拉扯，睡覺時使用可支托頸部不放空的頸椎枕。

平常姿勢要避免過度彎曲及旋轉脊椎，並進行下背肌群的伸展操（第174—178頁）來舒緩。

由於此處的韌帶與滑囊疼痛點極小，因此不建議進行周邊部位的推拿按摩或整脊等方式治療。

此類痛點經常會有一個以上，因此有可能在原處治療好後，附近部位會有新的疼痛點出現。找到確切位置後以局部注射低劑量類固醇治療，往往有最好的效果，並且不容易復發。若韌帶的強度延展度受影響，則可補充增生療法。

彈響肩（肩胛肋骨症候群）

背後有聲音會痛的小翅膀

好發族群：運動員和耳鼻喉科醫生常見的職業傷害。

也常發生在：開車時反覆反手去拿後座的東西，或長時間用肩膀耳朵夾電話說話的人身上。

肩胛肋骨症候群患者在肩胛骨的內側（靠近脊椎處）有麻痛感，而且會傳動至頸部、肩膀、胸壁或上肢，活動有時有聲響，所以被稱為「彈響肩」。發生原因與反覆使用肩膀的穩定肌群如前鋸肌、提肩胛肌、胸小肌和菱狀肌有關，如開車時反覆反手去拿後座的東西，或長時間用肩膀和耳朵夾電話說話。網球、羽毛球或排球的運動傷害也常看到此症，還有經常懸空肩肘、伸出手臂作局部治療的耳鼻喉科醫師也容易罹患。

肩胛肋骨症候群症狀與成因

彈響肩患者在菱狀肌、棘下肌、肩胛下肌會有肌筋膜疼痛症（第43頁）特有的緊束帶與激痛點。沿著肩胛骨內側按壓這些激痛點，會有跳躍反應以及產生不同部位的轉位痛。有時因肌肉張力變大，會有受影響側肩胛骨突起的現象，在肩膀活動時發出喀啦摩擦的聲響。患者側躺壓迫或平躺時也會覺得有異物感不舒服，自己觸摸卻常找不到確切疼痛點，因大部分都是轉位痛形成的感覺。

診斷治療方式與注意事項

此症經常被誤認為頸椎神經根病變（第87頁），但卻沒有神經根症的疼痛依照皮節分佈的特性，另外疱疹後神經痛也須列入鑑別診斷排除。詳細的身體理學及骨病學檢查可以找出受影響的肌肉群，X光檢查可發現兩側肩胛骨排列位置是否對稱，肌電圖檢查可排除臂神經叢損傷與卡壓性神經病變（如胸廓出口症候群，第123頁）。

肩胛肋骨症候群要治本，須調整先前不良的習慣，例如將前頭位和圓肩（駝背）等不良姿勢經由輔具或擺位矯正好。另外，疼痛可使用非類固醇類抗炎劑、肌肉鬆弛劑等藥物，及使用針刺或激痛點注射改善，肩胛骨不穩定有聲響者可考慮使用增生治療。肩胛穩定肌群的牽拉、耐力與肌力訓練（第139—142頁）必須常態執行，以矯正錯誤姿勢。

須注意有無其他胸肺或肩胛骨部位的腫瘤壓迫產生類似狀況，若在左邊發生，也須考慮前言所述的內臟轉位痛（第28）等問題。

脊椎側彎

高低肩，長短腳，凹凸腰

兒童及青少年的好發原因：坐姿不良、桌椅高度不合及書包過重等，使發育期的學童身體活動量不足，導致維持脊椎穩定度的脊側肌肉張力不平均。

脊椎側彎發生原因

類型	原因	比例	相關病症
先天性	出生時即有的先天異常引起	5％	先天性脊椎發育不全、脊椎融合等
原發性	不明原因，可依發生年齡分為嬰幼兒、少年、青少年、成人期	65—85％	成人型可能與基因有關
繼發性	因神經肌肉問題所引起	10—20％	各類神經肌肉疾患，如發展遲緩、小胖威利症、馬凡氏症、成骨不全、脊裂症、腦性麻痺、脊髓肌肉萎縮症等，或者受傷後引起

脊椎側彎顧名思義，是指脊椎往單側方向偏彎的情形，導致外觀看來肩膀不一樣高，肩胛骨如同雞翅般突出且不對稱，彎腰時兩邊腰背部不等高，及站立時身體會側向一邊等，由於側彎通常也會影響骨盆高低，所以有人常誤以為是長短腳。

脊椎側彎症狀與成因

通常是家長發現孩童肩膀不一樣高，或洗澡時發現肩胛骨後側有不對稱的翼狀突起，兩側肋骨一邊突出一邊較為凹陷，及彎腰時可看到兩邊的脊側肌肉有不對稱的突起或凹陷等情形，而發現孩童有脊椎側彎問題。成年女性在穿胸罩內衣時發現兩邊肩帶有一邊較緊一邊較鬆的現象，及長時間不明原因的單側背痛、或活動旋轉角度不對稱等，也可能是因為脊椎側彎。甚至有人覺得長短腳，其實為側彎合併骨盆的高度不平均所致。大多數患者沒有明顯疼痛症狀，通常是在負重或長期維持某姿勢後會加重。

多數原因不明，目前認為可能為脊椎兩邊的脊側肌肉力量不平均所致。在兒童及青少年的脊椎側彎常與姿勢有關，如學童因平常活動空間不足、沈迷電動玩具、做功課時坐姿不良或因桌椅高度不合及書包過重等，使發育期的身體活動量不足，特別是維持脊椎穩定度的脊側肌肉張力不平均，就會導致脊椎側彎。發育中青少年骨骼成長速度快，加上前述的姿勢不良，使得軀幹肌肉相對來說較緊密而擠壓了脊椎的正常伸展空間。

根據統計，在一般兒童青少年族群當中，約百分之二—三的人有此類問題；而其中有百分之八十五為不明原因，百分之五為先天性原因，如脊椎發育不全或脊椎融合等，有百分之五由神經肌肉疾病，像是腦性麻痺、小兒麻痺、脊髓肌肉萎縮症等所引起，另外的百分之五則為其他疾病，例如馬凡氏症（Marfan syndrome）、腫瘤等等。女生發生機率約為男生的五倍，而一般族群發生率大約千分之三到五左右。成人的脊椎側彎大多肇始於骨骼快速生長的青春期，另外也有少數為脊椎感染的後遺症。

診斷治療方式與注意事項

可以請他人觀察脊椎曲線是否與垂直線符合。或者往前彎腰作鞠躬的姿勢，由他人觀察背部或兩側肩膀是否有一邊突起一邊凹陷。另外也可對著鏡子看自己的兩邊肩膀、褲頭是否有高低不平的現象。

醫院常使用的檢查方式為X光片觀察側彎角度，若病患是成年人或脊椎側彎角度小於五度，建議每六個月追蹤一次即可。若患者在青春期仍會繼續成長，或脊椎側彎角度少於三十—四十度，建議使用背架矯正及搭配復健運動。

輔具除了肌內效貼布，也有多種背架可供選擇，可與主治醫師討論使用。物理治療如頸椎與腰椎牽引（須配合運動與背架）、干擾波與功能性電刺激等都是常採用的方法。如果伴隨疼痛症狀可使用非類固醇類抗炎劑、肌肉鬆弛劑等。經內科治療無效，或側彎角度超過四十度，且合併有肌肉萎縮、痠麻疼痛、大小便失禁等神經學症狀，或明顯壓迫心臟肺臟、會喘而不舒服，則建議手術治療。

預防脊椎側彎，平常應注意行走坐臥的姿勢，避免彎腰駝背。站立時應保持兩腳與肩同寬平站，避免長期如模特兒的三七步站立方式。另外，坐時應保持兩腳著地而不宜蹺腿。也不要長期單側肩膀背負重物或背包，最好每二十分鐘就換邊或用斜背。

復健運動方面，腰方肌、脊側肌、菱狀肌的強化運動（第172—179頁），及伸展運動與旋轉運動等都有幫助。我們可把脊椎視作弓，而旁邊的肌肉群視為弦，在張力不平均，造成一邊大於另一邊的情形下，就容易產生側彎。因此將脊椎兩側的肌肉張力，利用運動的方式調整一致，是最好預防復發的方法。又因為脊椎為立體結構，側彎之外通常合併有旋轉，因此除了肌力強化平均運動外也要加上轉體運動。

脊椎側彎角度變大的原因，跟性別（女性偏多）、年紀（生長期的彎曲角度較大）、彎曲的位置（胸椎的側彎較不易矯正）、彎曲角度的大小（越大者越容易繼續側彎）以及旋轉角度（可從骨盆前後傾與是否長短腳來看）都有關係。另外，有些患者是因為兩腳不等長，如小兒麻痺後遺症，所引起的脊椎側彎，則須先以矯正鞋調整雙腳長度後再進行其他復健治療。

經大規模追蹤研究（美國內科醫學會，二○○三）顯示，脊椎側彎影響正常生理功能的比例極少，且未治療的患者和一般正常者的死亡率相同。由於近年來矯正背架治療效果較傳統型進步許多（如大阪醫科大學夜間背架〔OMC〕），筆者認為，進行手術治療前應先採取其他治療方法。

為何天氣變化會引發疼痛

疼痛在天氣變差（氣壓下降）時容易加重，因為氣壓降低時會刺激內耳，經由下視丘促使交感神經亢進，促使神經末梢分泌正腎上腺素到血液中，刺激傷害性疼痛受器並開始傳送疼痛訊號。若先前已經存在神經受傷或發炎等情形，傷害性受器和脊神經節中將出現新受體，且原先不傳導疼痛訊號的Aβ神經纖維也變得可傳遞疼痛訊號，於是身體變成更敏感，可以感應平常無法感受的疼痛刺激訊號（如吹風、輕觸、稍微變冷熱）。這也是為何有舊傷未癒的患者對各種天氣變化很敏感，疼痛加重、晚上失眠，自稱「風濕」或「氣象台」的原因。所以，疼痛要快速處理，不要拖延。

麻木常和疼痛合併出現

神經纖維受到緊束與壓迫時，將阻礙神經正常運作，引發麻木。

神經是經由細胞膜內外的離子濃度變化來產生電訊號。在久跪、久蹲或慢性神經壓迫時，會壓迫神經纖維和提供神經纖維養分的滋養血管，導致能量來源ATP的合成受阻，暫時無法調整細胞內外離子濃度（因為沒有能量來源）。當從蹲跪姿恢復或壓迫解除後，先前被壓迫的滋養血管恢復流通，神經開始可以合成ATP，但先前細胞內外所累積的離子濃度差仍然存在，因此細胞膜上的調節幫浦就會頻繁活動以盡快調節恢復正常，次數太頻繁時將導致神經異常興奮，多次觸發電訊號流動而引起麻木疼痛的感覺。

糖尿病、尿毒症、細小纖維神經病變、血管硬化慢性神經壓迫如腕隧道症等患者，除神經病變外也有此類滋養血管受損的問題，因此也常會有麻木情形。

肩環帶區

手指爬牆運動

讓肩膀不再卡卡的治療強化運動

肩環帶區由四個關節組成，包括肩盂肱關節、肩鎖關節、胸鎖關節和肩胛與胸壁形成的假關節，外面包覆著旋轉肌群，而肩環帶區的穩定度主要即來自旋轉肌群。由於肩關節是人體中最淺的關節，關節間既能單獨也能協同活動，因此能夠做多軸向的運動，是人體活動度最大的關節。

1. 若疾患處為右肩，身體右側靠近牆面，身體站直，將右手臂伸直成水平，手指摸牆，在不痛的範圍內，慢慢沿牆壁爬高，至肩膀疼痛手臂無法繼續上伸為止，可以稍作停留數秒再慢慢放下。

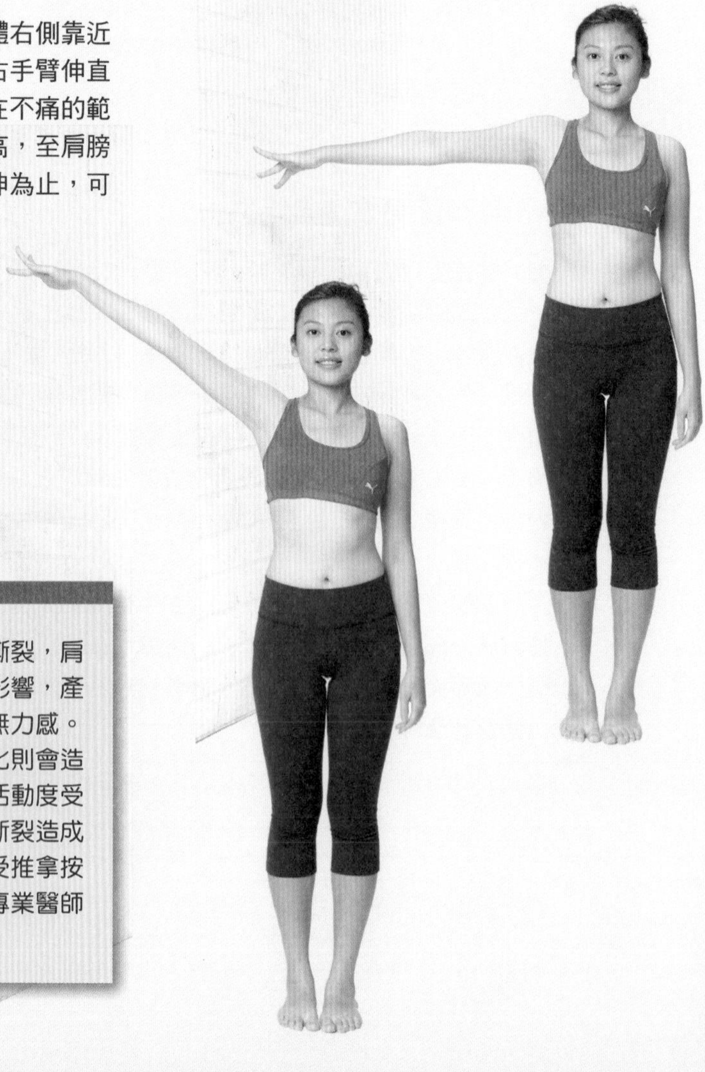

止痛貼

如果旋轉肌群受傷或撕裂，肩關節的穩定度就會受影響，產生不同程度的疼痛與無力感。而受傷處產生的纖維化則會造成沾黏，引發肩關節活動度受損。旋轉肌群損傷或斷裂造成疼痛的患者，貿然接受推拿按摩會加劇傷害，須請專業醫師診斷治療。

滑囊

人體全身上下至少有一百五十個滑囊，它們是小小的、內含滑液的囊狀構造，分佈在骨骼、肌肉、肌腱之間，或者身體表面常常摩擦到的部位，以及肩膀、手肘、臀部與膝蓋等肌腱通過骨頭突起處，對可能發生的碰撞與壓力提供潤滑緩衝的功能。旋轉肌群外的滑囊發炎，也會造成肩膀疼痛無力。

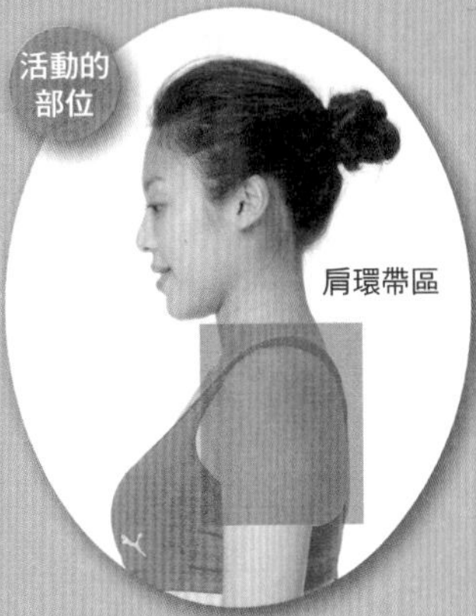

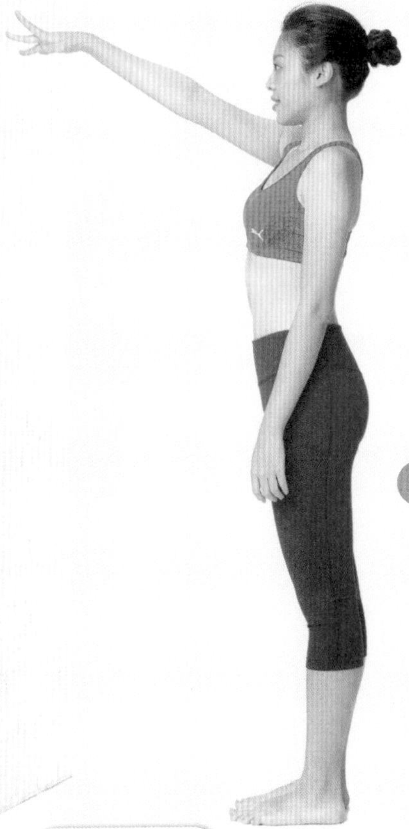

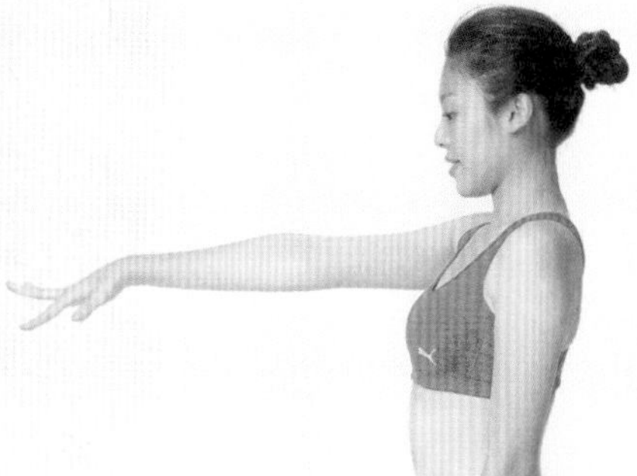

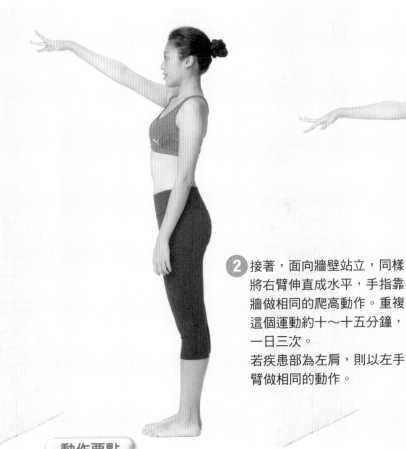

2 接著，面向牆壁站立，同樣將右臂伸直成水平，手指靠牆做相同的爬高動作。重複這個運動約十～十五分鐘，一日三次。
若疾患部為左肩，則以左手臂做相同的動作。

動作要點

運動後若肩關節持續疼痛，可能是牽扯的動作過大，或是肩關節尚在急性發炎階段，這時要降低動作的強度或減少時間，必要時由醫師診斷是否需要合併藥物治療。

肩環帶區

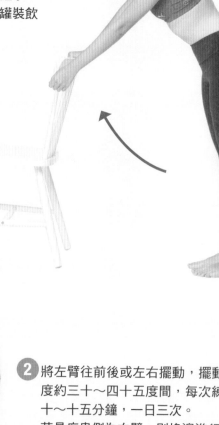

鐘擺運動

提高肩環帶區與旋轉肌群的穩定度

五十肩

別名「肩關節周圍炎」、「冰凍肩」等，醫學上的正式說法為「沾黏性關節滑囊炎」，就是指穩定肩膀的旋轉肌群、肩環帶區的關節與其間固定的韌帶和肌腱發生病變，或受外傷導致肌群裂傷與滑囊發炎，而使肩膀活動度（例如舉手、穿脫衣物、抓背等）受限制或感到十分疼痛。

1 患者往前傾，若是疾患側為左臂，請以健康側的右臂抓住椅背或扶住桌緣穩固身體，左臂下垂，可輕輕握拳，或是握住啞鈴、三百五十cc的罐裝飲料或相當於五百公克的重物。

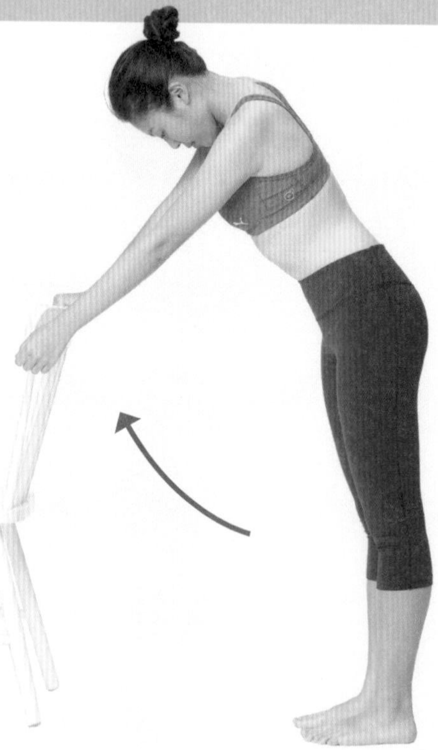

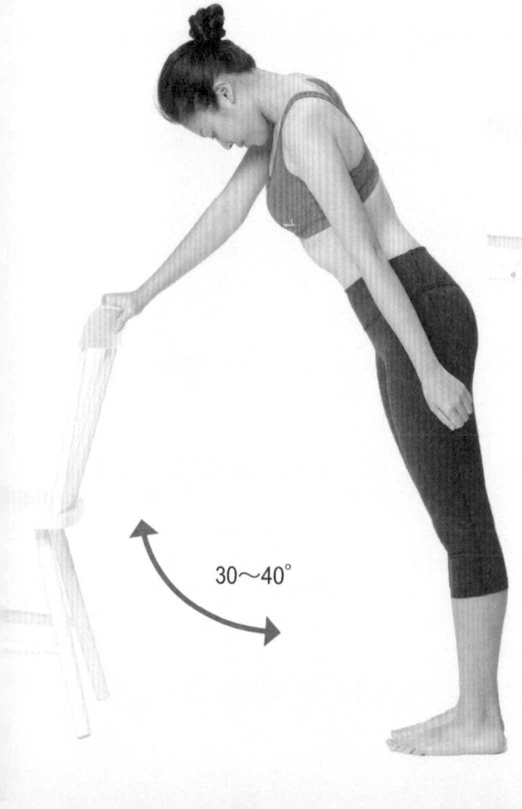

2 將左臂往前後或左右擺動，擺動角度約三十～四十五度間，每次練習十～十五分鐘，一日三次。
若是疾患側為右臂，則換邊進行。

肩環帶區

毛巾操

對肩膀關節有益的治療性運動

彈力帶

彈力帶是復健道具之一，藉著橡膠材質的強度與拉力，作為主動提供阻抗的伸展輔具，比起一般的伸展更有效果。適用於復健運動中的阻力訓練，以及瑜伽伸展中的效果強化，可以加強肌肉爆發力與肌耐力。以彈力帶代替毛巾，肌肉更能得到漸進式的訓練。

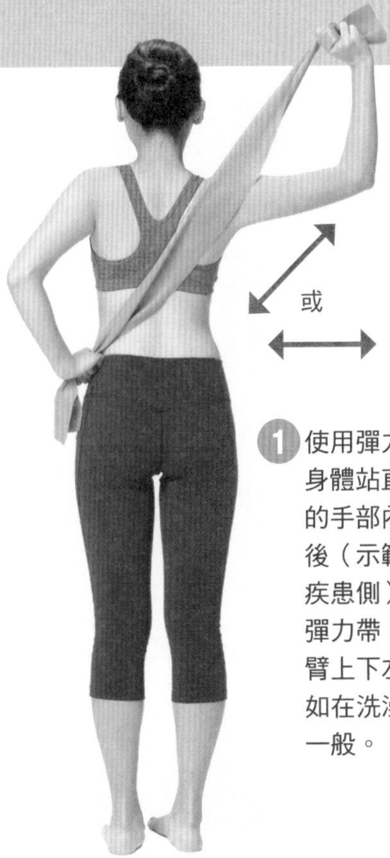

1. 使用彈力帶或毛巾。身體站直，將疾患側的手部內旋，繞到背後（示範圖以左臂為疾患側），雙手抓住彈力帶，以健康的右臂上下左右拉動，有如在洗澡用毛巾刷背一般。

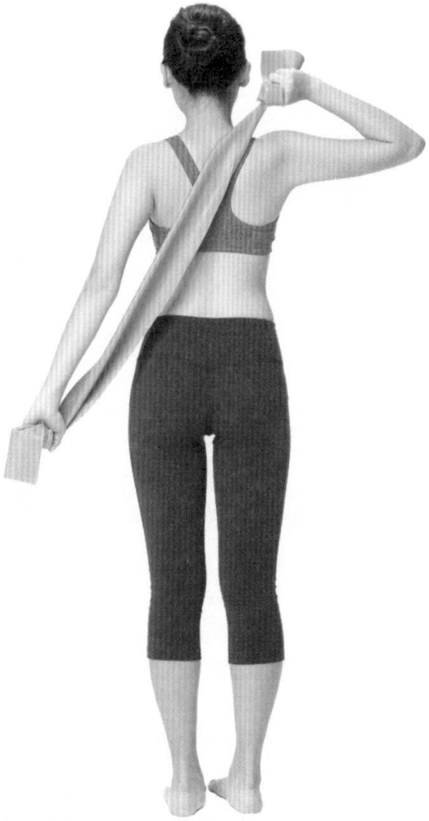

2. 這個動作利用健康的一側協助疾患側的肩膀活動，每次練習五分鐘，一日三次。
若是疾患部位為右臂，則換邊進行。

動作要點

若拉動時感到疼痛，可稍作停留，緩慢拉扯肩關節，或不要一開始大幅拉扯。

棘下肌、小圓肌

毛巾操二

改善容易誤解為手臂痛的肩痛

旋轉肌群由棘上肌、棘下肌、肩胛下肌、小圓肌四條小肌肉構成，主要的功能在於活動肩關節，對於棒壘球選手以及要大量旋轉肩膀的運動員來說，是很重要的肌群。雖然不像三角肌或斜方肌一樣是手臂上抬的主要力量來源，但在肩關節大範圍活動時，肩負著穩定肩膀的重要任務。

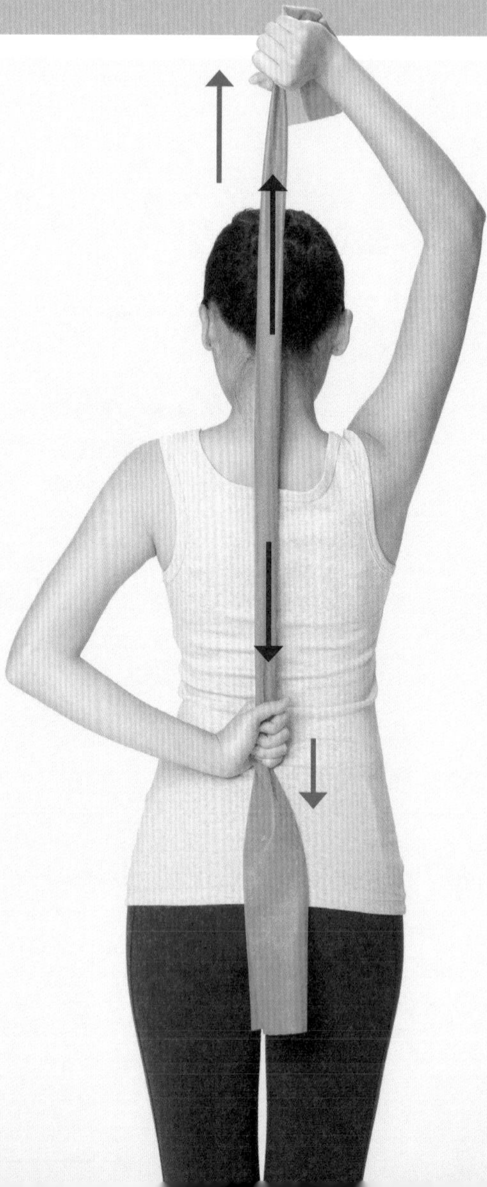

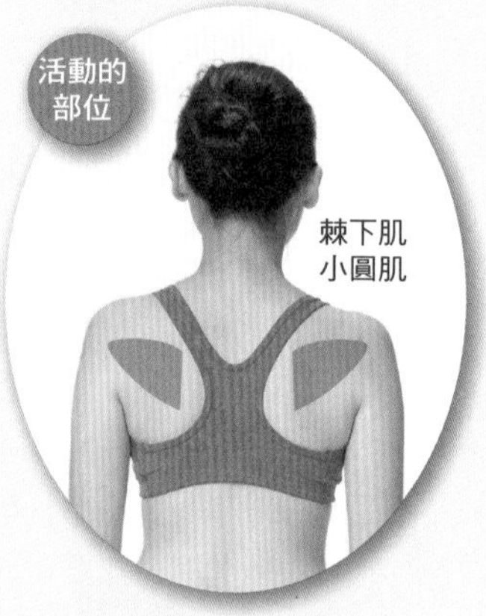

❶ 使用彈力帶或毛巾。身體站直，將疾患側的手部內旋，繞到背後（示範圖以左臂為疾患側），雙手抓住彈力帶，以健康的右臂往上牽拉，左臂則輕輕往反方向下拉。

這個動作利用健康的一側協助疾患側的肩膀活動，每次練習五分鐘，一日三次。

若是疾患側為右臂，則換邊進行。

提肩胛肌

提肩胛肌強化操

透過牽拉提肩胛肌改善肩膀僵硬

提肩胛肌是較深層的肌肉，位在靠近肩膀跟頸部連接處，可以做出提起肩胛骨（聳肩）以及頸部向同邊側彎或回頭的動作。上班族經常出現提肩胛肌僵硬疼痛、內側肩胛骨深層的痠痛，因為操作電腦時容易會不自覺聳肩，這些過度負荷與使用等累積的微小創傷，會導致提肩胛肌的肌筋膜疼痛。

止痛貼

肌筋膜症候群最好發的位置是上斜方肌、提肩胛肌，即肩頸以及後肩胛骨的「膏肓」部位，即所謂的上背痛，原因是常伸長脖子、聳著肩緊盯電腦螢幕引起。另外，用電腦時，很多人習慣讓手臂直接懸空垂下，只用手靠著桌子或電腦鍵盤打字，或是好幾個小時操控滑鼠，肩膀和手臂間的旋轉肌過度伸展因而引發肌筋膜症候群。

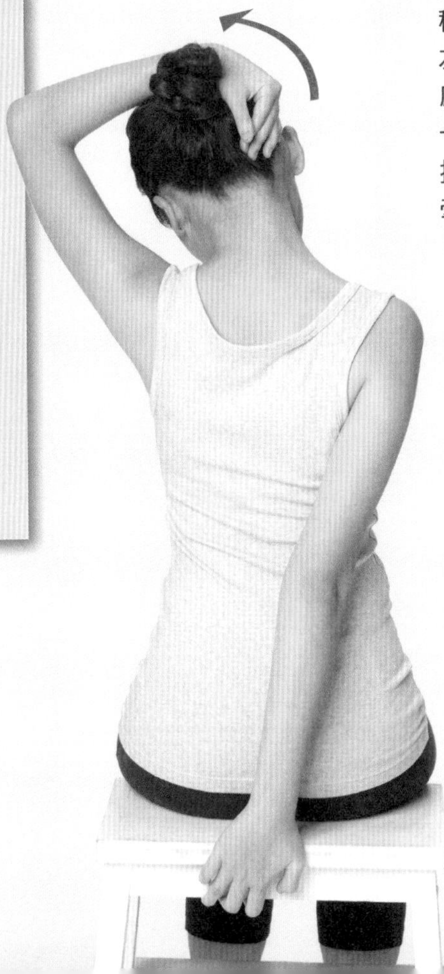

1. 若要牽拉右側提肩胛肌，請用右手握住椅子後方下緣以穩定肩關節，左手將頭部往左前方牽拉，拉到出現緊繃感，維持十秒後放鬆，重複十～二十次。
接著，反過來以相同的動作牽拉左側提肩胛肌。

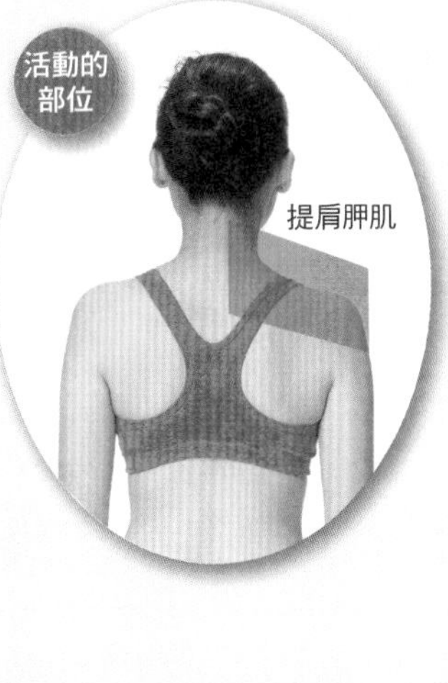

後側肩旋轉肌

肩旋轉肌強化操

讓肩關節旋轉更靈活

後肩背部疼痛的原因之一，是肩旋轉肌病變，特別是做肩臂旋轉動作時會疼痛，轉到某個角度時感覺肌肉卡住，或是關節活動範圍縮小。旋轉肌強化運動有助於預防這種問題。

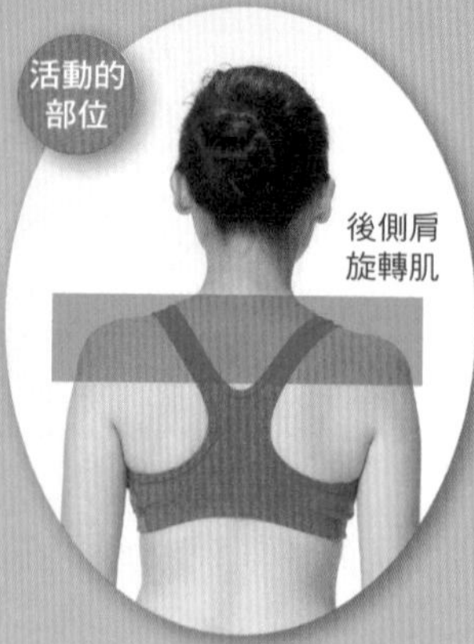

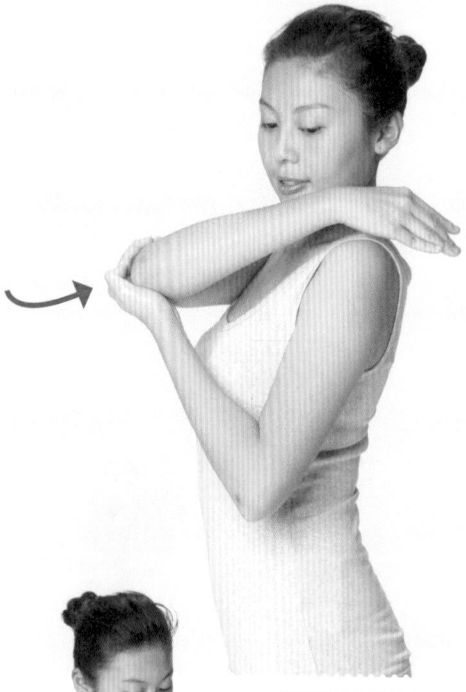

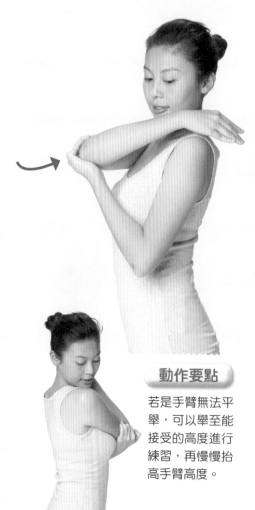

❶ 若疾患側為右肩，將右臂抬高彎至胸前，以左手扶撐住右手肘，將右手往左側肩膀牽拉，直到右肩有輕微拉緊的感覺，每次練習五分鐘，一日三次。
若是疾患側為左肩，則換邊進行相同動作。

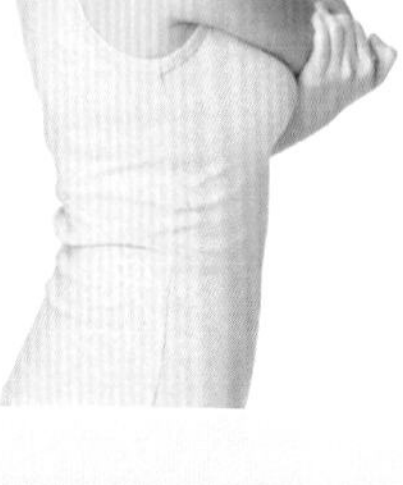

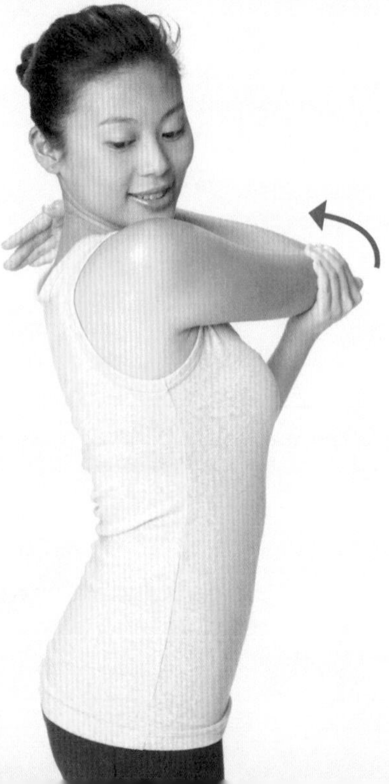

動作要點

若是手臂無法平舉，可以舉至能接受的高度進行練習，再慢慢抬高手臂高度。

復健運動 7

棘上肌

棘上肌強化操

簡易動作預防五十肩

肩旋轉肌群中最容易受傷的肌肉為棘上肌。當肩關節要做出手臂由側面上舉的「外展」動作時，棘上肌負責起始作用以及維持肩關節穩定。大動作偶爾會造成肌腱拉傷等急性疼痛，而慢性疼痛則是累積的過度勞損所造成，手臂重複抬舉造成的棘上肌肌腱炎患者，多為家庭主婦、搬家工人、扛瓦斯工人、運動員等，只要經常做將手舉到頭的動作，就容易有此問題。

止痛貼

棘上肌開始發炎時，從手臂外側到前側甚至到手腕的位置會出現轉位痛，有痠痛的感覺，時間久後就會嚴重發炎，疼痛感覺越來越強烈，肩膀一痛就不敢動，動作越來越少，關節逐漸僵硬，肌肉等軟組織的柔軟度也變差，最後讓肩膀活動的能力逐漸受限制，演變成冰凍肩。

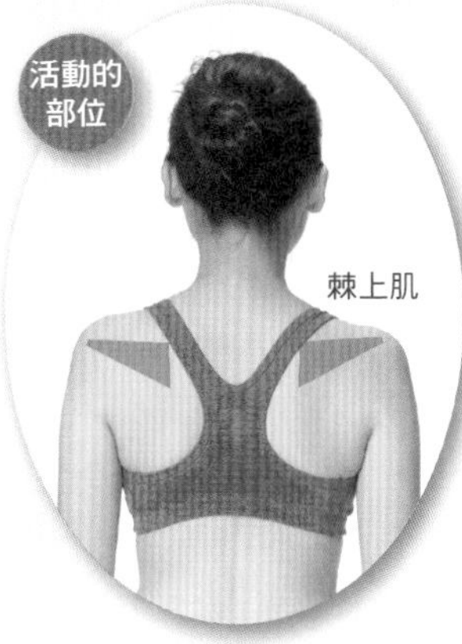

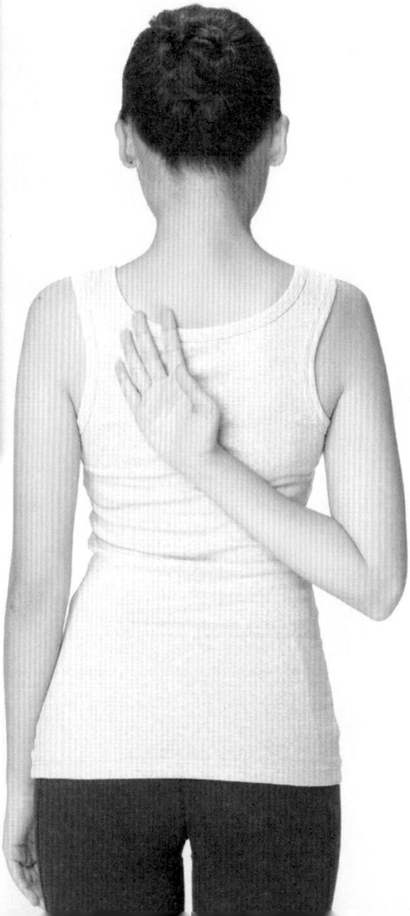

1 示範圖以右邊為疾患側。身體站直，將疾患側的手臂內旋，繞到背後，就像抓癢的動作，手背貼在肩胛位置。每次練習五分鐘，一日三次。
若是疾患側為左側，則換邊進行。

肩胛下肌

肩胛下肌強化操

外旋訓練讓讓肩關節更靈活

肩胛下肌是旋轉肌群中最大及最強的一塊肌肉，主要是負責肩部內旋的動作，也幫助外展及內收動作，且肩胛下肌肌腱還有穩定肱二頭肌肌腱的作用。一旦肩胛下肌腱破裂，其疼痛的情形往往較劇烈，還常伴隨著二頭肌肌腱的傷害。

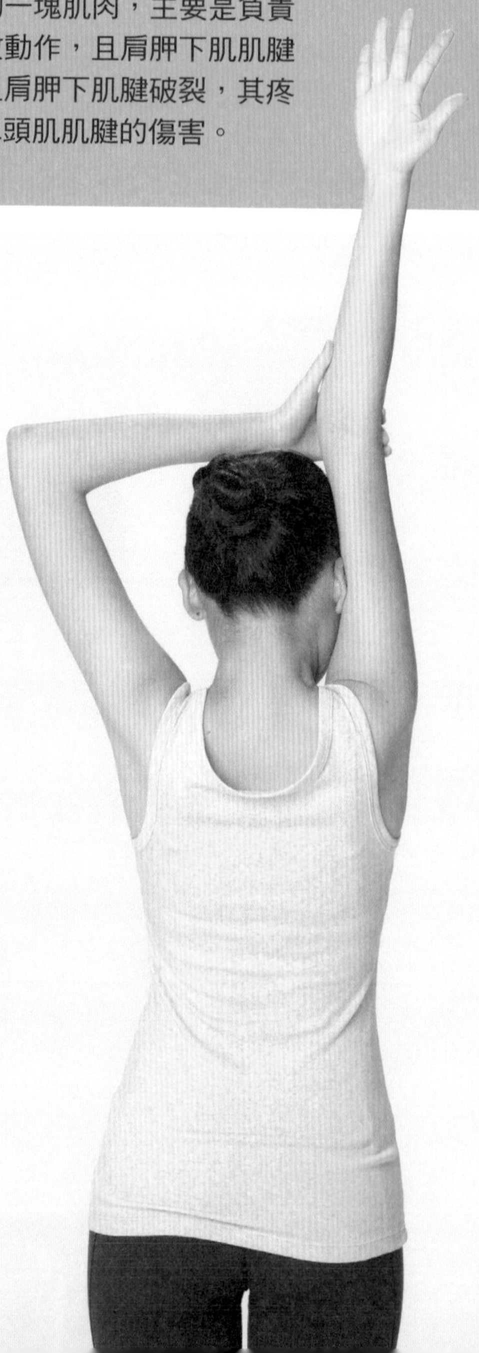

1 示範圖以右邊為疾患側。身體站直，將疾患側的手臂外旋往上舉高打直，手心向後翻轉，並以左手扶撐。每次練習五分鐘，一日三次。
若是疾患側為左側，則換邊進行。

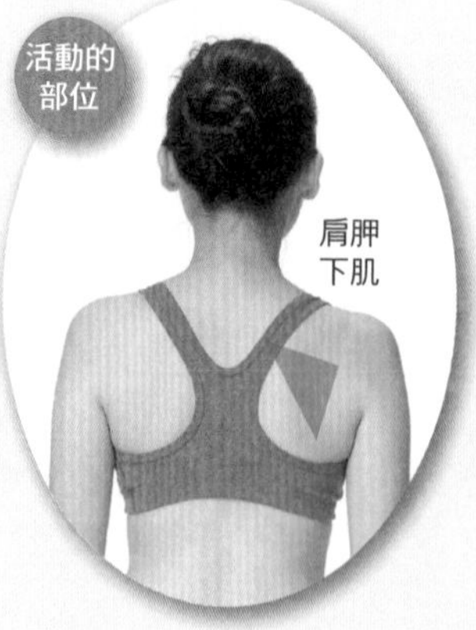

胸大肌

胸大肌強化伸展操

舒展與放鬆前胸肌肉肌腱及肩膀後背

胸大肌是胸壁前方最大塊的肌肉，往上附著於鎖骨，下方附著於胸骨及肋骨前方，與手臂動作的肌群彼此連動。透過伸展胸部上緣的肌肉，可以放鬆肌肉並增加柔軟度。

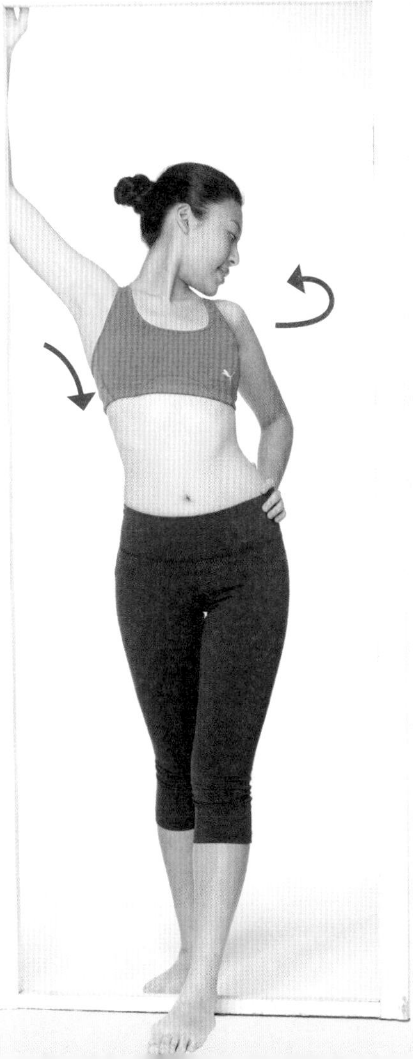

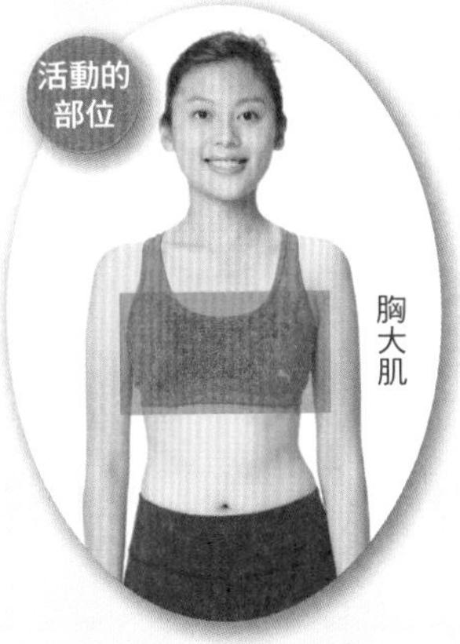

1 站立在門邊穩定的直立支撐物旁。將一手置於支撐物後，保持上臂與肩膀在同一平面。朝與牆壁相反的方向扭轉上半身，將身體慢慢向前推出，直到胸部肌肉有伸展的感覺。胸大肌同時也有將手臂內轉的功能，所以將手臂向外扭轉、一邊伸展是主要重點。

胸小肌

靠牆伸展操

預防不良姿勢造成的駝背

胸小肌位於胸前，一端連接肩胛骨，另一端附著在肋骨上。雖然不是肩頸部位的肌肉，但緊繃的胸小肌會影響後方肩胛骨，再加上圓肩（駝背）不良姿勢，讓胸小肌更易收縮僵緊，就造成了惡性循環。

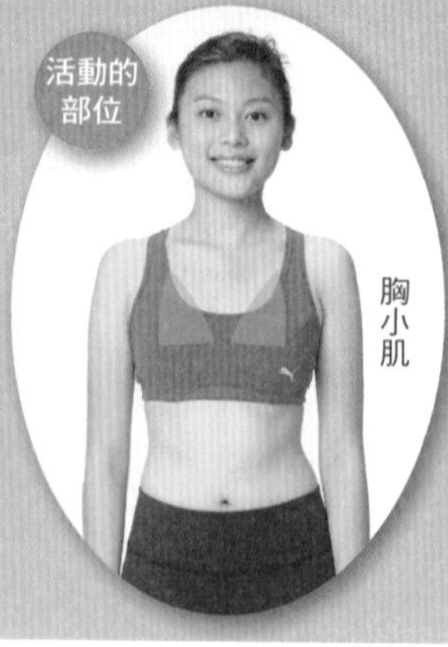

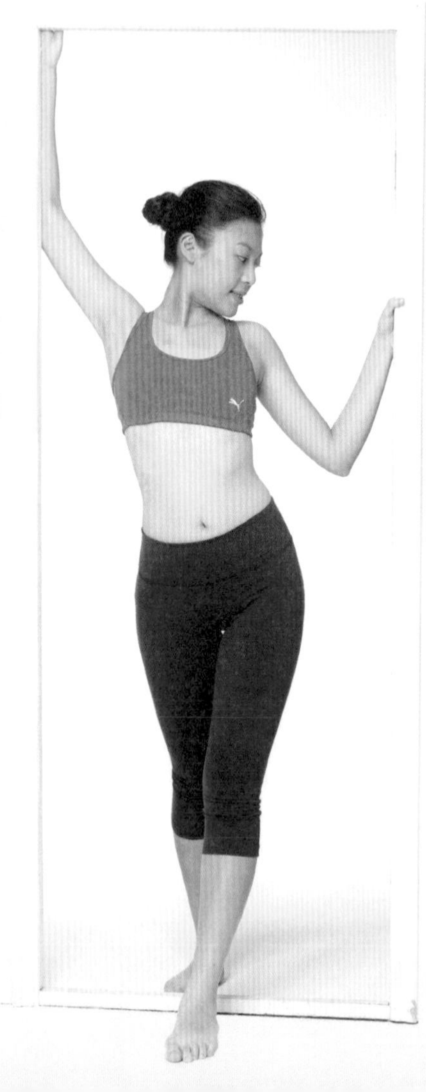

1 找一個稍比肩膀寬的門框，站立採取弓字步，手肘略高於肩膀，不聳肩，身體放鬆不旋轉。利用身體的重量，讓上半身稍稍往前傾，感受到胸口略為緊繃即可。

止痛貼

上班族與學生在工作和學習時，手臂與手總是放在身體的前方，再加上駝背的姿勢，胸肌會更加僵緊，並將肩胛骨往身體前方拉，進一步將我們的姿勢更拉向駝背。

伸展運動的種類

最常見的有靜態及動態伸展兩種：

靜態伸展：能安全有效地伸展肌肉肌腱，進行時伸展到稍感拉緊為止，維持此姿勢約十秒，然後放鬆，重複數次。適合在日常進行，舒展及放鬆肌肉肌腱。

動態伸展：也就是常見的熱身操，通常是進行較劇烈的活動前，利用特定動作以增加該運動需要的柔軟度，運動員最好進行靜態伸展後接著做動態伸展。但如果只是快走等較緩和的活動，先進行靜態伸展即可。

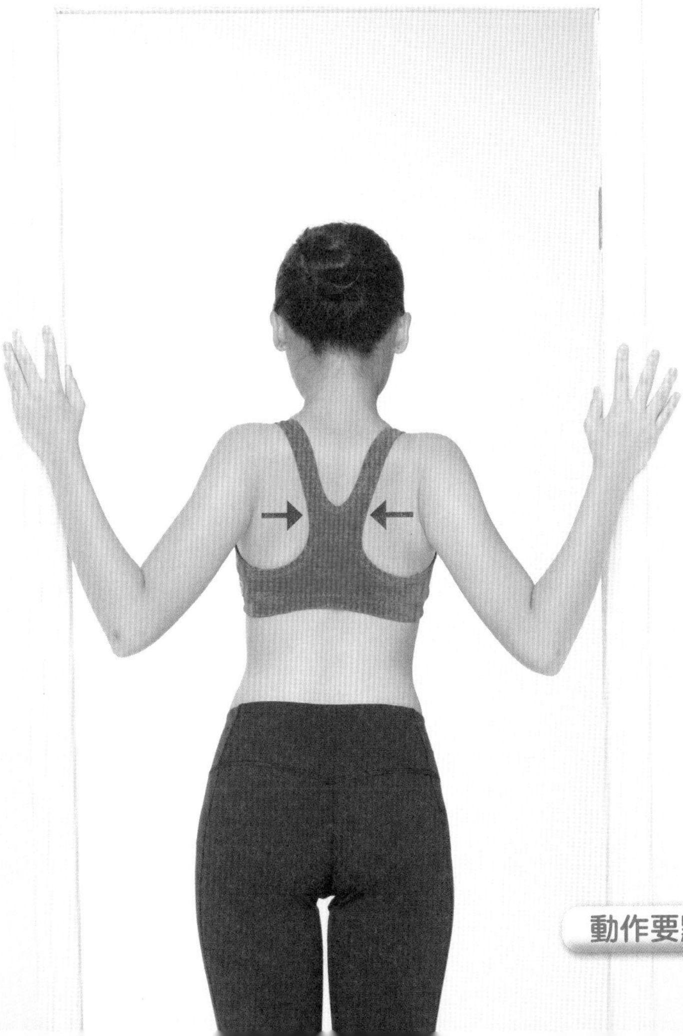

止痛貼

伸展運動不只是運動前的熱身運動，也是復健科物理儀器、藥物與徒手治療外，會讓患者在日常也能進行的復健運動，以加快復原。一般人應每日定時進行簡單的伸展動作，以減低組織受傷、勞損的機會。

1. 站立在門邊等穩定的直立支撐物旁，將兩手置於支撐物上或門框上，身體前傾，將胸大肌群伸展，配合呼吸直到覺得舒展。

動作要點 身體往前傾，擠壓肩胛。

第三章 腰痛 含臀部與髖關節

可能引起腰背痛的因素

在復健科門診中，可見到許多病患都深為腰痛（下背痛）所苦，從就診病患分析可發現，不分年齡、性別，腰痛都常名列前茅。要深究其致病原因其實非常複雜，以肌肉性、神經性和骨性等三大類異常造成的疼痛所佔比率最高。

以肌肉性來說，疼痛主要有腰部穩定肌群的肌筋膜疼痛症。這些疼痛只發生在腰部或臀部，只有患部感到痠痛（不會延伸到其他部位），也會因病患的動作而更加惡化。這類的肌肉問題常與姿勢、有無脊椎側彎、有無其他的下肢問題（例如扁平足）相關。

以神經性來說，有腰椎椎間盤突出、腰椎狹窄症等病因，從腰部到腿腳會出現疼痛、麻木、抽搐，嚴重時將造成病患行走困難。

在骨性為致痛原因時，有骨質疏鬆症、壓迫性骨折等；關節疼痛則可能是腰椎退化性關節炎、小面關節性腰痛、腰椎椎間盤突出所引起。

除上述因素之外，腰背痛和髖關節、薦骼關節、腸薦關節及內科疾病引起的疼痛，也存在著某種程度的關聯，其中內科疾病的種類最多，例如腎臟疾病（腎結石、腎盂腎炎等）、消化器官疾病（胃潰瘍、十二指腸潰瘍、胰臟炎、膽囊炎等）、泌尿器官疾病（尿道結石、前列腺炎、慢性骨盆腔疼痛症等）、婦科疾病（子宮內膜異常增生、生理痛等）都屬此類疼痛。

雖然內科疾病引發的疼痛原則上並不會因病患的動作惡化，但有時會有噁心、嘔吐和發燒（腎盂腎炎等）、排尿困難（腎結石、腎盂腎炎、前列腺炎等）、不正常出血（婦科疾病）等疼痛以外的病徵。

有關慢性下背痛的事實

1）45歲以下美國人最常見失能原因。3-4%暫時失能，1%完全永久殘疾。
2）第二常見的就醫疾病（台灣為第三常見，僅次於急性上呼吸道感染、牙齒疾患）。
3）第三常見開刀原因。
4）第五常見住院原因。
5）臨床症狀與放射學變化間相關性很小或不存在。
6）改善跡象：症狀集中化。

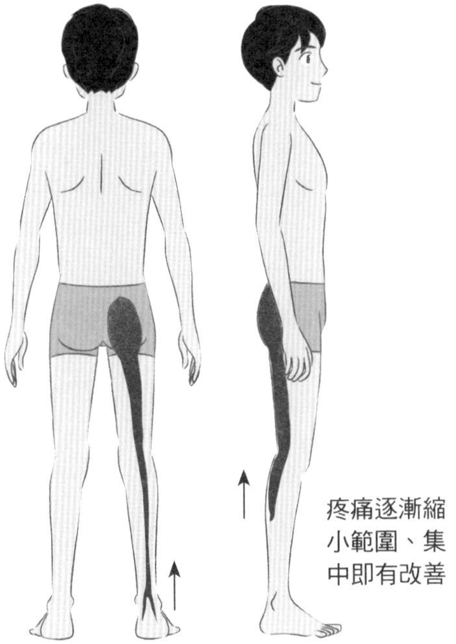

另外引用二〇〇二年《美國內科學期刊》對於下背痛的鑑別診斷表中，各種疾患造成疼痛的比例如下表。

對於小於五十歲、無內科症狀或全身性疾病的患者，可以直接進行治療而不需影像檢查；對大於五十歲或有全身性疾病的患者，常規X光檢查與簡單實驗室檢查，幾乎可以完全排除潛在的其他病因。考慮手術與病因不明的患者，才需要進階的影像檢查。

腰背痛自我檢測方法

腰背部的穩定度由骨骼（脊椎、肋骨）、軟骨（椎間盤、骨膜）、肌肉、肌腱和韌帶等共同維持，同時提供對上面軀體的支撐度和對下肢的穩定平衡度。當腰背出現病變時，將會透過動力鍊連鎖性地擴散病變。

造成下背痛的內科疾患比例

結構力學（肌肉、神經、骨骼）疾患佔97%	非結構力學疾患佔1%	血管性疾患佔2%
1.腰椎扭拉傷70% 2.椎間盤與小面關節退化10% 3.椎間盤突出5% 4.椎管狹窄症4% 5.骨鬆性壓迫性骨折4% 6.腰椎滑脫3% 7.外傷性骨折<1% 8.先天性疾患（如駝背側彎）<1%	1.腫瘤0.7% 2.感染0.01%（多發性骨髓瘤、轉移性腫瘤、淋巴瘤白血病、脊椎腫瘤等） 3.發炎性關節炎（HLA-B27相關）0.3%（骨髓炎、敗血性椎間盤炎、脊側膿瘍、帶狀疱疹等）	1.骨盆腔相關：前列腺炎、子宮內膜異位症、慢性骨盆腔炎 2.腎臟相關：腎結石、腎盂腎炎、腎周炎 3.胃腸相關：胰臟炎、膽囊炎、穿孔性消化性潰瘍 4.動脈瘤

腰背痛極為複雜，容易慢性化，尤其肌肉很容易受到影響。除了同側因傷病造成疼痛外，對側的肌肉也容易因支撐與穩定不對稱而造成疼痛（就像是汽車一邊輪胎沒氣後，另一邊的輪胎也容易磨損，車子行進方向容易偏掉）。因此正確治療肌肉疼痛與其造成的不平衡，對腰背痛的減輕才有幫助。

進行自我調整前可先確認下列幾點：

(1)腿腳部有無麻木、刺痛、腫脹現象。

(2)腿腳部可否正常使力。

(3)走路步行有沒有出現異常障礙，例如偏斜、走一走需要休息、走久了會軟腳等。

(4)腰背痛發作時，有沒有排尿、排便異常（如來不及上或便秘）等現象。

(5)合併有大腳趾無力上翹，或肛門附近感覺異常（如麻木癢刺等）。

若發生上述五種症狀時，代表很有可能不只是肌肉疼痛的問題，建議要先尋求專科醫師的診斷與治療。

若確認沒有上述症狀之後，可以開始嘗試找出是哪一條肌肉發生問題。（如150頁圖）與腰背部活動相關的肌肉動作，有往前鞠躬（屈曲）、往後仰（伸展）、左右側彎和左右旋轉等六個方向的動作，而髖關節則可進

造成下背痛的常見6不

1）姿勢不良
2）動力鍊不當
3）失能不動
4）肌耐力不足
5）使用不停
6）修復不夠

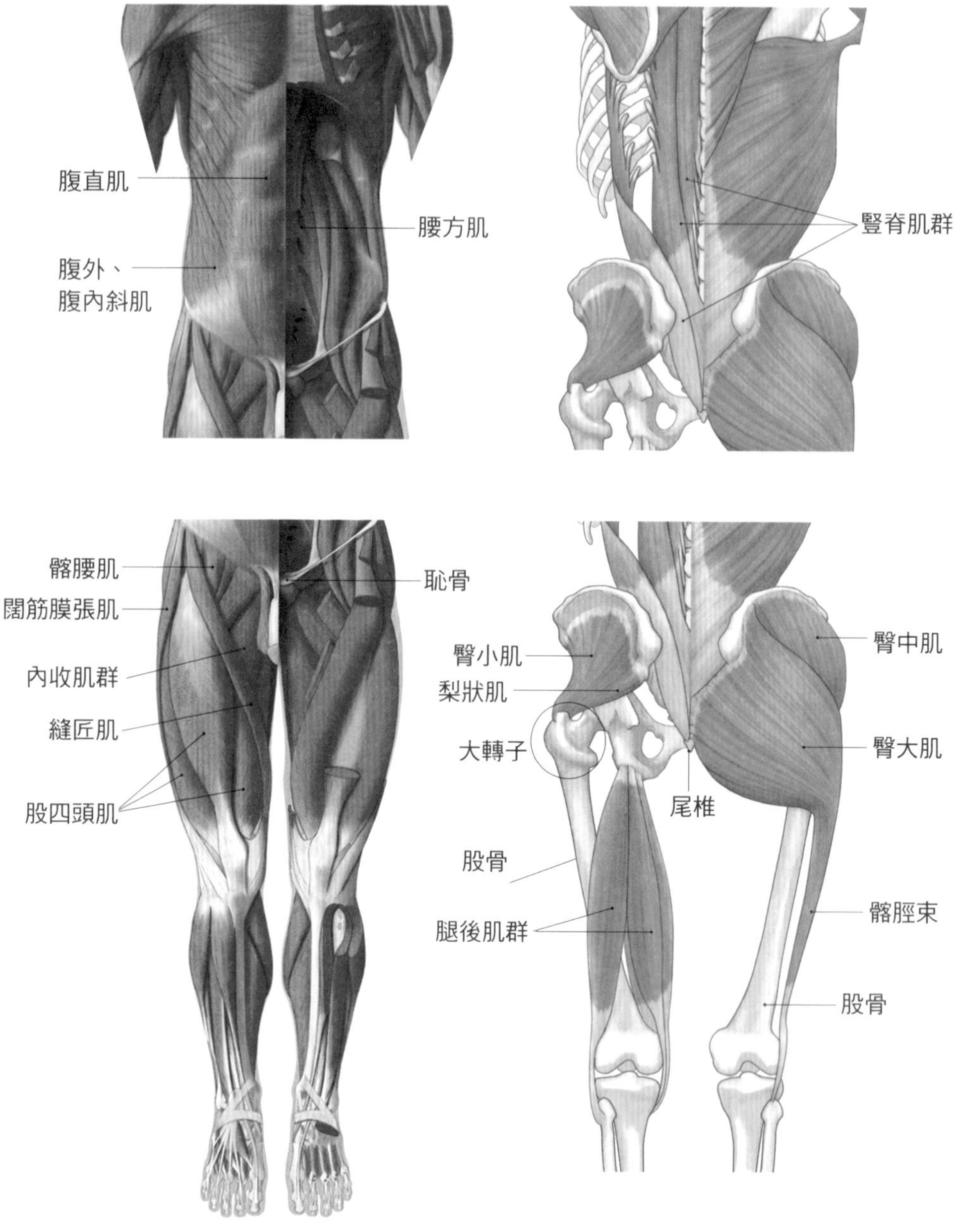
腹直肌
腰方肌
腹外、
腹內斜肌
豎脊肌群
髂腰肌
恥骨
闊筋膜張肌
內收肌群
縫匠肌
股四頭肌
臀小肌
臀中肌
梨狀肌
大轉子
臀大肌
尾椎
股骨
髂脛束
腿後肌群
股骨

與腰部疼痛有關的肌肉

行屈曲、伸展、內收、外展、內旋和外旋等六個方向的動作。由於每項運動相關聯的肌肉都不同，因此請務必參考圖解，仔細檢查做哪個動作會出現疼痛，也可以試著自我推拿有問題的肌肉。

此外，腰部也常因神經病變引發疼痛，例如腰椎椎間盤突出症和椎管狹窄症等病症，若腿部出現麻木以及肌力低落的現象，請務必前往醫院接受診療。

慢性下背痛治療指引（參考資料：2017美國醫師協會）

疼痛性質	非藥物治療效果	藥物治療效果
急性／亞急性下背痛	非淺層熱療（中度證據） 按摩針灸脊椎徒手治療（低度證據）	非固醇類抗炎劑+肌肉鬆弛劑（中度證據）
慢性下背痛	運動、多專業復健、針刺、正念減壓（中度證據） 太極、瑜珈、運動控制運動、放鬆、生物回饋、雷射、操控治療、認知行為治療、脊椎徒手治療（低度證據）	非藥物性治療不足時方可使用 第一線：非固醇類抗炎藥（中度證據） 第二線：抗憂鬱劑 第三線：鴉片類藥物

閃腰

與落枕齊名的請假原因

容易發生在：「從地上搬起重物時，突然閃到腰就痛得要命，無法動彈。」「累了一天躺在床上要睡覺時，一翻身背部肌肉就緊繃抽筋，痛到不能動。」閃腰幾乎是每個人都曾發生的臀部與下背疼痛，有時甚至背部肌肉痙攣，一活動就會疼痛，只有休息或躺下才會好些。

閃腰的相關損傷與成因

閃到腰的常見相關疾患為：背部肌肉韌帶急性扭挫傷、椎間盤的微小撕裂傷、小面關節扭傷、脊椎滑脫、椎弓斷裂解離、壓迫性骨折、薦髂關節錯位等。不僅合併的症狀各異，治療方式也不同。

肌肉韌帶急性扭挫傷：急性腰部扭傷通常是背部肌肉的保護性痙攣，避免腰部的深層組織受到進一步的傷害。因此要解開緊繃的肌肉必須使用迂迴的方式，如同解開纏繞捲曲的橡皮筋一般，不能直接硬拉或推按。急性期須充分休息，穿戴適當的護腰，使用抗炎藥物控制疼痛，再加上熱敷、電療等物理治療。

椎間盤突出、坐骨神經痛：椎間盤連接兩節脊椎，有吸收震盪的功能。如果超過負荷或過度使用時可能在周邊的纖維層產生微小撕裂，刺激附近脊椎神經，引發急性背痛。若在腰椎有放射狀麻痛到下肢，長期肌肉無力萎縮，應積極找專科醫師檢查治療。

小面關節扭傷：也會造成單側的背痛，特色是伸展同時扭轉背部會引發症狀，而較少

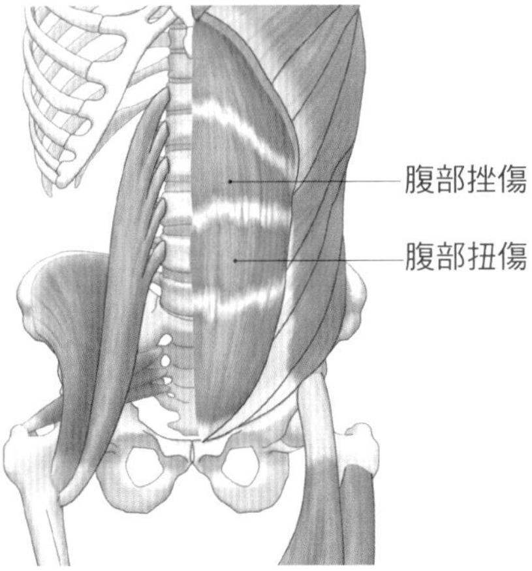

閃腰的可能損傷

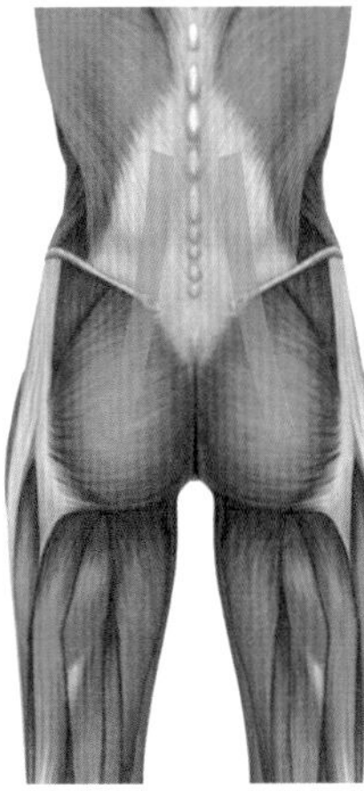

閃腰的發作位置

有神經痛感覺傳動至腿腳部。

脊椎滑脫、椎弓斷裂解離、壓迫性骨折：脊椎後側結構最脆弱點在椎弓狹部，一些慢性累積性微小傷害可造成狹部受傷引起急性疼痛，時間久沒有發現或再次受傷則逐漸斷裂，即所謂「椎弓解離」，可能引起慢性下背痛。較嚴重者，長期後側支撐力不足，椎體可能向前滑脫移位，稱為「脊椎滑脫」，可能壓迫脊髓而引發坐骨神經痛、間歇性跛行等。壓迫性骨折通常由打噴嚏或跌坐等外傷引起，對高齡長者而言，此類跌倒常為引發後續劇烈背痛的原因，需要注意。

薦髂關節錯位：太大、太頻繁的旋轉與側彎，容易引起薦髂關節相對位置不對稱，壓力累積久了也會造成閃腰等現象。

診斷治療方式與注意事項

面對閃腰的情形，病史詢問與理學檢查很重要，如果與跌倒相關，則須強烈懷疑有壓迫性骨折，另外也須注意椎間盤突出，X光檢查可排除骨性原因如滑脫等，核磁共振可以確定是否為椎間盤突出症。要注意的徵兆有：大小便失禁、下肢肌肉無力或萎縮、晚上會痛到醒過來、嚴重持續的疼痛，有這些徵兆合併產生都不是單純「閃到腰」而已，需要專科醫師的診斷治療。

腰椎神經根病變

腰子還是腰子筋發炎？

好發族群：有超過百分之八十的民眾，一生中都會遇到一次以上的下背痛。美國的醫學統計甚至顯示。它是僅次於感冒的第二常見疾患。

腰椎神經根病變是指因腰椎骨或椎間盤的退化性病變，引起附近組織或骨質增生，從而壓迫脊髓或神經根，造成痠、痛、麻、肌肉萎縮或抽搐等神經學症狀的疾患，一般常見症狀是各類型的下背痛。由於開始都是腰椎旁邊負責穩定的肌肉群（台語俗稱「腰內肌」或「腰子筋」）開始僵硬痠痛，因此，一般觀念也認為是腰子筋「發炎」。

腰椎神經根病變的症狀與成因

一般腰椎退化症大多是以偶爾出現的腰部痠痛開始，然後便常有「閃到腰」的感覺，就是腰部在負重或勞累後不久突然會繃緊疼痛無法活動，隨著疾病的加劇，在負重或長時期站立後，由於腰椎退化無法提供足夠的支持力，使得腰部附近的脊旁肌和腰方肌等抗重力穩定肌肉群過度使用，就會有「剛躺下便感覺腰痠痛到快斷掉」或是「腰痠到要用手撐著才行」等等的現象。

如果有痠麻疼痛感會傳到腿部甚至腳掌，在彎腰或久站久坐後更形嚴重，此為腰椎神經根病變的典型特徵。若是腰部轉動彎曲到一定的姿勢才會突然疼痛，而其他姿勢都不太有疼痛的感覺，則是腰椎小面關節疾患的特徵。

各節腰椎神經根病變的臨床特徵

脊腰	疼痛位置及走向	感覺缺失	無力	肌腱反射
第三腰椎	背、臀、腿	臀腿麻	膝蓋	膝關節
第四腰椎	背、臀、腿、膝、腳	小腿麻	踝背屈	無
第五腰椎	背、臀、腿、膝、腳、足趾	足背與第一趾間麻	伸趾長肌	踝關節
第一薦椎	背、臀、腿、膝、腳、足跟、足趾	足外側麻	腓腸肌、比目魚肌	無

腰椎是由脊椎骨、骨間的椎間盤和附近的韌帶（前縱韌帶、後縱韌帶、黃韌帶、棘間韌帶和棘上韌帶）等構造所組成，而前後各有不同的脊動脈提供附近的血液供應。脊椎神經根從脊椎孔後方延伸出來，掌管身體各部位的感覺和運動功能。當腰椎或椎間軟骨組織退化，形成附近組織增生或骨質增生，而引起腰椎管或椎間孔變形、狹窄，壓迫相

關的脊髓或神經根，就會造成腰椎退化症。

診斷治療方式與注意事項

對此症診斷與定位有賴精細的身體理學檢查，以及腰部正面及側面的X光檢查，找出退化病變的位置。另外，核磁共振檢查可幫助找出突出的椎間盤部位，電學診斷則可決定神經壓迫的位置與程度，以及預測恢復的情形。如果是開過刀的患者，只有電學診斷能夠再次定位到底是「舊傷復發」還是「新傷作怪」。

治療時可使用熱敷、腰椎牽引、短波、干擾波、經皮電刺激等物理治療儀器，並活用適當的護腰、坐墊、背墊、抱枕與肌內效貼布。常用藥物有非類固醇類抗炎劑、肌肉鬆弛劑、神經保護劑、抗癲癇劑等，另外可作激痛點注射，對受傷壓迫的神經可施予神經增生療法，疼痛處可考慮使用神經阻斷術。若是出現持續的疼痛、腿部肌肉萎縮、大小便失禁等神經學症狀，經內科治療方法無效者，建議進行手術治療。

除了上述治療方式，多做核心肌群的伸展及強化運動（第172－178頁），也有助改善。更重要的是，在日常注意行走坐臥的正確方式，並養成活動的習慣，才能避免下背痛：

(1)坐姿保持挺直，不可彎腰駝背。
(2)每坐一小時，就要起身活動一下。
(3)睡眠充足，讓脊椎獲得充分休息。
(4)養成規律活動習慣，有助於強化背部肌肉支撐力。

脊椎在前傾十五度時壓力最大，後傾十五度時是壓力最小的，所以使用適當的座椅也可以有效減輕背痛。另外，減重也是有效減少背痛的好方法。

持續疼痛，或出現不耐久坐、久站和走不遠的現象，即應就醫。未正確診斷出神經根病變，久了可能會變成脊髓病變。有些脊椎腫瘤或是內科疾病如多發性骨髓瘤等，剛開始的疼痛表現會類似腰椎神經根病變。如果發現有夜間疼痛感較劇烈，或者是休息時會更為疼痛，都需要特別注意。如果合併有高血壓的下背痛，則須考慮是否為主動脈剝離等急症，需要專科醫師的細心診治。

腰椎狹窄症

越走越累越無力

好發族群：年長者。

特徵：走路時會有身體前傾、膝蓋微彎的特殊姿勢。

腰椎狹窄症可能是先天或後天的結果，臨床上的特徵是在行走時腳的疼痛與無力，經常伴隨源自腰背神經根的下肢疼痛。如果是神經原因引起的，稱為神經性跛行。

腰椎狹窄症的症狀與成因

此症病患會抱怨走路、站立或仰躺時小腿肚與腳感到疲勞且疼痛，我們稱之為「間歇性跛行」。這些症狀在脊椎彎曲或坐下時就會消失，而挺起腰背會加重症狀。受影響的神經根分佈部位會有疼痛、麻刺和感覺異常等現象。因為如此，病患一般走路時常有特殊的姿勢：就是身體往前傾，加上走路時膝蓋微彎，來減少間歇性跛行的症狀。由於此類走路不穩，容易造成對其上和其下的部位影響，如肩頸與肩胛骨間的疼痛，還有膝蓋疼痛都很常見。有時壓迫嚴重會造成大小便功能失常（如失禁或便秘），有這類情形須緊急就醫。

此症的成因是一個以上的神經根從脊椎孔出來時受到壓迫，臨床常見原因有椎間盤突出、小面關節疾患，以及脊椎間韌帶變厚，堆積卡壓神經根所致。

診斷治療方式與注意事項

透過身體理學檢查、肌電圖檢查、電腦斷層、核磁共振等可查出病因，並有助於排除其他疾病的可能性。常用的物理治療包括了深層按摩、干擾波、熱療或短波，有時腰椎牽引有助病情。藥物方面可使用非類固醇類抗炎藥、肌肉鬆弛劑、神經修復劑、抗癲癇藥物等，若合併有睡眠問題可使用三環抗鬱劑。另外，本症也可使用神經增生療法。

此類患者多半年紀較大，加上常合併其他內科疾病如糖尿病等，因此對於疼痛麻木無力的感知與症狀的定位，通常較模糊不清且沒有早期警覺心。許多人將間歇性跛行誤認為年紀大了而體力衰退沒元氣，將腿腳疼痛當成關節退化，甚至認為大小便失禁或便秘是老年人本來就有的問題，而忽略腰椎狹窄症的可能性，因此，定期追蹤與細心病史的詢問是必要的。

骶髂關節疼痛

彎腰就發生的腰眼痛

特徵：一翻身側躺就痛，影響睡眠；患者會習慣用不痛那側的腿作為站立時的支撐。

骶髂關節（腰眼凹窩處）疼痛通常是搬重物時姿勢不當，扭拉傷此關節與附近的支持韌帶、軟組織所引起。另外，許多內科疾病也會引起此處的發炎反應，例如僵直性脊椎炎（第274頁）、風濕性關節炎、創傷後關節炎等。有些脊椎手術會取此處附近的骨頭作為補骨，也會造成類似症狀。

除了骶髂關節問題，其他常見幾個引起臀部周邊疼痛的疾病，可參考下頁表。

骶髂關節痛的症狀與成因

在腰眼凹窩處會有疼痛感，有時會傳動到臀部、背部或腿，通常不會低於膝蓋。活動（特別是轉動身體）時會引發症狀，經過休息與熱敷可改善。本症最大特徵是會影響睡眠，通常是仰躺入睡後，一翻身側躺時就牽拉到骶髂關節，引起疼痛無法繼續入睡，腰眼常可以壓到疼痛點。

另外，患者會自然用不痛那側的腿作為站立的支撐，有時因此發生背部肌肉抽筋，以及腰部活動度受限等現象，而患者坐下後因為減少骶髂關節的壓力，所以疼痛會改善很多。如果久痛沒有治療好的患者，可能因為長期疼痛造成單側的站立姿勢，有時會引起單側髖關節退化或缺血性壞死。

診斷治療方式與注意事項

可經由詳細的病史詢問與身體理學檢查來確認病情，X光檢查可看到骶髂關節因反覆發炎而密度變高、關節空隙變窄，超音波可幫助找到發炎點並且判斷有無積水須抽吸。核磁共振與電腦斷層可協助排除其他疾病（例如僵直性脊椎炎等）的可能性。

在治療方面，平常可使用支撐墊與坐板來協助減輕骶髂關節的壓力，還可使用短波、干擾波、遠紅外線、雷射等儀器治療，藥物治療則採用非類固醇類抗炎藥，以及局部注射類固醇、增生治療等方式。治療期間配合

七種常見臀部疼痛比較

病症名稱	成因	症狀	特點	治療與備註
骶髂關節炎	關節的發炎	活動時關節痛	關節痛	軟骨修復為主
髂腰韌帶症	韌帶的扭拉傷	側身轉身時牽拉疼痛	韌帶疼痛	增生治療
臀皮神經症	神經的套束	壓迫疼痛	神經性疼痛 麻刺感等異常感覺	糖尿病患者可能症狀更嚴重 神經增生療法
梨狀肌症候群	梨狀肌壓擠坐骨神經	臀部活動時疼痛	臀部痛到腿腳類似神經根痛	激痛點注射 神經修復治療
尾骨疼痛症	尾骨韌帶複合體發炎	坐下時肛門尾巴疼痛	尾巴尖端疼痛	常與痔瘡混淆
坐骨臀部滑囊炎	坐骨滑囊發炎	單側臀部坐下時疼痛	壓迫性疼痛 側躺無症狀	局部注射抗炎藥可治癒
彈響髖	外：闊筋膜張肌摩擦 內：髂腰肌摩擦	疼痛合併有喀啦聲音	內外都可能造成肌腱滑動時摩擦 側躺加重症狀	要注意髖關節唇病變
骶髂腰臀四聯症	骶髂關節炎 髂腰韌帶不穩定 臀皮神經卡壓 臀中肌肌痛症	上述部位同時疼痛	關節、韌帶、神經、肌肉連動	經常合併發生

骨盆腔穩定肌的肌耐力與強化訓練運動（第172—177頁），對病症更有助益。

尾骨疼痛症候群

尾椎痛到坐不住

特徵：正坐最難過，患者會常常只用一邊的臀部坐，避免碰觸引發疼痛。

尾骨疼痛症候群是指一種臀部中心處與尾骨的疼痛，常由於外力撞擊所引起，疼痛通常侷限於尾骨附近，有時疼痛感會傳動到附近的坐骨或會陰部等。

尾骨疼痛症候群的症狀與成因

患者的屁股尾部會有疼痛不適感，而且在坐下姿勢不對或更換姿勢（例如從坐著變站起來）時更會刺痛不已。正坐的方式常會引起劇烈不適及疼痛，有時會有直腸肛門附近的感覺異常，故在日常生活中，常可見到罹患此症的患者只用一邊的臀部坐，並常常坐立不安、更換坐姿。

通常由於外力的撞擊，像是不小心跌倒時以屁股尾骶部位著地，或長時間以尾骶部靠著硬物的坐姿，或者是女性自然分娩時過度擠壓拉扯所造成尾骨附近的韌帶發炎，有時則為骨折或脫位，偶爾為骶尾骨的關節炎。尾骨疼痛症候群較嚴重者有時會造成上端的硬脊膜的牽拉，此症以女性較常見。

診斷治療方式與注意事項

可透過身體理學檢查，X光片檢查、核磁共振來幫助找出尾骨的受傷部位以及病因，遠紅外線、低能量雷射等物理治療可減輕發炎疼痛反應。藥物方面，口服抗炎止痛藥效

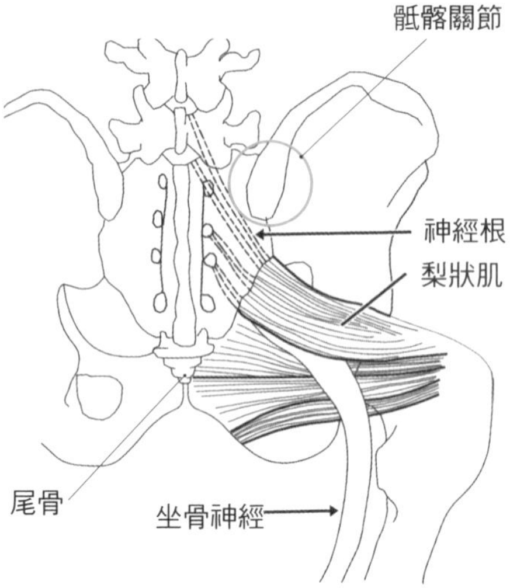

果較不好，因為尾骨附近多為韌帶組織，血流經過較少，通常建議使用塞劑可緩解局部的發炎反應。另外，可考慮局部低劑量的類固醇注射療法，若尾骨有不穩定脫位等可考慮增生治療等。

平常可使用氣圈、坐墊等輔具，避免尾骨碰觸到而引發疼痛。還要盡量減少正坐或者會使尾骨直接碰靠堅硬座位的姿勢，常做尾骶部支持肌肉群的伸展運動，像是腰橋運動（第174頁）、轉體運動（第176—177頁）及臀部肌肉伸展（第182—183頁），也會有幫助。

有些病患不容易找到真正疼痛位置，而是以屁股部位的疼痛合併便秘等情形來表現，我就收治過一位便秘七個月，從宜蘭跑到嘉義求診的患者。其他疾病如大腸直腸癌、轉移至尾骨的腫瘤或痔瘡等，也會以類似尾骶骨疼痛的情形表現。反覆發作的患者，須注意是否為神經束膜囊腫（塔洛夫囊腫），雖然此症目前病因仍不清楚，有些學者認為可能是先天的或反覆受傷之後形成，但是由核磁共振可以確定診斷。若直徑大於一．五公分、有神經學症狀如大小便功能受影響或持續麻痛，經藥物或物理治療不見改善、囊腫逐漸變大，則建議手術摘除治療。

梨狀肌症候群

深藏在屁股裡的疼痛

好發族群：女性、經常久坐的上班族。

英文裡 duble devil 或 pain in the ass，原意就是深藏在屁股內的疼痛，表示相當難以治療，引喻為燙手山芋的意思。其實梨狀肌症候群也是如此，它是臀部內深層的疼痛，有時合併腰痛發生，有時則會有傳動放射至腿部的麻痛感，在臀部坐姿或站立姿勢不對時也會發作。

梨狀肌症候群的症狀與成因

患者常發生臀部疼痛的現象，在起床或坐下等活動臀部肌肉時，會牽動肌肉造成坐骨神經壓痛產生痠麻疼痛感，有時臀部疼痛會向下肢放射，嚴重者甚至不能行走或跛行，或者是在咳嗽打噴嚏等腹壓增加的情形下，臀部的疼痛感會加重，有放射性疼痛的產生傳到下肢甚至腳掌。

此症一般常見於女性，因為女性骨盆較為橫寬，加上經常做大腿內轉或翹腳的動作，使得梨狀肌常較為緊繃。另外，經常久坐的上班族也是好發族群之一。經常扭拉臀部的運動（例如玩呼拉圈、扭扭舞或打羽球深跨步等）也容易誘發此症。

一般成因和先前的急性腰部扭傷有直接關係。梨狀肌的主要功用是將大腿骨在髖關節處外轉，當股骨內轉時，此肌肉會緊繃其肌腱與肌肉，導致坐骨神經的壓迫，如果持續壓迫就會造成神經壓陷的症狀。此症通常來自臀部或薦骨附近直接的受傷，過度的使用（像是長時間彎腰，及前傾的腰部姿勢合併大腿夾緊內轉時），或者長時間臀部肌肉群處於緊繃包緊的狀態下（例如穿緊身牛仔褲合併大腿夾緊內轉）也容易造成此症的發生。先前有腰椎椎間盤突出或糖尿病透析的患者，臀部的坐骨神經也比較容易因此類壓力而受損。

診斷治療方式與注意事項

從理學檢查，可以發現臀部有索狀隆起的緊束帶，局部會有激痛點。在直腿抬高的測試中，低於六十度會有臀部及下肢的劇烈疼痛，當超過六十度時，疼痛即減輕。另外，在梨狀肌緊繃測試中，若將患側下肢內旋會誘發臀部及下肢的疼痛感，即可確定。

在治療方面，可運用干擾波、銀椎電刺激器、經皮電刺激等物理治療儀器。藥物治療可使用非類固醇類抗發炎藥，配合適當的肌肉鬆弛劑以及神經保護劑等幫助症狀改善，激痛點注射與乾針治療緊繃的梨狀肌，常有立竿見影的效果。我的治療經驗當中，合併考量動力鍊的觀念，對同側下肢與對側腰背與上肢，同一條動力鍊上的遠端激痛點同時作乾針治療效果更能持久。

平常可使用氣圈、矽膠軟墊等輔具，盡量臥床休息或減少活動，緩解局部炎症水腫，並注重下肢及臀部的保暖，避免過度使用及受風寒，造成梨狀肌的過度收縮，另外，將患側大腿稍往外轉（如外八字的步態）會有助同側梨狀肌的放鬆。治療的過程中可配合提臀牽拉操膝胸運動（第172—173頁）、強化臀部肌肉與髖關節穩定肌群的腰橋運動（第174頁）以及最近流行的深蹲操（第249頁）等復健運動。深蹲操可稍作更動，下蹲時腿為外展似外八字樣蹲下，有助梨狀肌放鬆。

梨狀肌症候群的患者並不適合接受傳統的腰部牽引或者局部的推拿按摩，這往往會使臀部疼痛感沒改善或更形嚴重。另外，因為此症的患處較深，一般的局部注射止痛劑往往無效，用多了反而會造成局部纖維化，因此建議使用局部注射神經阻斷、激痛點注射、乾針刺激、水刀切割法等。而且須考慮局部與全身性的動力鍊觀念，對同一動力鍊上的幾個激痛點同時治療，效果才會更好更持久。有些疾患如下腹腔內的腫瘤，或者是直腸肛門、婦科等疾病也會以臀部疼痛來表現，需要專科醫師的鑑別診斷。

恥骨聯合疼痛症

前陰下身的痛苦

好發族群：二十—五十歲的女性、骨盆受傷者、泌尿道反覆感染發炎病患。

特徵：走路會呈搖擺狀以避免觸發疼痛。

恥骨聯合疼痛症是指一連串前陰部（台語稱為「下身」）疼痛的症狀，包括恥骨聯合關節附近的局部性壓痛、傳動到內側大腿的疼痛、以及走路時有搖擺式步態等。

恥骨聯合疼痛症的症狀與成因

恥骨聯合關節屬於不動纖維性關節，骨與骨之間由纖維組織構成，且缺乏關節腔，以致任何動作均受到限制。由於此處的纖維彈性軟骨同時也提供了恥骨間連結與緩衝的功用，因此要比一般關節面的軟骨來得薄，加上並沒有血管供應營養，因此在受傷（如車禍時安全帶過度的拉扯、骨盆骨折等）、感染症（如反覆的膀胱炎、前列腺炎等）時，就更易產生發炎反應。當骨盆遭受撞擊與牽拉方式的傷害力量時，恥骨聯合關節也是最容易發生傷害的部位。

患者常見有前陰部疼痛的現象，特別是在男性陰莖根部或者在膀胱下側會有痠痛感，在下床或坐下等移動到恥骨聯合動作時，會牽動產生痠麻疼痛感，嚴重患者走路會呈搖擺狀以避免觸發疼痛，若未正確診斷治療甚至會造成下肢的滑囊炎與肌腱炎，更加嚴重影響走路步態。

這種疾患主要發生於二十—五十歲左右的女性，通常沒有明顯的受傷病史。骨盆腔的過度牽拉壓擠（例如性行為激烈的壓迫）以及退化症（老年人的退行性關節變化）是最常見的原因。做過膀胱、前列腺或直腸肛門手術的病患，或患有如風濕性關節炎或僵直性脊椎炎（第274頁）等免疫疾病者，有時也出現此症。另外，靜脈注射藥物成癮者，其腸薦關節、胸鎖骨關節、恥骨聯合關節等處也有可能受影響。

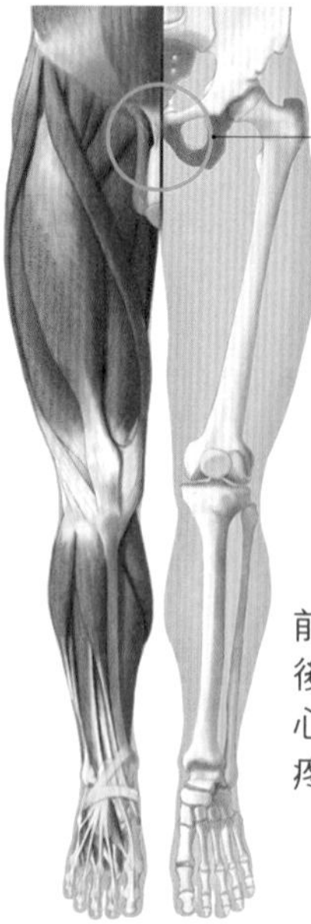

前陰部受傷後疼痛，當心恥骨聯合疼痛症候群

診斷治療方式與注意事項

有賴專科醫師詳細的理學檢查以及病史詢問，通常也分為明顯型與隱藏型。隱藏型須經壓力測試方能找出疼痛點。X光檢查可見前恥骨聯合關節蛀蝕、有變硬與空隙變寬等現象，同時排除其他骨病變與腫瘤的可能。

骨骼肌肉超音波也可幫助找出病灶位置並確定有無積水，對於X光檢查正常但懷疑有壓力性骨折的病患，則可以安排骨掃描檢查。

在治療方面，可運用紅外線、超音波與低能量雷射等物理治療儀器。藥物治療可使用非類固醇類抗發炎藥，以及超音波導引下的局部低劑量類固醇注射，可改善發炎情況。對於男性患者，注射時須注意勿太靠近陰莖根部以免影響血管，注射後數天應開始溫和牽拉。若恥骨聯合關節空隙變窄表示軟骨磨損，可以使用增生療法。平常可使用氣圈、矽膠軟墊、適當軟度的坐墊等輔具，避免坐下時過度移動骨盆牽拉恥骨聯合關節。日常行走坐臥應注意避免拉扯恥骨聯合關節的動作，例如轉動下半身的起床方式或轉身等，也可做腰橋運動（第174頁）矯正骨盆。

此症患者並不適合接受腰部牽引或局部的推拿按摩，這往往會使疼痛感更形嚴重。有些疾患如慢性膀胱炎、下腹腔內的腫瘤或婦科疾病也會以前陰部疼痛來表現，需要專科醫師的鑑別診斷。

彈響髖

會痛的喀啦腿

容易發生在：從坐姿站起、大腿內收或輕快走路時，髖關節外側會發出聲響或疼痛。

喀啦腿「彈響髖」是指在髖關節外側會有喀啦的彈響聲，合併在股骨大轉子（股骨上端外側的突起處）外突然發生劇烈的疼痛。此類聲響與疼痛是因為髂腰肌肌腱鬆弛，在大轉子突起上摩擦所引起。可能也因為髖關節在過度活動或扭傷後，局部組織充血或水腫，髂腰肌肌腱增生變厚，而在轉動過大轉子時發出響聲；另一說法則是，股骨大轉子過度牽拉，反覆發炎以致骨質增生增厚，摩擦後產生彈響髖。

彈響髖的症狀與成因

患者從座位上起立到站立姿勢時，或做大腿內收姿勢時，會有聲響與疼痛出現。有時可在大轉子上摸到壓痛點，通常是大轉子滑囊炎。早上起床會發現局部壓痛感，上下樓梯或行走時覺得髖關節外側有喀啦般響聲，有時會疼痛緊繃。

由於髖關節外側肌肉層與滑囊關節腔等空隙較小，在髂腰肌肌腱反覆摩擦過後容易產生局部的發炎或纖維化，在彎曲伸展髖關節時會有摩擦產生的聲響。另外連接股骨的腰肌和髂肌，當患者從坐姿站起時或輕快走路時和骨盆摩擦，也會產生此類聲響。

診斷治療方式與注意事項

病史詢問以及身體理學檢查、軟組織超音波、骨盆正位的X光檢查等可判斷骨盆與大腿骨的相對位置是否正確，及排除可能的骨疾患與腫瘤。根據病患的臨床表現可能須作其他血液檢查，例如全血計量、前列腺特異抗原、紅血球沉降速率等。如果懷疑壓迫性病變或缺血性壞死等其他原因，可安排核磁共振檢查。

在治療方面可運用治療性熱敷、超音波或低能量雷射、經皮電刺激等物理治療儀器，並配合復健運動，像是髖關節及腿部運動以伸展髂脛束（第172頁），以及髂腰肌伸展運動（第182—183頁）。常用藥物有非類固醇類抗發炎藥，或局部低劑量類固醇注射控制發炎、神經阻斷術模擬恢復狀況，增生療法則可幫助修復磨損的肌腱。平常行走坐臥應注意避免髖關節過度內收與過度摩擦，例如坐過低的椅子或者雙腿併攏過久等，睡覺時雙膝間夾著抱枕支撐，以及不要穿低腰緊身牛仔褲等過緊的褲裝。

髖部疼痛的其他原因很多，包括彈響髖經常合併出現的髖關節滑囊炎、初期的髖關節退化、股骨頭缺血性壞死或外股表淺神經的壓迫症，也會有麻痛等不適感出現。有些全身性疾病，如類風濕性關節炎等，也會影響到髖關節而引起類似的症狀。選對正確的注射方法（增生治療）對此症很有幫助。

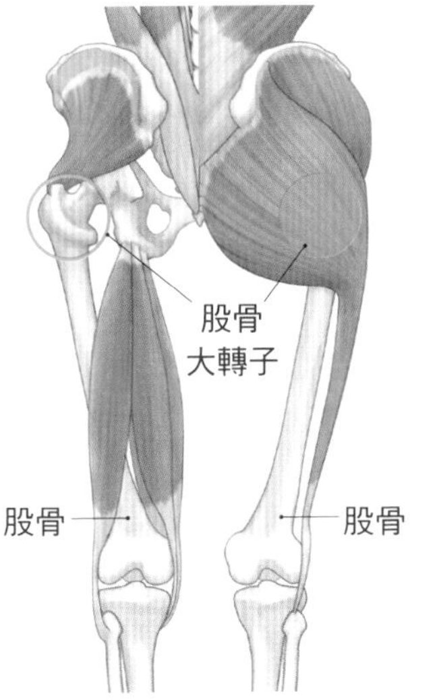

股骨大轉子的位置

坐骨臀部滑囊炎

坐久屁股痛

容易發生在：坐下碰到硬物或軟物時臀部根部會痛，活動下肢時症狀更明顯。

坐骨滑囊位於臀大肌與坐骨突起之間。很容易因為直接撞擊受傷，例如跌坐時直接碰撞，或者長時間在不平的表面摩擦這類反覆的微小損傷，而造成發炎。若反覆發炎之後可能滑囊會有鈣化的現象。

坐骨臀部滑囊炎的症狀與成因

病患常會抱怨坐下碰到硬物或軟物時，臀部根部就會疼痛，而活動下肢時症狀會更明

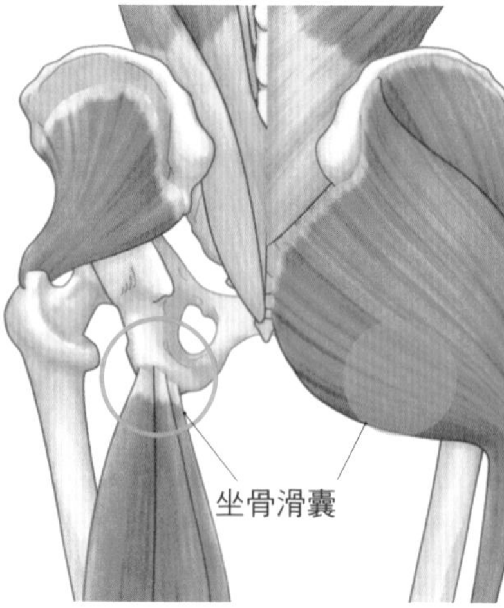

坐骨滑囊的位置

顯。有時候會轉位到腿後肌肌群的疼痛，表示可能合併有肌腱炎。早上醒來時剛要彎曲大腿就會感覺劇烈疼痛，或者睡覺時不小心壓到也會痛。由於直腿抬高測試經常陽性，有時候容易和坐骨神經痛混淆。

診斷治療方式與注意事項

此症診斷有賴詳細病史詢問與理學檢查，有時可在坐骨滑囊外發現局部典型位置的壓痛與紅腫感，超音波檢查可以找出病灶位置與深度。治療上可使用非類固醇類消炎藥，合併雷射、遠紅外線等物理治療。另外，使用硬式的輔具坐墊，將發炎疼痛處隔開避免直接接觸，也會有幫助。對於物理治療反應不好的患者，可以實施局部注射類固醇。

要注意的是，此症經常與腿後肌肌腱炎混淆，差別在於坐骨滑囊炎疼痛位置較小且疼痛感集中，而腿後肌肌腱炎的範圍較廣。治療方式基本上類似，也可以用超音波確定病因。

骶髂腰臀四聯症

在門診經常遇見慢性腰背痛的病患，有前面幾種疾患的合併症狀，經整理分析過後最常見是四種疾病：Sarcoiliac Joint

Disorder（SIJD）骶髂關節疾患、Iliolumbar Ligament Pain（ILP）髂腰韌帶不穩定、Cluneal nerve entrapment（CNE）臀皮神經卡壓、和Gluteus Medialis Myofascial Pain（Gmed）臀中肌的肌痛症。由於經常同時出現症狀，我把它命名為骶髂腰臀四聯症。這部位的疼痛特點如下圖，同時有神經症狀（腰眼附近的麻刺感），肌腱韌帶症狀（彎腰轉身時會誘發疼痛），肌肉症狀（臀部深處有痠脹感），和關節症狀（活動腰背時有喀拉聲響與疼痛感）。通常是骶髂關節受傷後鬆弛，導致骨盆穩定度不足，使得上方的固定韌帶（髂腰韌帶）過度使用而鬆弛，以及下方的臀部穩定肌群為維持穩定，不當過度使用而產生肌痛症。四聯症的治療，需要找到不穩定的關節與韌帶進行修復增生治療，再以針刺處理臀部穩定肌（臀中肌）的肌痛症，加上背臀部的核心運動鍛鍊（例如深蹲運動。）

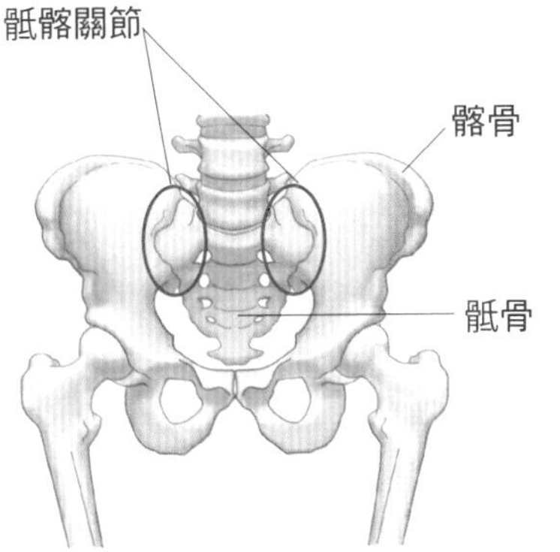

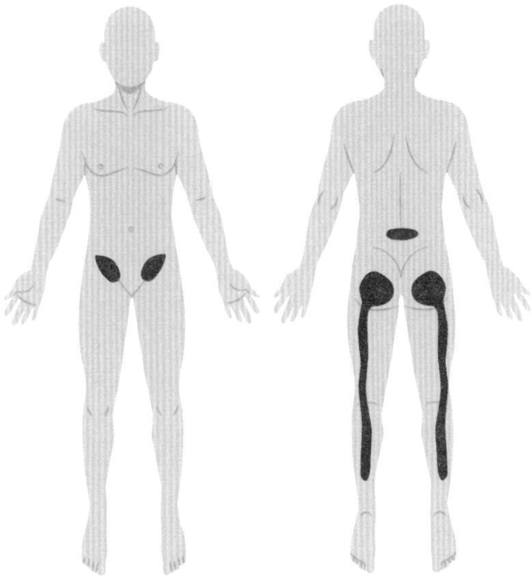

核心肌群

膝胸運動

鍛練支撐身體的核心肌群

核心肌群穩定脊椎，是人體的中心軸，與髖部的肌肉、腹肌和背部肌肉相互作用，以支持人體，並在腳及手臂運動時提供穩固的基礎。它們是身體的支撐結構中最重要的部分，如果只有脊椎撐住身體，而周邊肌肉不夠強健穩固的話，易造成疲累與下背痛。

止痛貼

這個動作放鬆腿後肌，並且可以釋放下背因肌肉緊繃而造成的壓力。

1 將右膝彎曲，雙手抱膝，慢慢抬起腿靠近你的胸部，直到有牽拉感為止，維持二十秒。

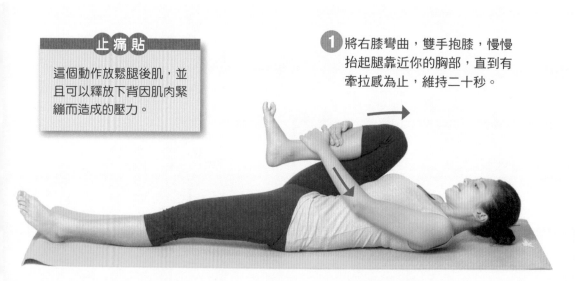

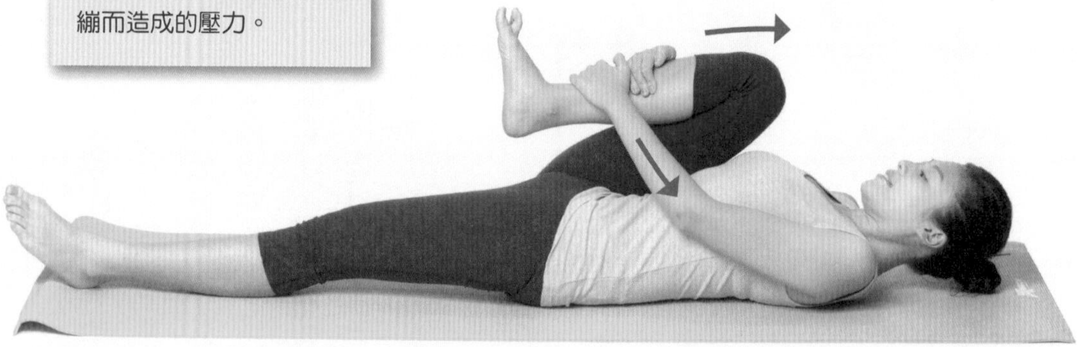

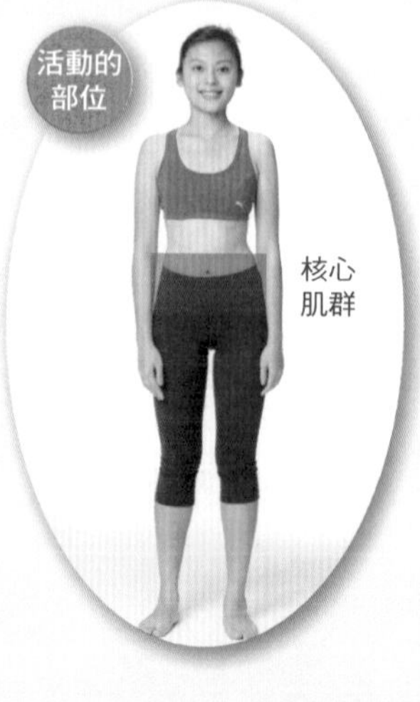

動作要點

慢慢的伸展，並在動作最頂端時避免彈震。採仰臥姿，雙腿伸直，頭部保持平貼於地面。

為什麼進行核心訓練？

身體核心與每天的活動息息相關。除了運動之外，還有工作勞動、家務、搬運重物或抱小孩等，這些力量都源自於圍繞在腹部和下背部（腰椎）的深層肌肉，讓人體能安全進行這些動作，因此鍛練核心力量顯得非常重要。學習正確的姿勢和如何穩定脊椎，能有效幫助舒緩身體活動所產生的疲勞，預防疼痛和傷害。明確功能包括：

1.改善身體姿態
2.增加保護性和支撐身體背部
3.提供較好的身體平衡及協調性
4.運動時提供更佳的力量和速度

2 換邊，以左側膝蓋重複相同的動作。兩側各做五～十次，一天三回。

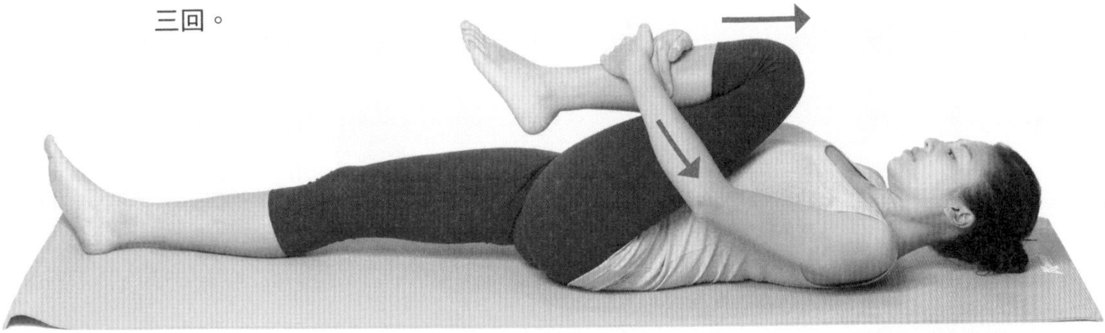

強化版

如果身體能負荷的話，可以在膝蓋向胸部擠壓時，把另一側的腳跨在彎曲的大腿上面，增加動作強度，對梨狀肌放鬆特別有幫助。兩側各做五～十次，一天三回。

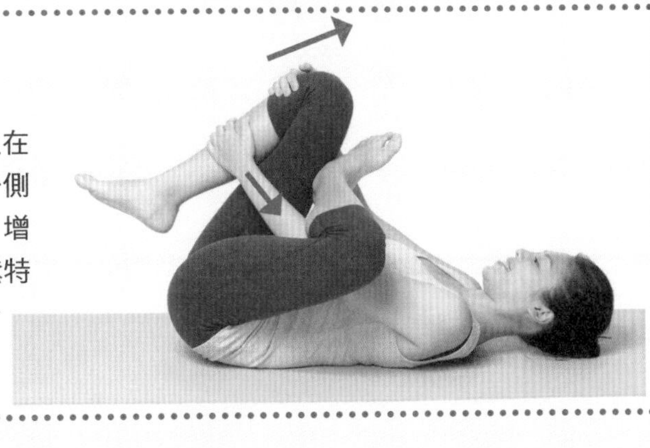

下背、臀部穩定肌群

腰橋運動

啟動下背及臀部穩定肌群

這是重要的核心穩定動作，除了下背與臀部肌肉，對後腿肌群也有幫助。對長時間都是坐姿的上班族、考生還有婦女而言是重要的運動，因為可以預防下背痛，幫助穩定骨盆，改善懷孕過程中產生的不良姿勢。

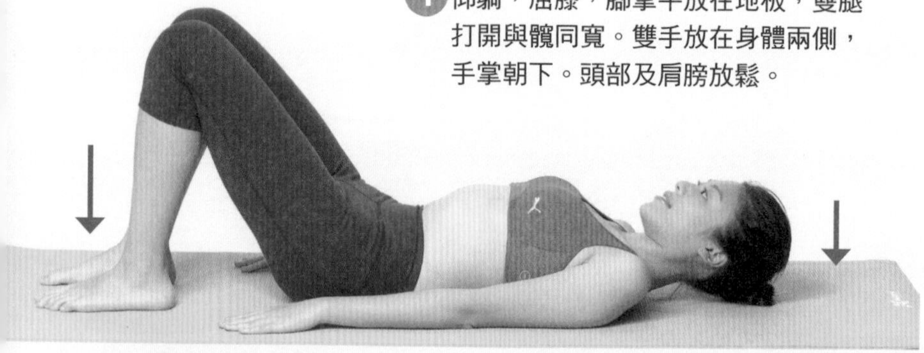

1 仰躺，屈膝，腳掌平放在地板，雙腿打開與髖同寬。雙手放在身體兩側，手掌朝下。頭部及肩膀放鬆。

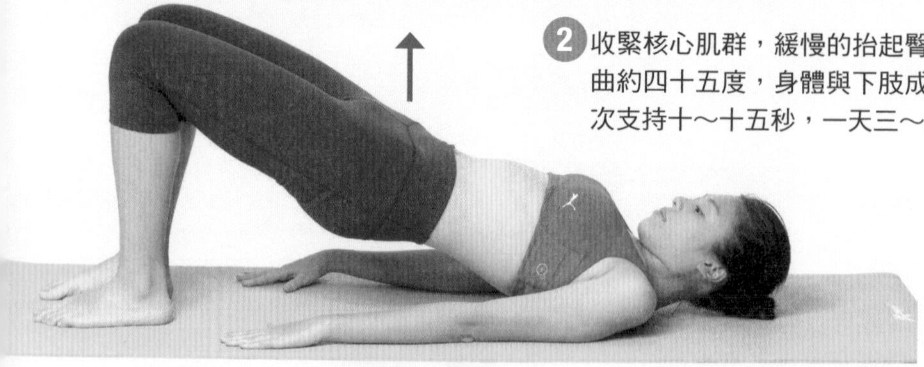

2 收緊核心肌群，緩慢的抬起臀部，膝蓋彎曲約四十五度，身體與下肢成一直線，每次支持十～十五秒，一天三～五次。

動作要點

做這個動作時，保持肩膀貼地，不要拱背。

下背、核心肌群

眼鏡蛇式伸展操

伸展下背與核心肌群

這對腹部的穩定肌群如腹直肌、腹斜肌與髂腰肌是很有效的伸展。做這個動作時必須保持緩慢、順暢的動作，整個過程中保持頭部及肩部放鬆。

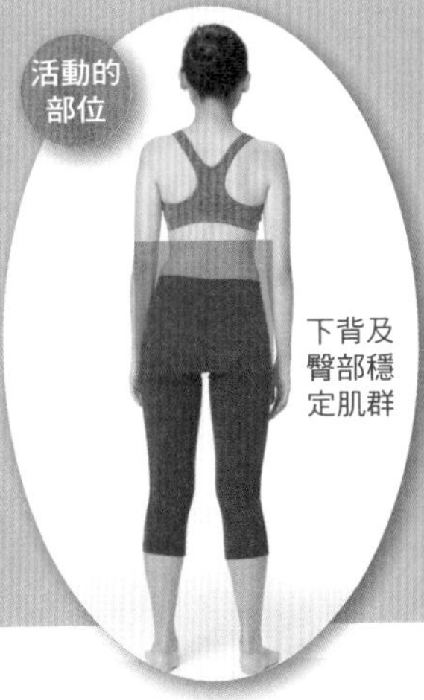

1. 俯臥，臉部朝下面對墊子，雙手平放於腰旁地板上，雙腿伸直髖同寬，吸氣。
2. 用雙手支撐，吐氣，緩慢地將腹部和胸部向上抬起，盡可能抬高頭部和肩膀，保持下背部放鬆。停留約十秒，再回到動作❶，一天三～五次。

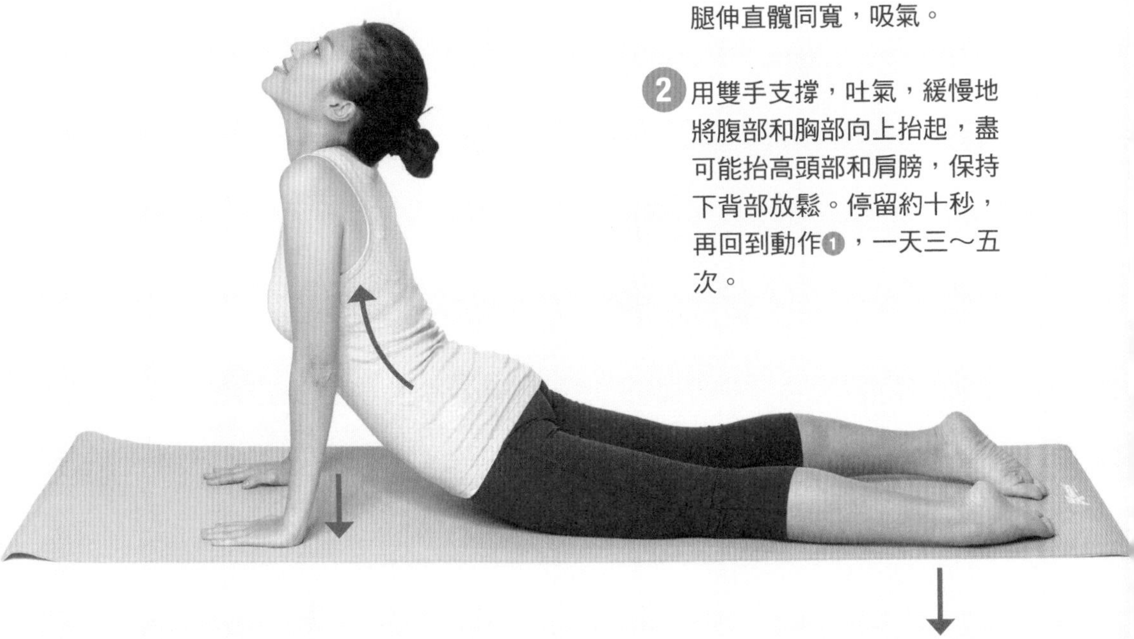

動作要點

做這個動作時要感覺到腹部在用力與下背伸展，而不是以頸部和肩膀硬提起來，以免受傷。

下背、腹部骨盆

轉體運動

提升下背及腰部的活動度

骨盆是身體主要負重的中心，它不只支撐脊椎，也是上半身和腿部的重要連結。當骨盆不歪斜時，髖骨是左右對齊、並且與恥骨垂直對齊的，所以正確的骨盆位置不應該前傾、後傾或旋轉。

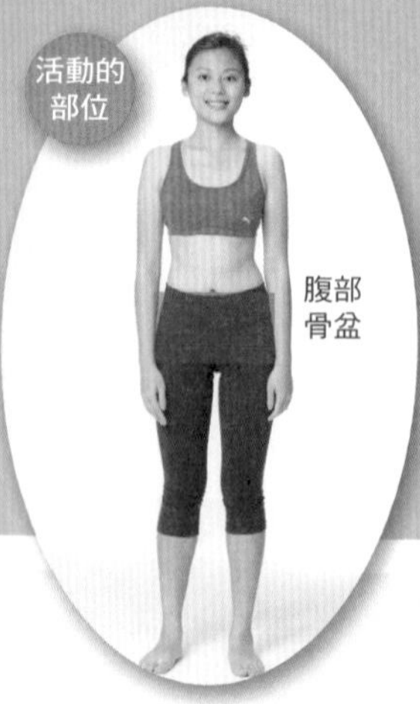

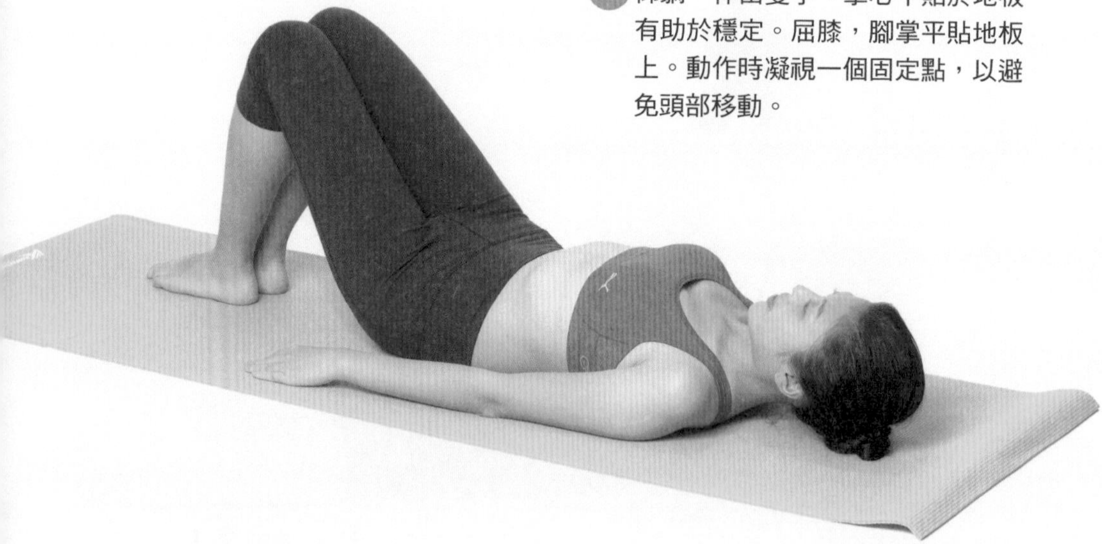

1 仰躺，伸出雙手、掌心平貼於地板有助於穩定。屈膝，腳掌平貼地板上。動作時凝視一個固定點，以避免頭部移動。

動作要點

在這個動作中，要專注於保持上背與肩膀的穩定，避免在腿部和髖部移動時全身左右滾動。

善用輔具強化鍛練：抗力球

抗力球是大型的可充氣球，可以任意滾動，也因此不穩定，能幫助運動時達到伸展與核心訓練的目的，但仍建議於墊上使用，減少碰撞受傷機會。抗力球大小的選擇，以球的直徑與手臂長度相等為準。運動中配合呼吸緩緩進行，勿閉氣用力，以避免運動傷害。

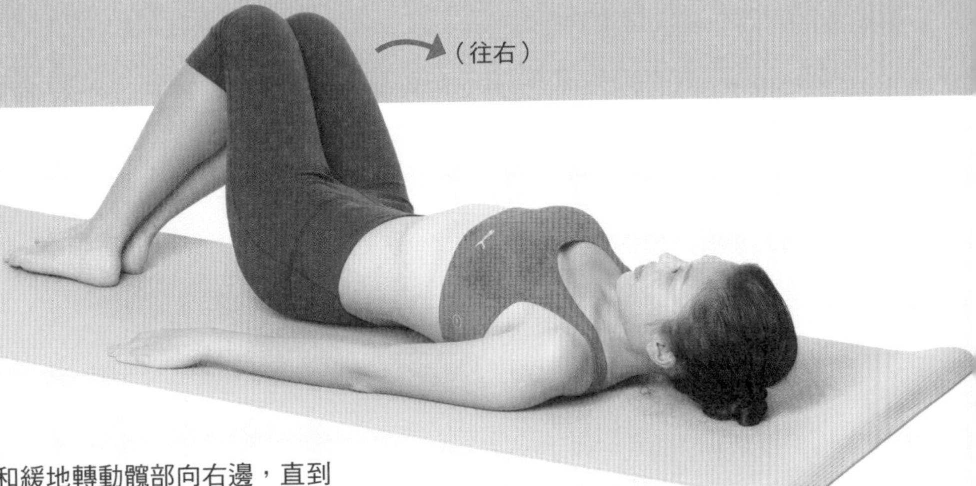

2 和緩地轉動髖部向右邊，直到膝蓋碰到床面或地面為止，同樣方式彎向左邊。一天三回，每回重複五～十回。

強化版

轉體運動加上抗力球強化訓練，小腿放在抗力球上，身體向左右側彎，盡可能讓膝蓋碰到地面為止。這是運用不穩定的因素，以提高動作難度與訓練強度的作法。

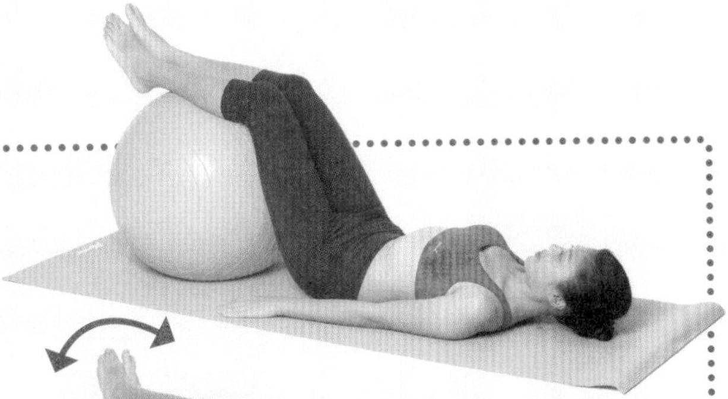

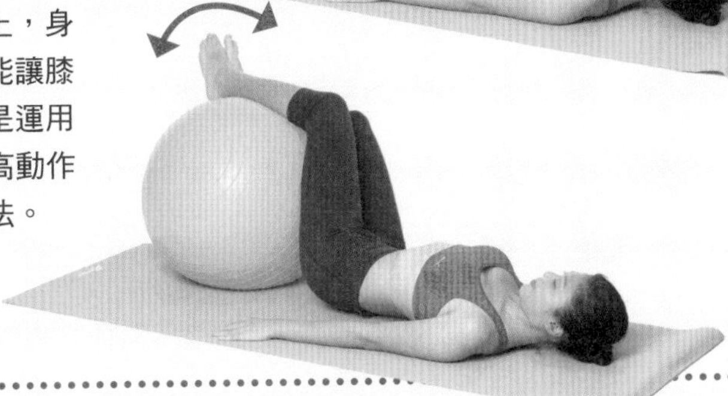

腹斜肌

腹斜肌強化操

穩定身體軀幹與加強轉體時的靈活度

腹斜肌分為腹內斜肌與腹外斜肌，它們位於腹部的兩側，負責軀幹的穩定與旋轉功能，控制著身體重心的移動，可以透過轉體和側屈的動作來強化。這個伸展動作可以牽拉延展你的軀幹。

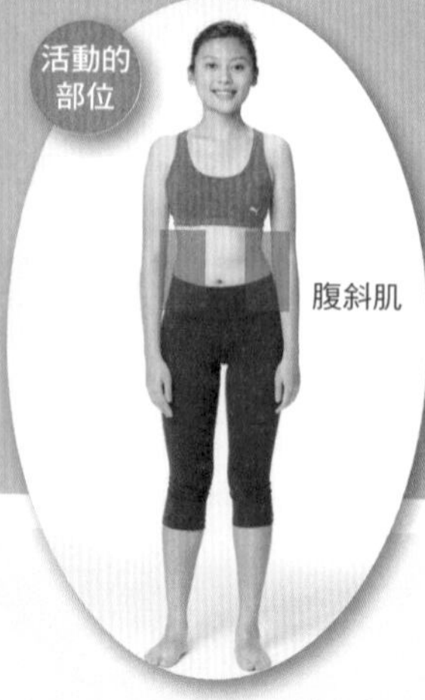

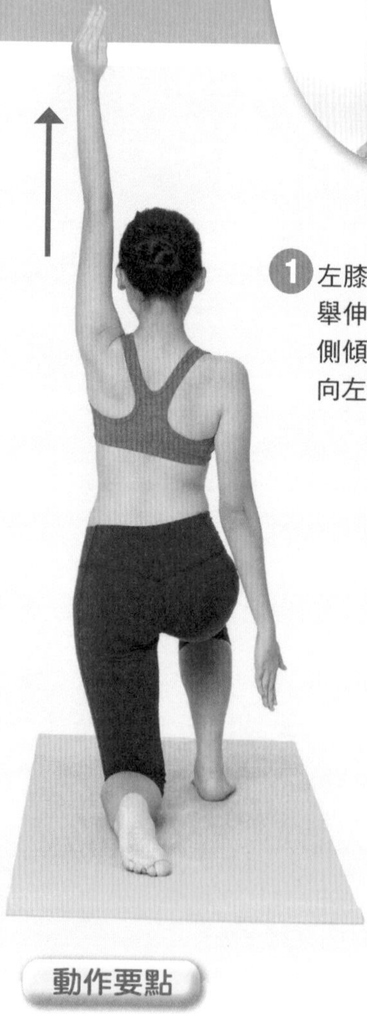

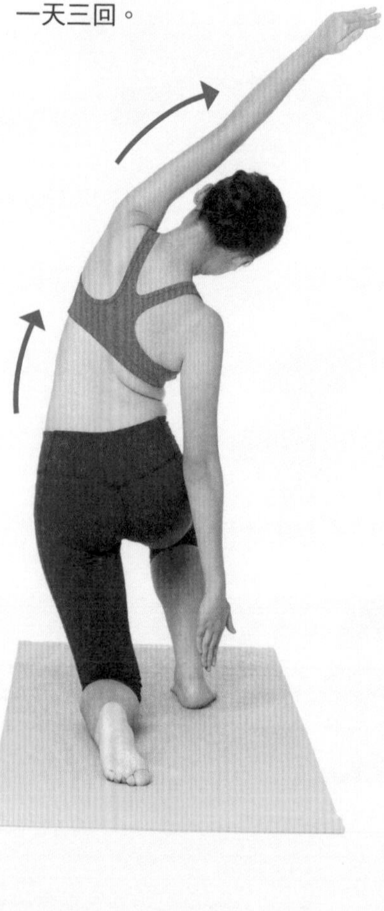

❶ 左膝著地，左手高舉伸直將軀幹向右側傾，並將骨盆推向左側。

❷ 停留十秒後，回復至原來的位置，再以同樣方式向右伸展。每回五～十次，一天三回。

動作要點

目視前方，同時保持下背不動。

髂腰肌

髂腰肌伸展操

緩和下背疼痛

走路、爬樓梯、坐下，這些需要彎曲大腿的動作都需要靠髂腰肌（即髖屈肌）協同運作。髂腰肌的位置在骨盆兩側，大約是大腿前側靠近恥骨的位置，它同時扮演穩定骨盆以及緩衝腹部臟器的角色。

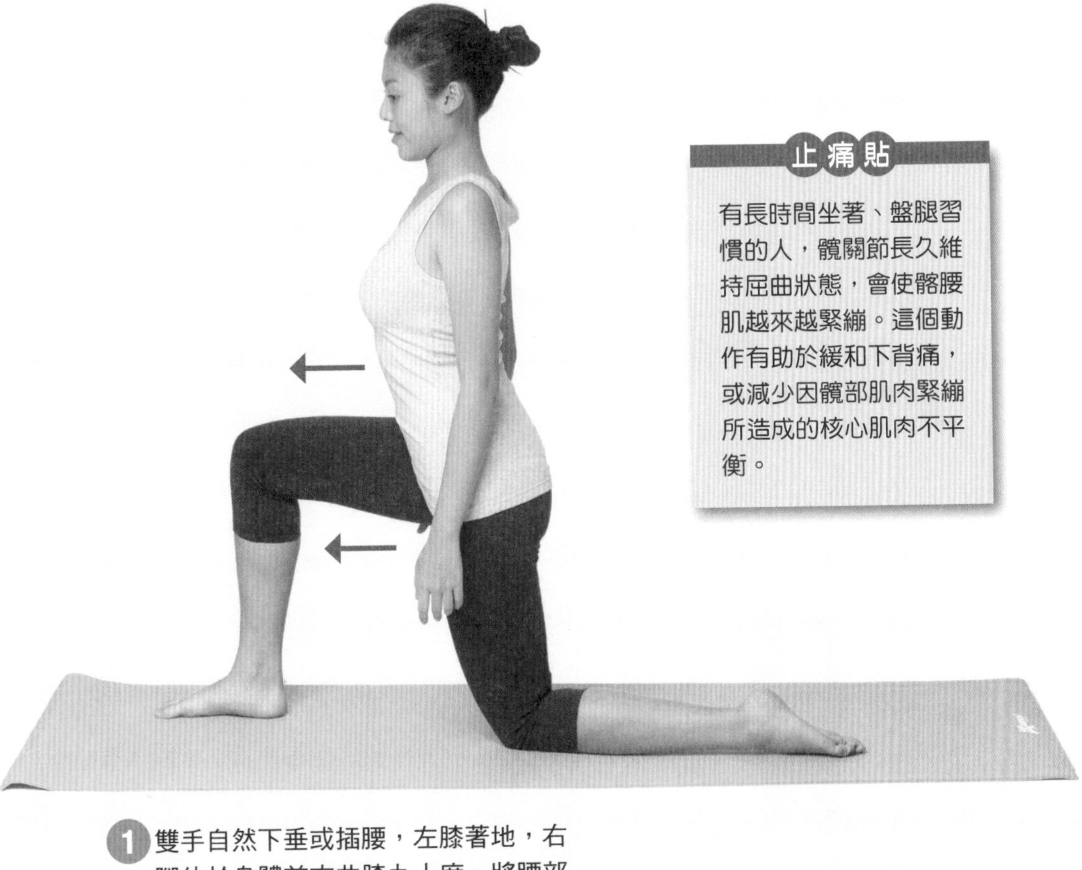

止痛貼

有長時間坐著、盤腿習慣的人，髖關節長久維持屈曲狀態，會使髂腰肌越來越緊繃。這個動作有助於緩和下背痛，或減少因髖部肌肉緊繃所造成的核心肌肉不平衡。

❶ 雙手自然下垂或插腰，左膝著地，右腳位於身體前方曲膝九十度。將腰部往前推出，短暫停頓之後換邊操作。

背椎

貓式伸展操

有效解除下背疼痛

這個靜態伸展對於脊椎肌肉的穩定與脊椎關節恢復彈性，有很好的效果。反覆伸展收縮可以放鬆背部肌肉。

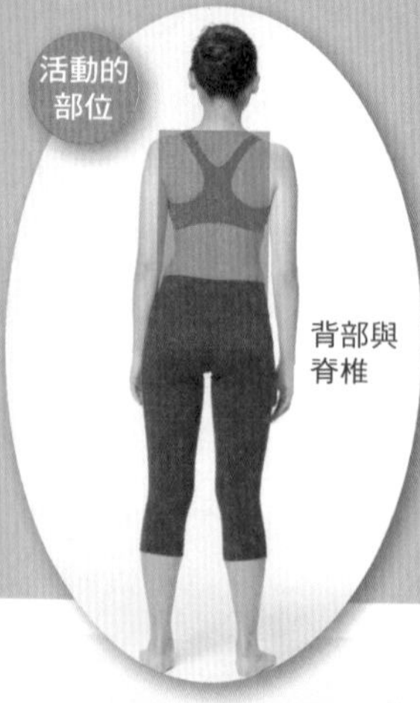

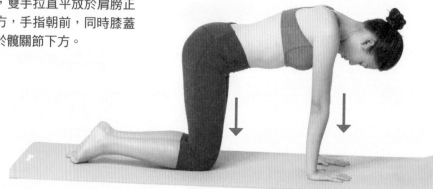

❶ 以上身俯撐在地面的跪姿姿勢，雙手拉直平放於肩膀正下方，手指朝前，同時膝蓋位於髖關節下方。

❷ 將背部向上拱起，同時收腹，讓頭部自然下垂。短暫停留五秒，然後抬高臀部，將脊椎伸直，同時頭往上抬，稍作停頓五～十秒，再恢復至動作❶的姿勢。

重複練習這個動作五～十次，一日三回。

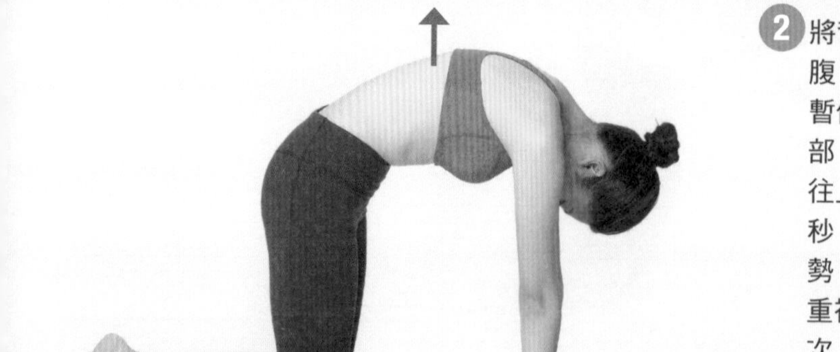

背部

背部伸展操

轉移壓力與伸展背部的舒緩運動

日常注意坐姿正確

長時間坐著可能引發下背痛，因為坐姿對於脊椎的壓力，比站姿或走路要大許多。所以養成保持良好坐姿的習慣很重要。低頭垂肩會造成前頭位、骨盆向前傾，這是最常見到的錯誤坐姿，會讓整個身體從背部到肌肉骨骼的疼痛、關節疼痛。

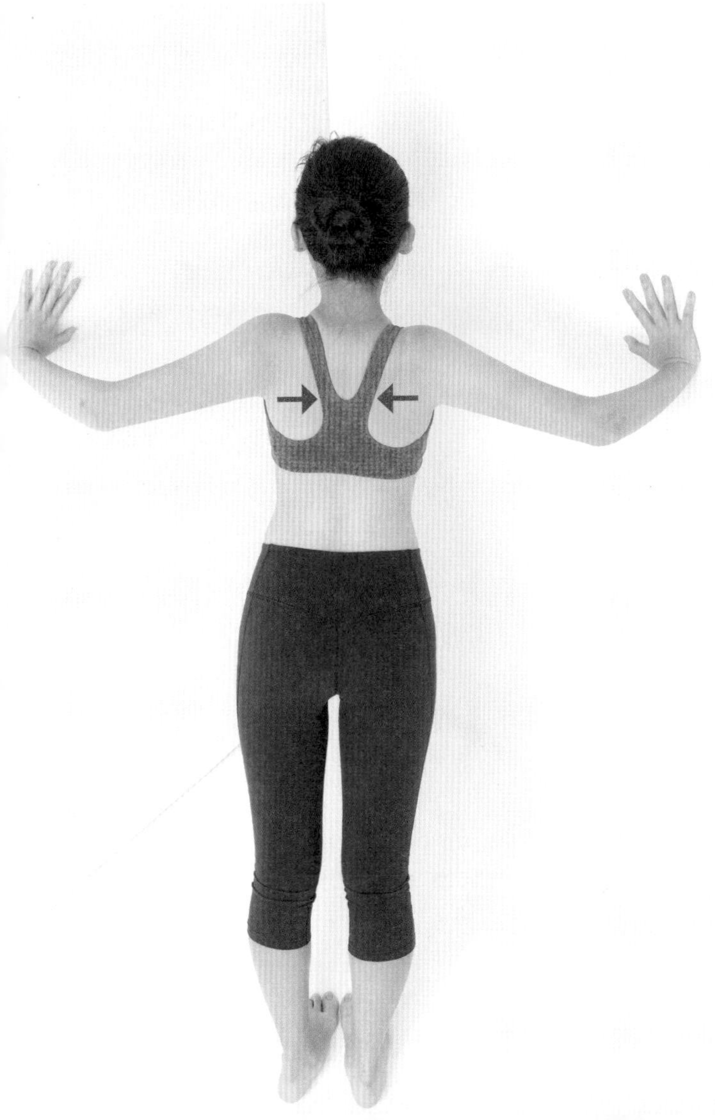

1 站在牆角，雙手約與肩膀同高，面對角落扶在牆壁上。傾斜上半身，感受到背部肩肉的擠壓伸展為主，維持這個姿勢五～十秒，再回復原來姿勢。做五～十回。

臀大肌

臀大肌伸展操

雕塑臀部的曲線與穩定骨盆

臀大肌主要功能為協助髖關節外轉、伸展、內外旋，也在行走時穩定骨盆，是身體後方重要的核心肌群之一。而髖關節是人體最大的承重關節，負擔所有來自下肢的運動，又要與上半身的活動配合並支撐全身，強化臀大肌可以有效保護髖關節。

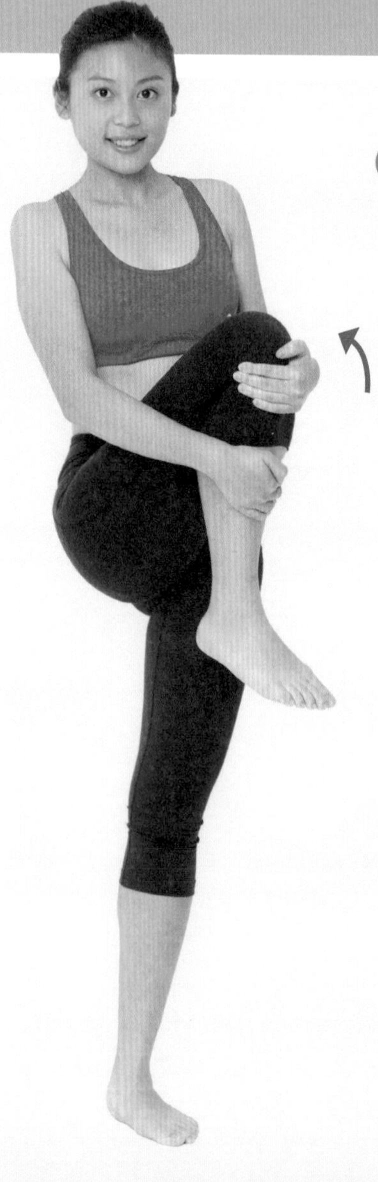

1 採站姿，抬頭挺胸，收緊核心，抬起右腿，以雙手環抱住膝蓋外側，往胸部靠。身體勿搖晃，維持這個姿勢五～十秒，再回復原來姿勢。
放鬆後換邊，兩邊各做十次。

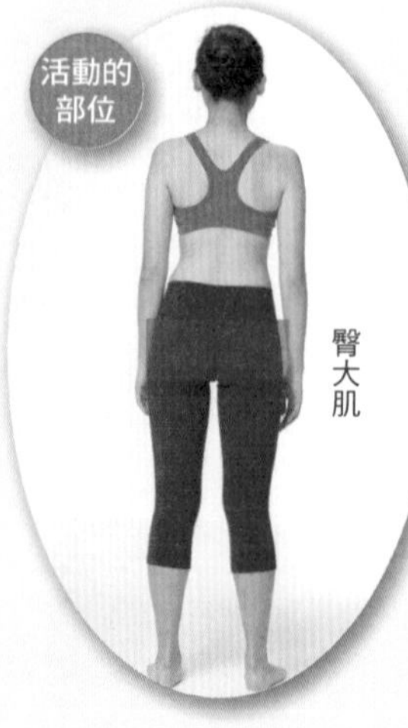

動作要點

這個動作同時伸展髖關節與臀部，而且要有很好的平衡感。支撐側的腳尖朝前，腳避免呈現內八或外八動作。為了避免摔倒，可以將背靠在牆壁等穩定物體上。

復健運動⑩

臀中肌、臀小肌

臀部深層肌肉牽拉操

維持腿部往身側抬起的利索

臀中肌主要功能在幫助髖關節外展及旋轉，臀小肌則是外展腿部（讓腿部往身側抬）與協同髖關節旋轉的肌肉，兩者都有幫助骨盆維持穩定的功能。

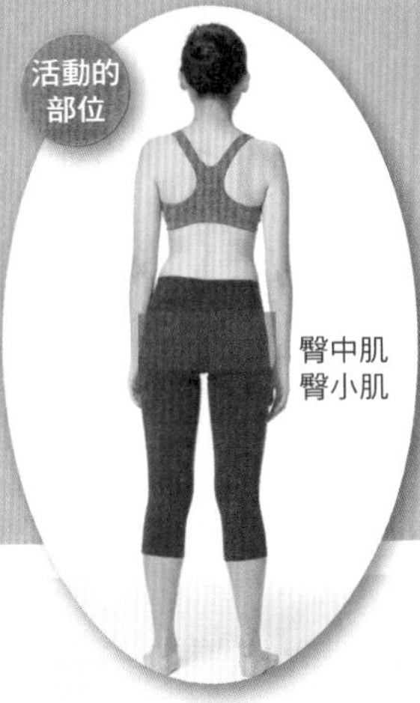

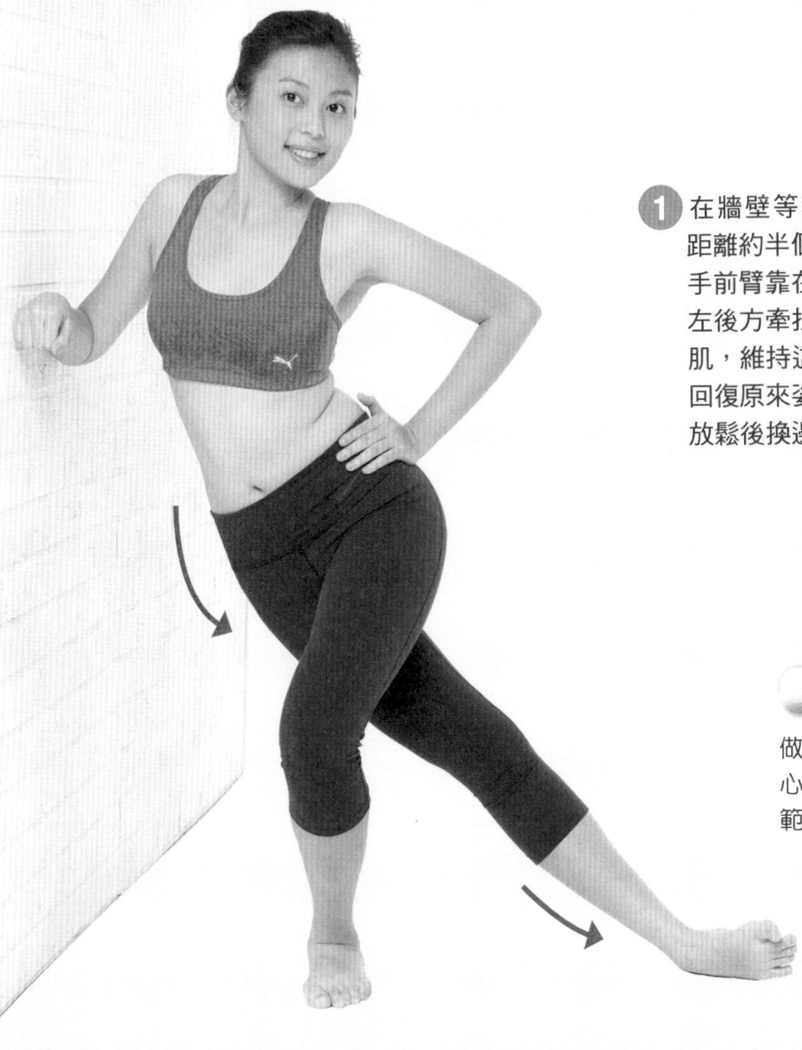

❶ 在牆壁等穩定物體旁，離牆面距離約半個手臂寬處站立。將右手前臂靠在牆面上作為支撐，往左後方牽拉右側的臀中肌與臀小肌，維持這個姿勢五～十秒，再回復原來姿勢。
放鬆後換邊，兩邊各做十次。

動作要點

做這個動作時，避免將重心落在伸展那側（例如示範圖的右腿）的膝蓋上。

第四章 上肢痛

含手掌、手腕、手肘和手臂

可能引起上肢痛的因素

復健科門診中，手掌、手腕、手肘和手臂疼痛的病例很多，因為一發生即會引起工作活動的不便，不得不就醫。

上肢部位若只發現單處疼痛時當然先考慮如肌肉、肌腱、韌帶、滑囊等軟組織疾患，若有一處以上的疼痛，則須想到頸肩背部的原因，如頸神經壓迫、肩背肌肉的肌筋膜疼痛症等所導致的手部疼痛。以下將以三個表格，初步為手掌、手腕、手肘疼痛的引發疾病做分類。

手掌疼痛的分類和特徵

原因	代表疾病	症狀	成因	好發族群
肌腱	扳機指	痠痛、活動時會痛、有喀啦聲與澀滯感	過度使用造成肌腱滑車系統發炎	使用滑鼠、常時間抓握工作
神經	糖尿病末梢神經病變、腕隧道症	指尖麻木疼痛	糖尿病引起神經破壞	糖尿病患者
關節	類風濕性關節炎、退化性關節炎	發熱、腫脹	類風溼性關節炎、過度使用、年長者	年長者、過度使用者

手腕疼痛的分類和特徵

原因	代表疾病	症狀	成因	好發族群
肌腱	媽媽手（迪克文氏症）	手腕、拇指活動時疼痛	肌腱反覆使用發炎或退化	孕婦、過度使用手腕者
神經	腕隧道症	拇指、食指、中指與無名指橈側（靠近拇指側）麻痺疼痛與活動障礙	正中神經壓迫	長期使用滑鼠、工作震動手腕
關節	缺血性壞死	手腕疼痛、活動度受限	舟狀骨骨折壓迫附近血管	先前手腕壓迫受傷者

手肘疼痛的分類和特徵

原因	代表疾病	症狀	成因	好發族群
肌腱韌帶	內／外側上髁炎	手肘內側外側疼痛活動度受限	抓握物時反覆彎曲手肘、受傷等引起肌腱發炎	網球／高爾夫球／羽毛球等運動傷害、長期壓迫手肘
神經	肘隧道症、旋前肌症、旋後肌症	手肘前臂的麻木、疼痛、活動障礙	經過肘部的尺神經正中神經受到壓迫	削水果、網球、高爾夫球／羽毛球等運動傷害、長期壓迫手肘
關節	滑囊炎、骨關節炎	發熱、腫脹	過度使用或摩擦	勞務負重 手肘經常摩擦桌面
內臟	缺血性心臟病	手肘灼熱疼痛	心臟缺血	三高壓力族

如同以上三張表，在復健科門診常見的疼痛中，我會將病因區分為肌腱韌帶、神經、關節（包括滑囊、軟骨、骨骼）與其他類以方便分析討論。

手掌疼痛，主要包括肌腱病變的扳機指、關節問題的手部退化性關節炎和類風溼性關節炎、神經病變的糖尿病末梢神經病變、血管循環問題的雷諾氏症等原因。

手腕疼痛，有正中神經受到壓迫形成的腕隧道症，肌腱發炎引起的媽媽手，與手腕壓傷扭傷後引起的缺血性壞死等。

造成手臂疼痛的原因，有以肘部為中心點擴散疼痛的內外側上髁炎，肌肉壓迫神經造成的肘隧道症、旋前肌症、旋後肌症等慢性神經壓陷病變，肘關節炎引起的滑囊炎與和胃、心臟等內臟器官引起的轉位痛等。

治療方面，首重治療最常見的肌肉疼痛。

由於神經造成的疼痛大多伴隨著肌肉緊張，因此也須考慮用動力鍊的觀念，了解相關引起疼痛的肌肉還有哪些，並找出最大的疼痛源依序治療。未出現發炎情形下，可針對肌肉和疼痛處周遭的肌肉先展開激痛點治療；若出現發炎症狀，通常會使用類固醇、肌肉鬆弛劑與非類固醇消炎止痛劑等消炎藥物。

手扭傷（三角纖維軟骨撕裂）

越推越痛的手腕

最常發生在：運動摔傷，如打籃球、溜滑板、騎腳踏車等，或是在秋冬或雨季，走在濕滑的路上跌倒所致。

特徵：三角纖維軟骨損傷的患者手腕活動旋轉時、按壓手腕尺側時、以小指彈奏鋼琴鍵時會產生疼痛。

手扭傷為很常見的損傷，通常發生於手腕的直接衝擊（例如跌倒），或者運動中過度或不當的使用造成手腕受力過大（例如打籃球、單手拉單槓或騎車跌倒等）。一般是連接腕骨，或者是腕骨與前臂連接的韌帶群發生扭傷。由於手腕部有許多韌帶，因此扭傷時經常會出現韌帶損傷。在其中最常見也最需要注意的是三角纖維軟骨撕裂傷。

手扭傷的症狀與成因

手腕在旋轉或拿東西時外側會有疼痛感，有時甚至無法施力，同時也會有腕關節活動度受限的情形。手腕扭傷的症狀可能因強度和位置有所不同。

最常見的症狀包括：手腕腫脹、疼痛、瘀青變色、活動手腕時持續疼痛、受傷部位的壓痛感、手腕內側感覺發熱與手腕鬆動。三角纖維軟骨損傷的患者手腕活動旋轉時會疼痛，特別在手腕尺側（靠近小指側）按壓時會疼痛。觸摸時可發現局部有卡搭聲響與鬆弛感，另外一個特徵是，以小指彈奏鋼琴鍵時會產生疼痛，還常可見到手腕處的尺骨突起，按壓時會疼痛。

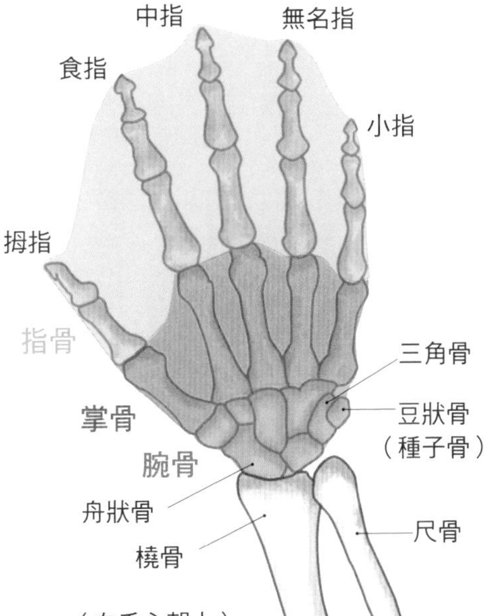

（左手心朝上）

人類的手腕有八塊腕骨，腕骨間則有許多細小的韌帶相連結，肌腱穿過手腕再附著在手指上。八塊腕骨中，最容易由於不當使用或撞擊而受傷的就是舟狀骨，而手腕外側的三角狀纖維韌帶複合體，則是最容易因拉扯而造成撕裂傷的部位。三角纖維軟骨是一群韌帶與軟骨組織，負責手腕尺部的活動與穩定度。三角纖維軟骨在三十—四十歲起即開始退化，常造成三角纖維軟骨損傷的原因，包括跌倒朝手腕背屈的方向壓迫，或者以手腕支撐重量拉扯（像是吊單槓動作）。

診斷治療方式與注意事項

X光是常規檢查，儘管無法檢查出韌帶受傷，但X光可顯示是否骨折，另外，核磁共振掃描、電腦斷層掃描或關節攝影可以檢查關節和韌帶。確診後，可利用超音波、經皮電刺激等物理儀器治療，常用藥物為非類固醇類抗炎劑、第二型環氧酶抑制劑，或者局部注射低劑量類固醇等。對於軟骨或韌帶損傷的患者，可以使用增生治療以修復受傷斷裂的韌帶。若有附近組織沾黏者，則可在超音波導引下做水刀切割法以撥離沾黏組織。

日常可使用護腕，以能伸入一根指頭為適當的鬆緊度，另外也可量身製作固定手腕的熱塑型護木作為支撐保護。保持自然姿勢，並且避免手腕的旋轉或彎曲等動作。而輕度腕關節扭傷通常可以在家裡自救，遵循急救PRICE原則：

P（Protection，**保護患處**）**：**馬上中斷正在進行的動作，例如打球的時候小腿忽然抽筋，就要趕快停止運動。

R（Rest，**休息**）**：**關節休息至少四十八小時。

I（Ice，**冰敷**）：冰敷受傷部位以減少腫脹。不要直接在皮膚上敷冰塊，應使用冰袋、冰毛巾或毛巾包冷凍蔬菜，然後冰敷受傷處，同一部位冰敷約二十分鐘。

C（Compression，**壓迫**）：壓迫腫脹處與使用彈性繃帶或固定護套。

E（Elevation，**抬高**）：將手腕抬高，高於心臟水平高度。

阿司匹靈或布洛芬等止痛藥可能對急症有所幫助，如果疼痛和腫脹持續超過四十八小時，則須儘快就醫。

手腕扭傷常見於運動，如滑板、騎腳踏車等，或是在秋冬或雨季，走在濕滑的路上跌倒所致。使用護腕或保護帶可以支撐手腕，以防止腕關節扭傷。有時手腕受傷似乎不太疼且很少腫脹，但可能韌帶已經撕裂，需要手術治療以避免後續的問題。同樣，隱匿性骨折也常被誤認為是輕度或中度手腕扭傷，如果不及時治療，骨折可能無法癒合，最常見的例子是舟狀骨的隱性骨折。

媽媽手（迪克文氏腱鞘炎）

推動搖籃痛苦的手

最常發生在：經常握手、提重物、經常抱小孩、挖冰淇淋、轉動螺絲、滑滑鼠以及反

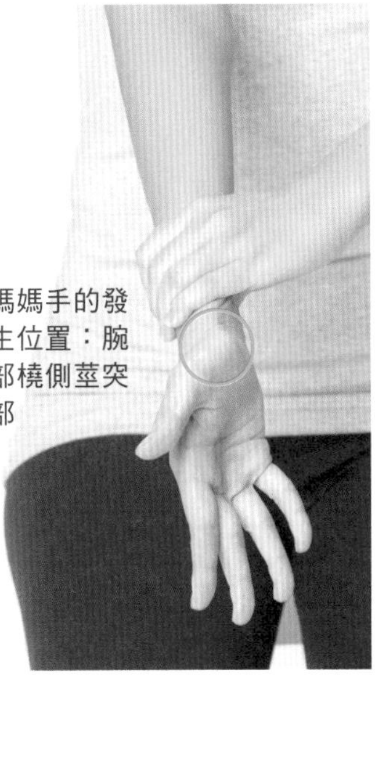

媽媽手的發生位置：腕部橈側莖突部

覆做手腕彎曲伸直動作的人身上。

俗稱「媽媽手」的迪克文氏腱鞘炎（De-Quervain's tenosynovitis），是指因為手腕過度或不當的使用，造成手腕橈側（大拇指根部）的疼痛以及彎曲度受限的病症。此症也好發於懷孕期婦女，及產後抱嬰兒、操持家事而引起疼痛的媽媽們，因此稱為媽媽手。正式說法為狹窄性肌腱滑膜炎。

媽媽手的症狀與成因

腕部橈側莖突部的疼痛，特別是活動大拇指、手指握拳時將大拇指放在掌心，或往尺側（小指側）彎曲、轉動手腕時最為疼痛，壓迫到手腕橈側突起時也會引發疼痛，有時甚至會往遠端手指或近側上臂傳動疼痛。因為翻身而壓迫造成疼痛、影響睡眠的情形，也很常見。

長期腕部過度或不當的使用，如經常握手、提重物、長時間手腕握緊維持彎曲姿勢（如抱小孩、挖冰淇淋、轉動螺絲或滑鼠等），及反覆做手腕彎曲伸直的動作，都容易造成局部伸拇短肌肌腱與展拇長肌肌腱的發炎反應。

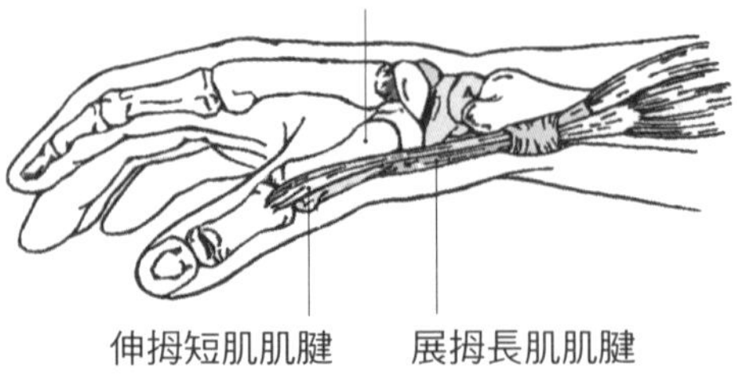

診斷治療方式與注意事項

透過身體理學檢查可找出痛點，軟組織超音波檢查或核磁共振可找出發炎的肌腱與有無積水。經確診後，運用超音波、經皮電刺激、低能量雷射等物理治療會有幫助。常用的藥物有非類固醇類抗發炎藥，或可局部注射低劑量類固醇以改善發炎情況。對於合併有痛風或退化性關節炎的患者，必須考慮同時使用降尿酸藥物與關節增生療法。為了避免惡化，也可使用腕部固定護套、護腕等輔具。

除了藥物等治療，平常可搭配手部復健操（第214—217頁）強化練習。此外，日常生活或工作中也要注意某些細節，抱嬰兒或提搬重物時，手指要盡量合併並且與手腕保持一直線，也避免手腕及拇指長時間或重複的動作，記得保持手腕放鬆及減少過度使用。

此類患者並不適合接受局部的推拿按摩，會使發炎情況和疼痛感更形嚴重。有時疼痛會傳動到手肘或手指，因而患者無法正確指出病灶處而造成治療的錯誤。酗酒、長期服用類固醇的患者，因為橈骨頭缺血性壞死也可能有類似症狀。另外，橈表淺神經的慢性擠壓傷害也會有類似此病症狀，如果合併發生，可使用神經修復療法與局部注射類固醇治療。

扳機指

彎起打不開的喀啦指

好發年齡有兩個族群：三十—五十歲的中年婦女以及新生兒。

扳機指為手指關節或指掌關節屈曲肌腱的狹窄性發炎反應，造成手指的彎曲受限及疼痛感。

扳機指的症狀與成因

扳機指症狀為手指節的關節或手掌的關節突然變得僵硬有腫塊，無法順利屈曲伸展。

按壓時會有明顯疼痛，通常會影響睡眠。在用力彎曲時，還會有喀啦聲及澀滯感或疼痛腫脹不適感。手指無法完全彎曲，必須以另一隻手協助才能伸直。

人體的手指關節有四組結締組織形成的環形及楔形滑車系統，負責包覆住彎曲指骨的手指屈曲肌腱。當手指外傷、過度或不當使用後，滑車系統就容易發炎而產生結節狀突起，進而壓迫到屈曲肌腱活動空間，引起指關節卡住，發生手指彎曲後伸不直，或伸直後無法彎曲的狀況，類似在扣扳機，因而得名。這種疼痛僵硬感通常在抓握、旋轉東西時，如使用鐵鎚、握方向盤、拿筆寫字時會更明顯。有時指掌關節附近的種子骨（豆狀骨）也會壓迫，症狀更惡化嚴重。

扳機指好發年齡有兩個族群：三十—五十歲的中年婦女以及新生兒。新生兒的扳機指

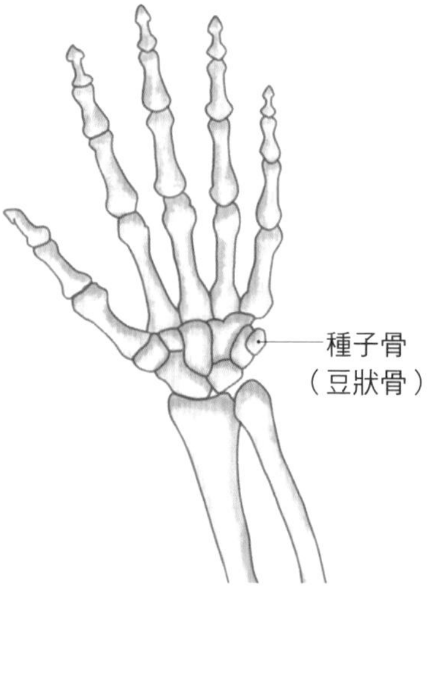

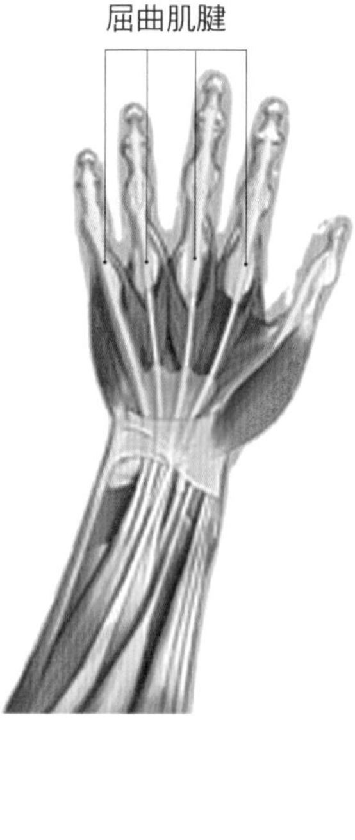

約有四分之一在一出生就可發現。嬰兒剛出生時，手指都是緊握著，隨後才慢慢地展開活動，若幾個月之新生兒拇指仍一直躲在掌心，末端指節彎曲無法伸直，或用力扳直時會「喀啦」響一聲，仔細摸還會在拇指靠近手掌處摸到結節狀突起，這就是先天性扳機指。若無適當治療，可能會持續到兩歲。新生兒的扳機指另一個特徵是持續的彎曲，而非僵硬疼痛感。

診斷治療方式與注意事項

透過身體理學檢查，可找到疼痛活動受限處。軟組織超音波檢查可確定診斷，排除其他疾病因素。治療方式上，幼兒患者通常以手指固定護套來保持肌腱伸展。至於手術，因其神經、血管細小，過早手術容易受傷，建議幼童一歲以後再接受手術比較理想。成人患者除了使用輔具護套，還可以利用超音波、低能量雷射等物理儀器治療，或是使用非類固醇類抗發炎藥以及局部低劑量類固醇注射。

反覆發作或久治不癒者，則須考慮反覆注射是否影響到先前已受傷的肌腱。此類患者可以在超音波導引下，對纖維化沾黏嚴重的肌腱與腱鞘進行水刀切割注射，之後再接受增生治療以修復受損的肌腱。

重要的是，平常要保持手指關節放鬆及減少過度使用。此類患者並不適合接受局部的推拿按摩，這往往會使發炎情況和疼痛感更形嚴重。有時手指的活動度受限以及僵硬感是因為根部的指掌關節病變所致，因此需要治療根本的關節。有時會合併有痛風或骨關節炎，則須配合使用降尿酸藥物與骨關節的增生治療。

反覆發作或久治不癒患者須做進一步檢查以排除其他疾病，筆者曾經發現過在手指關節發生巨細胞癌而被誤認為扳機指的個案。

腕隧道症候群

半夜手麻到醒來

好發族群：發生率男女比約四：一，好發年齡是四十—六十歲之間；也常見於卡車、怪手司機或電鑽鑿地工人等勞力工作者及孕婦。

特徵：症狀通常只發生在單側手腕，兩側手腕均發生的機會約佔百分之十。

簡易自我檢測：將兩手在胸前以手背靠攏彎曲平舉約三十—六十秒，看手指有無痠麻痛感。

腕隧道症候群是復健科門診最常見的周邊神經壓陷症。是由於手腕過度使用或不當使用，腕隧道內發生狹窄性變化，壓迫其內的正中神經而引起手指針刺與痠麻感。

腕隧道症候群的症狀與成因

此症患者常有手指的不適感，以掌面、橈側三指半（拇指、食指、中指及無名指靠拇指這一側）處的痠麻或灼熱刺痛為主，此症狀一般不影響小指。通常早上起床、過度使用或震動（像是打字、開車、提搬重物等動作）、手腕彎曲超過一定時間後最為明顯，

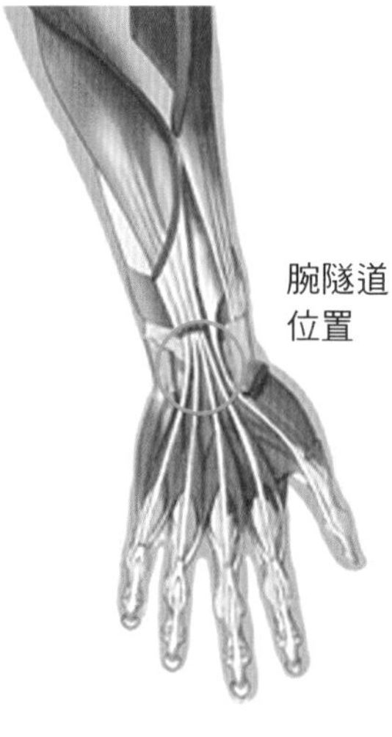

腕隧道內正中神經遭到壓迫，引發腕隧道症候群

甩一甩手掌手指可稍微緩解不適。有些患者則是在吃飯時不自覺的掉筷子或無力打開罐頭時，才發現這個問題。

這些沉重與痠麻感，輕微者稍稍甩動手腕或伸展就會改善，嚴重者常會持續整天不舒服，甚至半夜麻木而醒來，或有手部拇指根部的肌肉萎縮抽筋的現象。此症也常見於卡車、怪手司機或電鑽鑿地工人等勞力工作者以及孕婦等。

手腕在根部的骨頭與韌帶間，有手指彎曲肌腱及正中神經通過，肌腱過度使用後累積性的微小創傷會產生發炎反應，加上手腕韌帶變粗一起壓迫正中神經，造成此部位以下的神經分佈區域的麻刺疼痛。腕隧道症候群發生率女性多於男性（約四：一），好發年齡是四十—六十歲之間，症狀通常是單側手腕會發生，而兩側手腕均發生此症的機會約佔百分之十。此症的成因除了手腕過度使用外，懷孕婦女、外傷、退化性關節炎、腱鞘囊腫也是常見原因。另外，糖尿病、頸椎退化症、類風濕性關節炎的患者也較容易罹患此症。

診斷治療方式與注意事項

本症可以先自我檢測，方法是將兩手在胸前以手背靠攏的方式彎曲約三十—六十秒，看有無手指的痠麻痛感，若感到痠麻疼痛，須進一步就醫。可透過身體理學檢查，或是肌電神經檢查確定壓迫位置與症狀嚴重度。

治療方面，可使用超音波、紅外線或低能量雷射等進行物理治療，常用的藥物為非類固醇抗炎劑、神經保護劑、抗癲癇劑等。對於肌腱發炎嚴重造成壓迫者，可用超音波導引於發炎處注射抗炎藥物。對於正中神經和附近組織有沾黏性壓迫者，可以使用超音波導引水刀切割法將神經和沾黏組織分開，並使用神經增生治療修復附近受壓迫的神經。如果是手部肌肉萎縮的患者，或長期治療症狀未改善的患者，建議用傳統的腕隧道顯微切開手術。治療期間可使用訂製護木，以保持神經不會被過度牽拉。

為預防此症，平常要避免手腕過度彎曲，最好保持在微彎約十五度左右的狀態。另外要減少重複的手部動作，而在會震動手部的動作時最好戴上手套保護，及定期休息。抓握東西時盡量使用全部的手指頭去抓握，可以練習前臂肌群以及強化腕部伸肌屈肌的牽拉伸展操（第210—213頁），或是手指用力張開如彈鋼琴八度音一般地伸展。

由於早晨起來的手指無力痠麻感，患者最常誤以為自己「中風」了。另外，睡眠呼吸中止症的患者也常會有早起手指麻痛無力，那是由於換氣不足所引起，特徵是五指都會麻，而不是只有橈側三指半。糖尿病引起的多發神經病變的患者也常會有類似症狀，頸椎神經根病變患者也常合併有此類問題，稱之為雙重衝擊症。

另外，有些肩背部的肌筋膜疼痛症，也常有類似腕隧道症的疼痛症狀，因此需要專科醫師的細心診斷。坊間常見到對腕部進行神經阻斷術以治療此症，個人意見認為不是治本之道，通常不建議進行此治療。

肘隧道症候群（尺神經炎）

美人托腮肘靠桌後的麻痛無力

好發族群：從別名酒吧手、煲機肘可以得知，夜店族和手機族是高危險群。

流連夜店的年輕男女，往往在酒精催化及迷人氣氛下，在吧台上拿著啤酒，忘情的採「美人托腮」的姿勢與朋友長聊，酒酣耳熱後卻出現手肘以下、前臂與手指麻痛無力的慢性尺神經麻痺，嚴重者甚至連手肘都無法彎曲或抓握東西，因此也有個別號叫「酒吧手」或「酒吧肘」。近年3C族增多，也常看到由於長時間拿著手機講話，或者長時間開車講手機時手肘撐在窗邊，而引起類似症狀。

肘隧道症候群的症狀與成因

此症會有手肘內側以下、無名指與小指的麻痛感，以及手掌抓握的無力感等，敲擊壓迫手肘內側會引發麻痛症狀，若未治療則逐漸出現受影響的前臂與手指無力甚至攣縮。罹患此症患者也常會有同側肩胛骨內側的疼痛，而被誤認為頸椎退化症以致治療無效，或被誤診為高爾夫球肘（第199頁），越治療越麻痛無力。

酒吧手或煲機肘的醫學正式名稱叫肘部尺神經壓迫症，又稱肘隧道症候群、慢性尺神經麻痺或者尺神經炎等等。肘隧道是指手肘內側的尺骨側，有一條由骨頭、韌帶、肌肉包圍的隧道，尺神經就從此隧道穿過到前臂處。在受傷撞擊、快速扭轉手肘、長期彎曲、肘部壓迫不動等動作下，引起手肘內側的橈

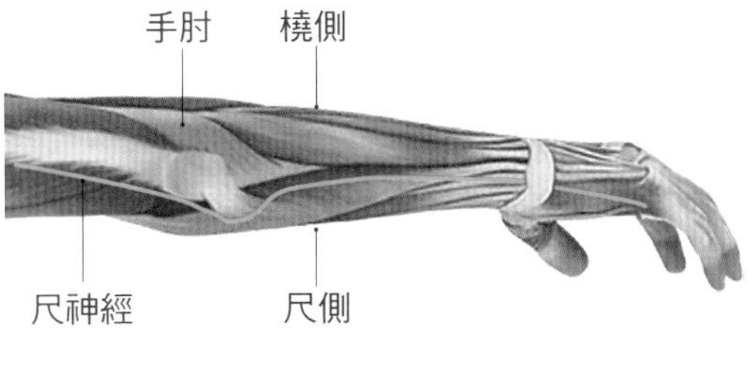

尺神經遭到壓迫引發麻痛症狀

神經壓迫症。早年在筆者門診中，罹患此症的多是愛好彈吉他的民歌青年，現在則多被夜店族和手機族所取代。

此症特點在於手肘手指的無力痠麻，常出現在過度或者不當使用肘部的彎曲伸直動作上，例如利用手肘撐起從床上起床，或者長時間躺在床上看書，或者長時間開車時將手肘靠在窗邊或駕駛座旁的扶手上講電話等。糖尿病或長期飲酒的患者，比平常人更容易罹患此症。

診斷治療方式與注意事項

本症有賴詳細的病史詢問、臨床理學檢查才能確定，透過神經傳導檢查，有助此症嚴重度及病灶位置確定，超音波檢查可找出壓迫點與附近有無組織沾黏。確診後可運用低能量雷射、遠紅外線及超音波等物理治療，神經保護劑、非類固醇類抗炎解痛劑、肌肉鬆弛劑合併的藥物治療以外，也可接受局部低劑量的類固醇注射或神經阻斷術等治療。在手肘神經壓迫處有組織沾黏者，則可在超音波導引下用水刀切割法剝離沾黏組織，並在局部使用神經增生藥物。

在患者感到痠麻疼痛無力的急性期，建議不要做伸展或拉扯尺神經的姿勢，像是伸懶腰或擴胸運動。除了使用肘部護套等輔具，也建議調整生活習慣，避免肘部過度使用及壓迫的姿勢。復健運動可參見第211頁。

此症常被誤診為高爾夫球肘，或者第八頸椎神經根壓迫。胸部腫瘤或者臂神經炎也會以類似的症狀表現，建議由專科醫師進行鑑別診斷與治療。超音波檢查有助於發現是否為肘部的隧道狹窄，或者是其上的組織沾黏引起神經壓迫，有助於對症治療。

網球肘、高爾夫球肘

手肘內外都疼痛

特徵：過度或不當的使力方式，使手肘外側或內側的肌腱發炎，不打球也會犯。

網球肘與高爾夫球肘在醫學上稱為肱骨外側與內側上髁炎，是指肘關節外側或內側的肌肉與肌腱，由於過度或不當的運動與使用方式，分別造成肘關節外側與內側的疼痛，並非只有打網球與高爾夫球的人才會得到此類疾病。

網球肘、高爾夫球肘的症狀與成因

肱骨外側與內側上髁炎的患者，當手握緊或提重物時，手肘會更疼痛。嚴重時連筆或杯子都握不住，長時間寫字也會很辛苦，肘部合併手腕彎曲時疼痛會更嚴重，手部抓握力會變小，在手肘外側或內側會有明顯的壓痛點。

前臂肌群

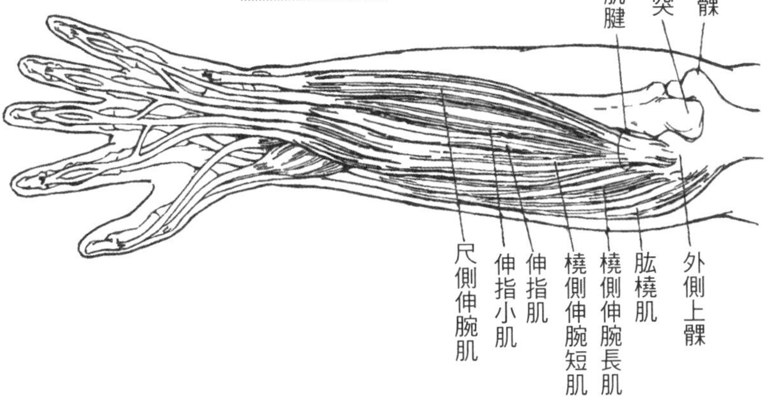

肘關節的肱骨外側上髁處，有數條手腕的背伸肌與手指的伸展肌附著其上。這些肌肉收縮與牽拉時，會對附著處的肌腱造成拉力，當長期反覆使用、在阻力下做腕部背伸或前臂的旋轉，都會對肘關節附近肌腱造成反覆性微小損傷。

在手掌緊握狀態下彎曲或伸直手肘（例如握手、打網球及挖冰淇淋等動作），若加上手臂伸肌與屈肌承受壓力不同，就會造成傷害。若過度使用外側上髁、伸肌受到較多壓力，會造成手部伸展肌腱末端的受損發炎，長久下來就會造成網球肘。打網球者常因錯誤的反拍擊球動作，以及過度練習而發生，家庭主婦常作扭乾抹布的動作及手洗衣服，也容易患外側上髁炎。高爾夫球肘發生原理與此類似，但主要是在手肘內側造成發炎反應。

診斷治療方式與注意事項

透過身體理學檢查可找出疼痛點，軟組織超音波檢查可定位與分辨其他病症，並作為治療時的導引。在物理治療上，治療性熱敷可以促進局部血液循環，超音波、低能量雷射能減緩發炎反應，經皮電刺激可止痛。常用藥物為非類固醇類抗發炎藥，或者採局部低劑量類固醇注射，以改善發炎情況。對於局部組織沾黏者，可使用超音波導引的水刀切割法撥離沾黏組織，並配合軟組織增生治療注射。

打網球時可戴網球肘護套，或使用手肘的支持護具，並改變打球習慣，例如減少反手拍或過肩擊球，或選用較輕、較有彈性的拍子。平時姿勢也要注意，保持手指關節放鬆及減少過度使用，大量購物時盡量使用推車承載，使用拖把拖地時身體微彎，以身體力量而非單純用手臂的力量帶動拖把，提搬重物或抱小孩時間不要太長，適當休息。肩部及上臂肌肉伸展操（第206—209頁）、手腕屈肌與伸肌的牽拉伸展運動（第210—213頁），也能改善這個問題。

頸椎神經根病變（第87頁）、肘部滑囊炎或肩膀穩定肌群（如棘上肌等）的肌筋膜疼痛症轉位的疼痛（第94頁），也會類似此類肘部疼痛。由於經常合併滑囊炎，此症並不適合局部推拿按摩，因為會使發炎和疼痛感更形嚴重。

由於肌腱一般修復時間約為六週，若反覆發生或久治不癒的患者，須注意有無軟骨關節的病變，例如剝脫性軟骨炎，或者有局部的感染如滑囊炎、敗血性關節炎等。另外，肘部的表淺神經慢性擠壓傷害也可能有類似症狀，因此懷疑的患者也可做神經傳導或超音波檢查以排除此類疾病。

腕骨關節炎

連水龍頭都轉不開

好發性：是手腕疼痛常見原因，影響日常生活各種活動，例如開瓶蓋、轉水龍頭等。

腕骨關節炎的症狀與成因

如同其他關節一樣，手腕關節也會有骨關節炎，大多數患者的症狀為侷限於手腕的疼痛與活動度受限。疼痛為經常性發生且會影響睡眠，使用手腕時會有摩擦沙沙或者卡卡的聲響，抓握力量可能減弱，且扭開瓶蓋等旋轉動作會引發疼痛。嚴重者可見到腕關節變形。

診斷治療方式與注意事項

在物理治療方面，治療性熱敷促進局部血液循環，超音波、低能量雷射可減緩發炎反應，經皮電刺激可止痛。常用藥物為非類固醇類抗發炎藥，或局部低劑量類固醇注射以改善發炎情況，還可使用軟骨增生藥物（例如玻尿酸、高濃度葡萄糖等）注射關節。對局部組織沾黏者，可使用超音波導引的水刀切割法撥離沾黏組織，並配合軟組織增生治療注射。

除了使用手腕的支持護具，平常也要保持手腕關節放鬆及減少過度使用。改變用力習慣，如減少轉開瓶蓋，請人代勞或使用適當輔助器具。居家環境更改成無障礙空間，門把或水龍頭改用撥桿式的，而非喇叭鎖門把或旋轉式的水龍頭。購物時盡量使用推車，使用拖把拖地時身體微彎，以身體力量而非單純用手腕力量來帶動拖把。提搬重物時間不要太長，要適當休息。

復健運動方面，平常可做手腕及手臂伸展操等強化運動（第208—209頁），及手腕屈肌與伸肌的牽拉運動（第210—211頁）。

此症的注射需要足夠專業技巧，建議以超音波導引進行。有外傷病史者應注意是否可能為缺血性壞死。此症常合併滑囊炎或肌腱炎，建議注射前最好確定診斷。

缺血性壞死

考倒醫師的手腕痛

好發族群：超過九成的病人和酗酒及過量使用類固醇有關。

缺血性壞死又稱為無菌性壞死或骨梗塞，

是因為供應骨頭的血液由於血管壓迫受傷或其他疾病被中斷，而造成骨細胞及骨髓壞死的疾病。缺血性壞死有各種各樣的原因，並能影響幾乎身體的任何骨頭。台灣缺血性壞死的發生率是每十萬人口約十三・二人，男性為每十萬人口約二十・三人、女性為五・九人，好發的年齡在三十—五十歲之間。

缺血性壞死的症狀與成因

缺血性壞死會使得手腕疼痛無力、活動度受限，有時會反覆出現紅腫疼痛又消失的症狀。抽菸或長期彎曲會加重症狀。很多原因都會造成缺血性壞死，包含創傷、血管壓迫、酗酒、高血壓、血管炎、動脈栓塞和血栓形成、過量使用類固醇、使用治療骨質疏鬆的雙磷酸鹽（特別會影響下頜骨）、鐮刀型貧血、類風濕性關節炎和紅斑性狼瘡等。

超過九成的病人致病原因和酗酒及過量使用類固醇有關。

外傷性手腕疼痛患者，受傷原因大多是騎乘機車意外跌落時，以手肘伸直手腕掌部直接撐地所造成，此姿勢是造成舟狀骨骨折，及其後演變為缺血性壞死的主要原因。另外，手腕橈骨莖突部有時也會因為創傷、酗酒及過量使用類固醇，而引發缺血性壞死。

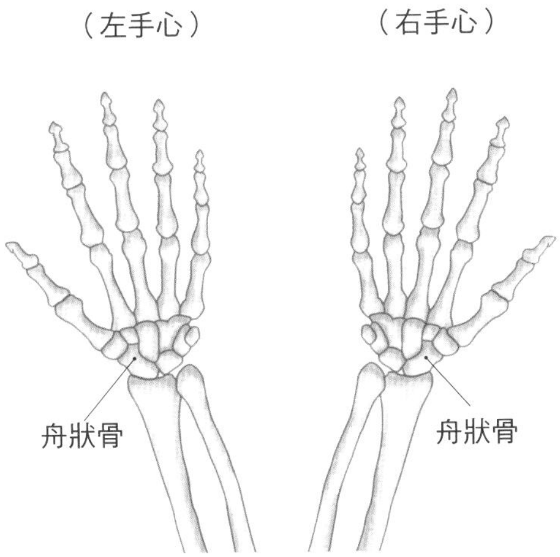

跌倒時以手直接撐地的姿勢，是
舟狀骨骨折及缺血性壞死的主因

診斷治療方式與注意事項

透過理學檢查、X光與電腦斷層掃描，有助排除骨折，超音波檢查可排除其他疾病。目前的療法，治療目標是盡可能延長關節的使用，大致可以分成以下三類：

保守療法：使用輔具護木固定來減少壓力，配合使用及非類固醇類抗發炎藥或其他止痛藥。

關節保護措施：如果保守療法失敗的話，就必須要靠一些關節保護措施來保護骨頭，減慢甚至停止骨壞死進展。若舟狀骨發生骨折，則及早給予石膏固定或開刀復位合併鋼釘固定，可減少舟狀骨骨折不癒合及缺血性壞死的機會。另外，可使用超音波導引增生藥物的注射。

外科手術：若延誤治療產生上述後遺症，則須採取手術切除近端掌骨，或施以腕關節固定術。

手腕疼痛原因多且複雜，尤其此症常被誤診為媽媽手（迪克文氏症第155頁）或手扭傷（第152頁），反覆注射類固醇更容易引發缺血性壞死。及早就醫，尋求正確診斷，才能避免病情惡化。

腱鞘囊腫

手腕也會長瘤？

特徵：患者往往看到堅硬腫塊出現便立即求醫，反而忽略手腕過度彎曲或伸展所造成的疼痛。

腱鞘囊腫是指手腕背部或腳掌背部的肌腱包膜，由於摩擦造成滑液過度分泌，導致局部腫脹及手腕部位的彎曲度受限及疼痛感。

腱鞘囊腫的症狀與成因

人體的腕關節處有滑液膜形成的肌腱鞘，它包圍附近的肌腱，以提供彎曲時的潤滑。當外傷及過度不當使用後，滑液膜會反應而過度分泌滑液，在局部形成結節狀堅硬的突起，而壓迫附近肌腱神經，引起局部疼痛與活動度受限。

此症患者手腕過度彎曲或伸展時疼痛會加劇，休息後可稍微改善，過度使用的患者則會造成腫塊繼續變大。患者往往看到堅硬腫塊出現便求醫，因此手腕過度彎曲或伸展的疼痛反而忽略了。

診斷治療方式與注意事項

可透過身體理學檢查，並使用X光檢查排除感染、脂肪瘤、關節炎、血管瘤、肉瘤等其他疾病，利用軟組織超音波檢查可判定大小與附近有無血管，以利治療。對於此症的治療，可在超音波導引下進行局部抽吸，並做局部低劑量類固醇注射。治療期間使用手腕固定護套，並且保持手腕關節放鬆及減少過度使用。

此類患者並不適合接受局部推拿按摩，這類措施往往會使疼痛更嚴重。對於腫瘤較大的患者可接受手術切除，不過還是需要足夠休息避免復發。其他疾患如感染、脂肪瘤、指掌骨關節的骨突、神經瘤、骨刺、掌骨因韌帶損傷而不穩定突起、關節炎、血管瘤、肉瘤等都可能有類似此症的突起，因此需要專科醫師的診斷。

肩三角肌

三角肌牽拉操

平時鍛練也能預防五十肩

三角肌圍繞著肩膀連接的肩胛骨、鎖骨及肱骨，與旋轉肌群一樣，包在肩關節的周圍，協同運作。肩部和上臂的多數運動都需要三角肌，它包括三個部分：前三角肌可讓手臂向前伸，側三角肌可以讓手臂向側方向抬起，而後三角肌可以讓手臂旋轉到後面。

止痛貼

伸展運動不只是進行運動前的熱身運動，也是復健科物理儀器、藥物與徒手治療外，會讓患者在日常也能進行的復健運動，以加快復原。一般人應每日定時進行簡單的伸展動作，以減低受傷、勞損的機會。

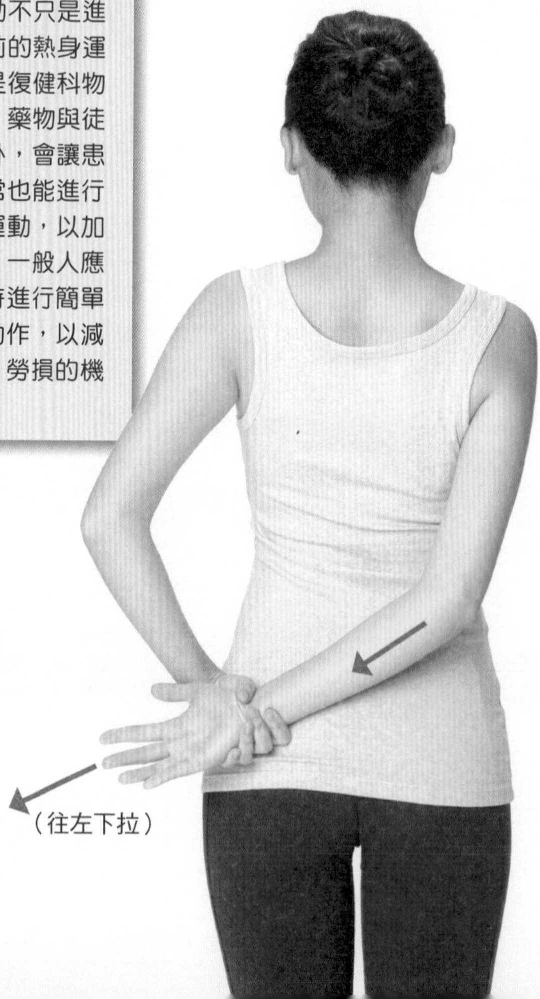

❶ 採站姿，雙腿打開大約與肩同寬，將背部挺直。將左右臂置於身後，以左手握住右手腕，往左下方牽拉。感到肩膀外側有拉緊的感覺，但肩部不要後傾，持續八～十秒，再換邊重複相同動作。左右手各練習十次。

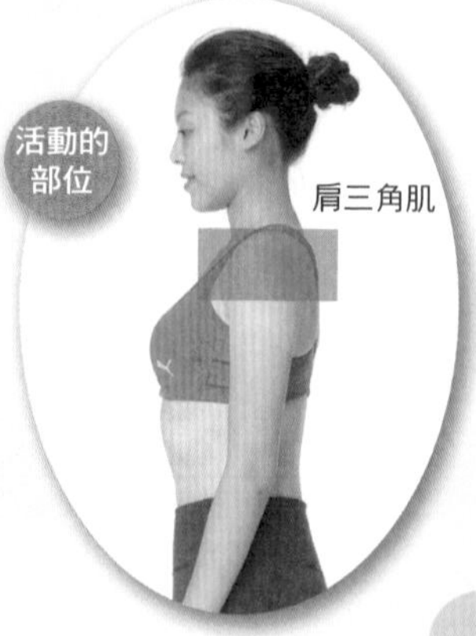

肱三頭肌

肱三頭肌牽拉操

適當鍛練讓上臂後側更結實

肱三頭肌就是位於上臂後側，人稱蝴蝶袖、掰掰肉的部位。因為肱三頭肌面積較大、活動機會少，如果不是刻意鍛練的人，容易感覺鬆弛。透過伸展，可以放鬆肘關節並鍛練上臂後側。

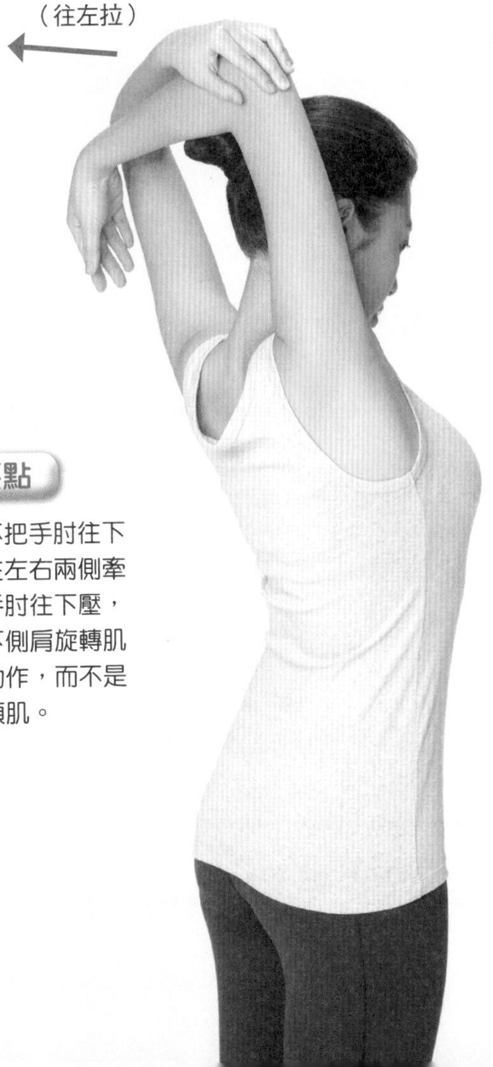

1 採站姿，雙腿打開大約與肩同寬，將背部挺直。將右臂舉起，彎曲手肘置於頭部後方，然後左手輕放在右手肘處往左方牽拉，感到右上臂後側有拉緊的感覺，持續八～十秒，再換邊重複相同動作。左右手各練習十次。

動作要點

重點在於不把手肘往下壓，而是往左右兩側牽拉。若將手肘往下壓，則是強化下側肩旋轉肌群的復健動作，而不是牽拉肱三頭肌。

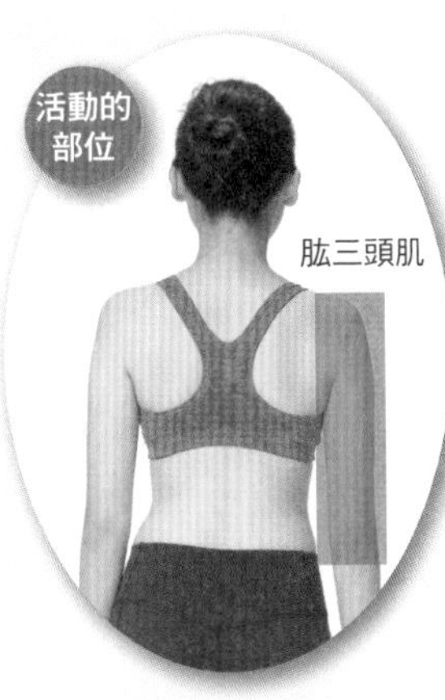

肱二頭肌、喙肱肌

肱二頭肌、喙肱肌伸展操

連動肩膀與前臂的重要肌群

臂肌均為長肌，分前、後兩肌群，前群在肱骨前面，屬於屈肌，後群位於肱骨後面屬於伸肌。前群包括有淺層的肱二頭肌、喙肱肌和深層的肱肌，後群有肱三頭肌和肘肌。

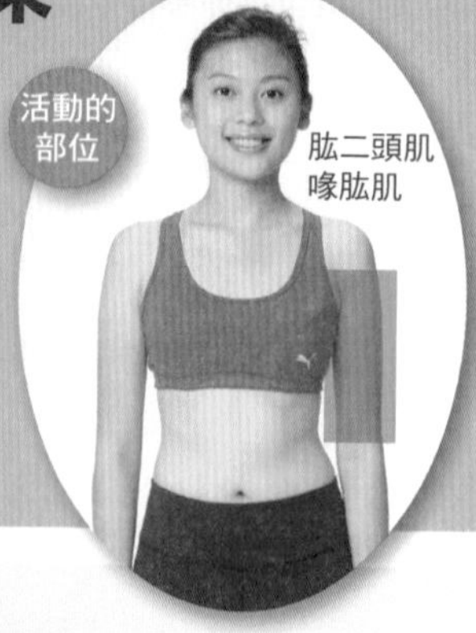

1 以左手拉住內旋置於身後的右臂，往左上牽拉，感到右上臂前側有拉緊的感覺，持續伸展八～十秒，再換邊重複相同動作。左右手各練習十次。

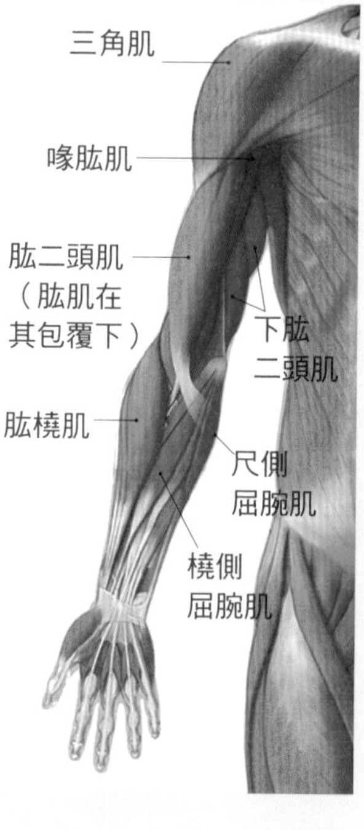

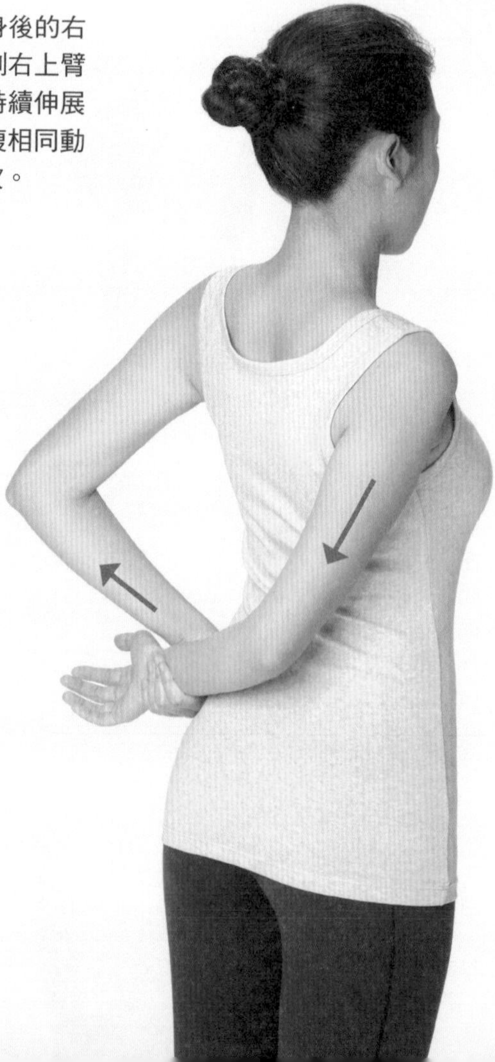

復健運動 ❹

肱肌

肱肌伸展操

避免出現大力水手的變形上臂

常常得搬重物的勞動者、游泳或網球選手等重複重度運動者，下肱二頭肌腱容易磨損及脆弱，若是受到創傷或是突然用力提重物，就有可能會造成肱二頭肌肌腱斷裂，外觀上有二頭肌腹回縮隆起及長頭處的凹陷。所以，大力水手粗壯的上臂二頭肌或許不是強力的象徵，而是肱二頭肌肌腱斷裂的症狀。

❶ 伸直手臂與肘關節，以左手抓住右前臂，微微往下翻轉，持續撐持八～十秒，再換邊重複相同動作。左右手各練習十次。

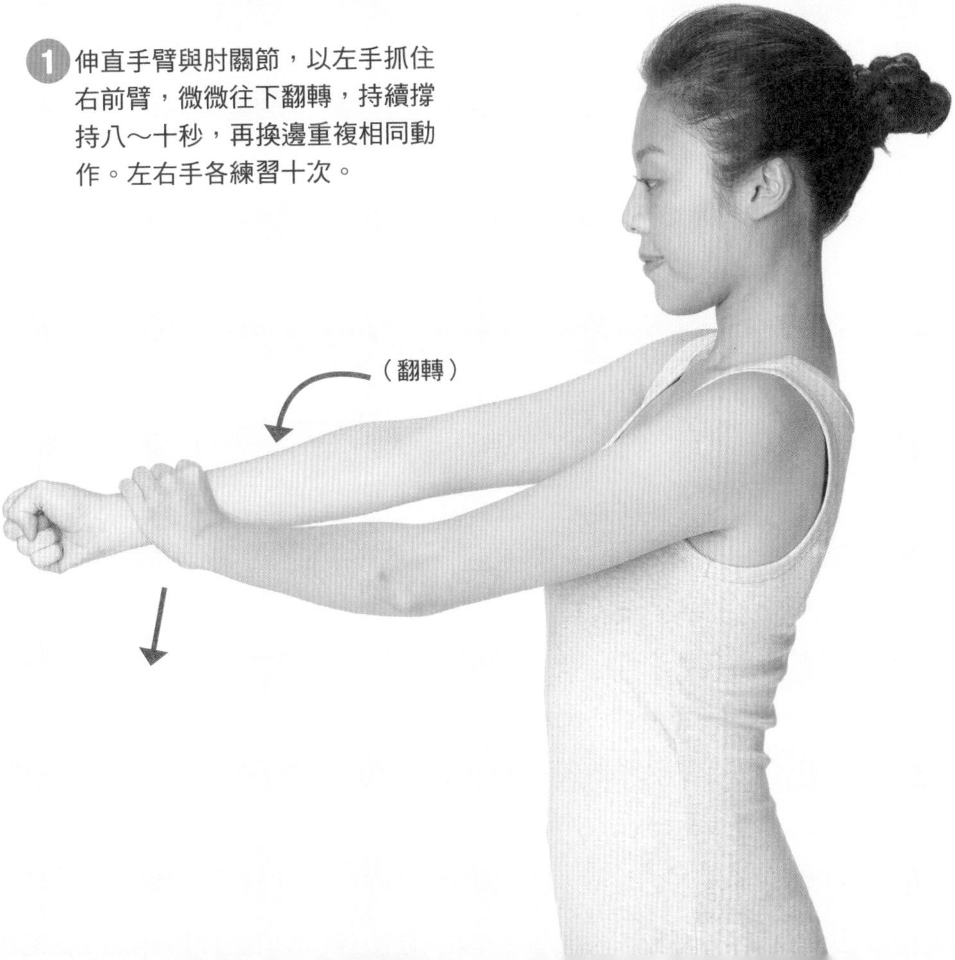

前臂肌群

屈腕肌伸展操

讓手腕能屈能伸、靈活自如

前臂肌群位於橈、尺骨周圍，主要作用於肘關節、腕關節和手關節，雙手倚賴前臂肌群，靈活自由做出動作或運動工作。除了屈肌和伸肌之外，還有迴旋肌使手臂更為靈活。

活動的部位

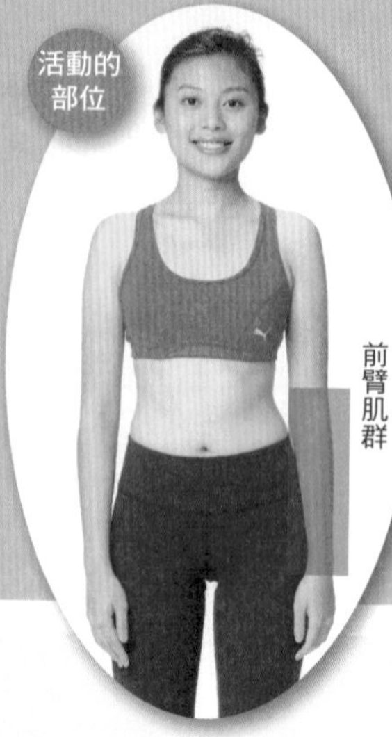

❶ 右臂向前伸直，平舉，反折手腕和手掌讓指尖向下。用左手抓住伸直的右手指腹，幫助往後（靠身體側）下壓，維持此伸展姿勢約十秒。回復原來的狀態，重複這個動作五次。然後換左手臂練習相同動作。

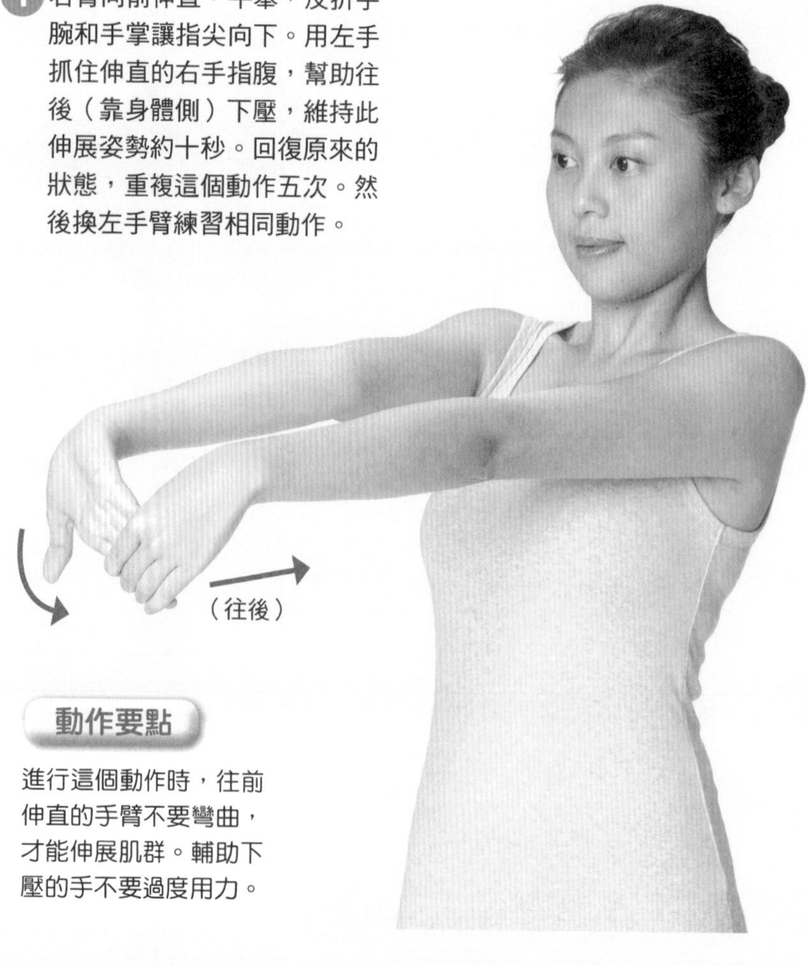

動作要點

進行這個動作時，往前伸直的手臂不要彎曲，才能伸展肌群。輔助下壓的手不要過度用力。

旋前肌

旋前肌伸展操

改善肘隧道症候群的麻痛不適

旋前肌包括旋前圓肌與旋前方肌兩束小肌肉，上肢前臂淺層的肌肉從尺骨經過前臂，延伸至橈骨，收縮時可轉動手臂，使掌心朝下。

動作要點

幫忙翻轉手心的那側手臂，用力方向為往上。

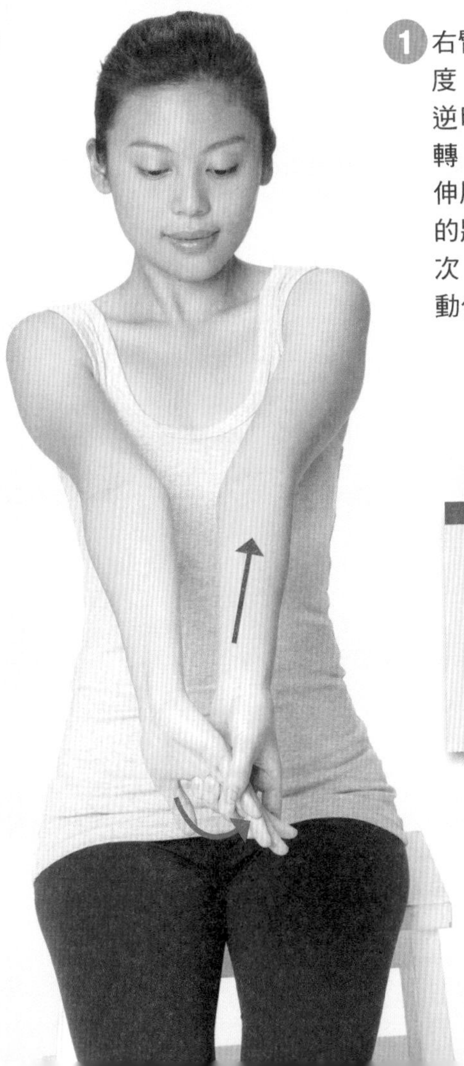

1 右臂向身體前方伸直約三十度，以左手扣住右手掌，以逆時鐘方向將右手朝上翻轉，讓右手心朝外，維持此伸展姿勢約十秒。回復原來的狀態，再重複這個動作五次。然後換左手臂練習相同動作。

止痛貼

旋前肌包括旋前圓肌與旋前方肌兩束小肌肉，從尺骨經過前臂，延伸至橈骨，收縮時可轉動手臂，使掌心朝下。

肱橈肌

肱橈肌伸展操

活動腕關節，增加前臂肌肉柔軟度

肱橈肌位於前臂的最外側，能屈曲肘關節與進行內、外微調的精細動作。

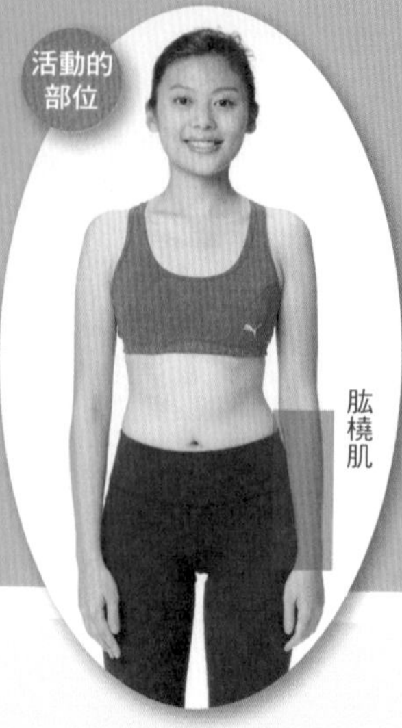

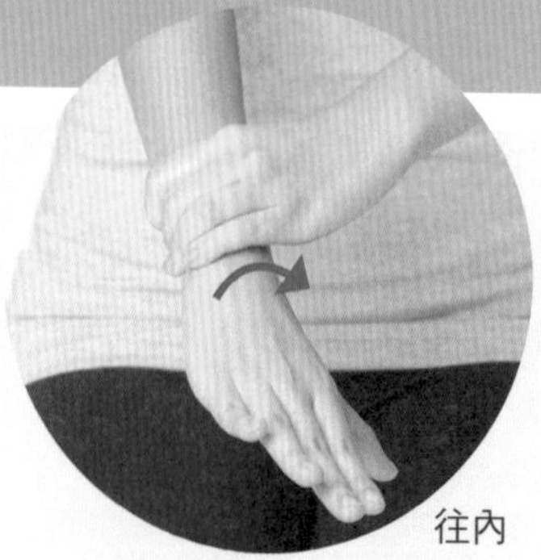

往內

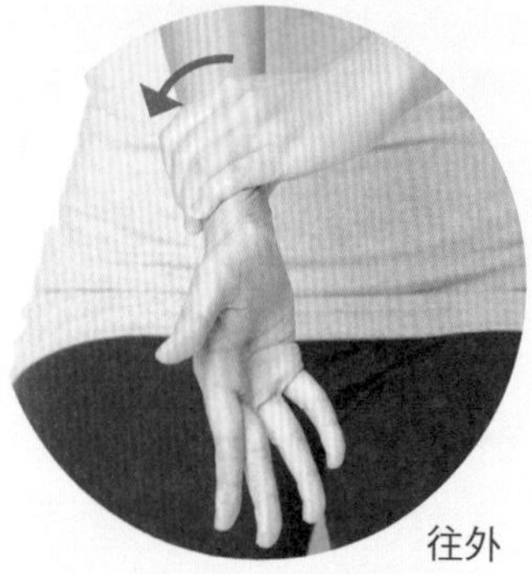

往外

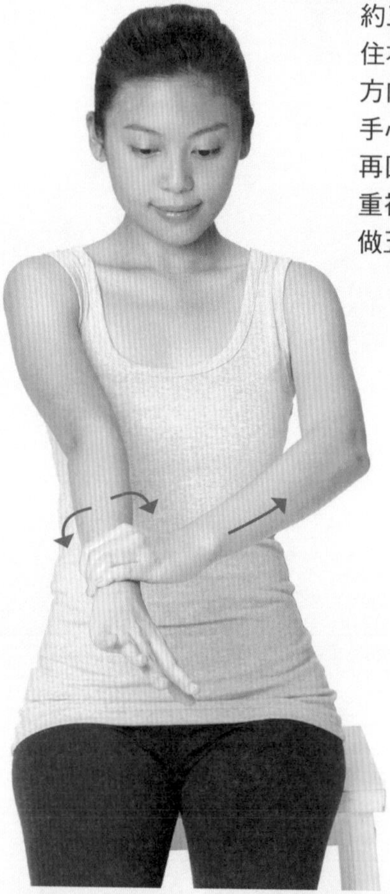

1 右臂向身體前方伸直約三十度，以左手扶住右手腕，往順時鐘方向旋轉右手臂，讓手心盡量往外翻轉，再回復原來的狀態。重複相同動作兩邊各做五次。

動作要點

幫忙抓住運動側的手，輕輕支撐住即可，讓運動側的手自己旋轉。

止痛貼

肱橈肌位於前臂的最外側，能屈曲肘關節與進行內、外微調的精細動作。

復健運動 8

旋後肌

旋後肌伸展操

向外扭轉手腕，改善腕骨關節炎

旋後肌是前臂肌群的深層肌肉之一。旋後肌與腕部伸展肌群過度使用，會造成伸肌群肌腱附著於肱骨外上髁處疼痛（網球肘），因而影響手肘及手腕伸展等各種功能。向外扭轉這個動作可以恢復肘部及腕部的靈活度。

動作要點

這個動作讓旋後肌伸展，同時充分彎曲腕關節與掌指關節，強化鍛練。

2 右手腕使力將拳頭逆時針向外翻轉，再回復原來的狀態。左手重複相同動作，兩邊各做五次。

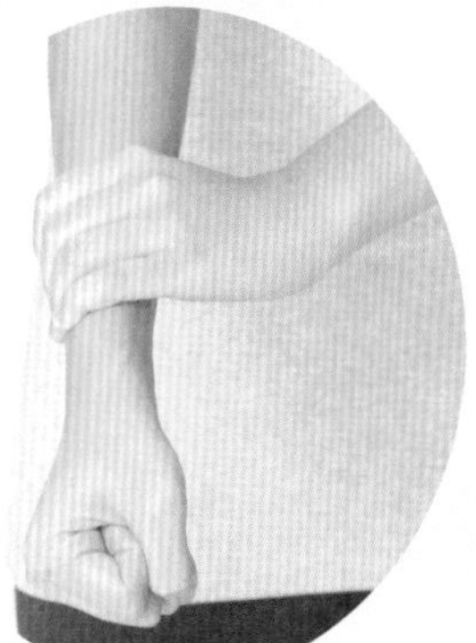

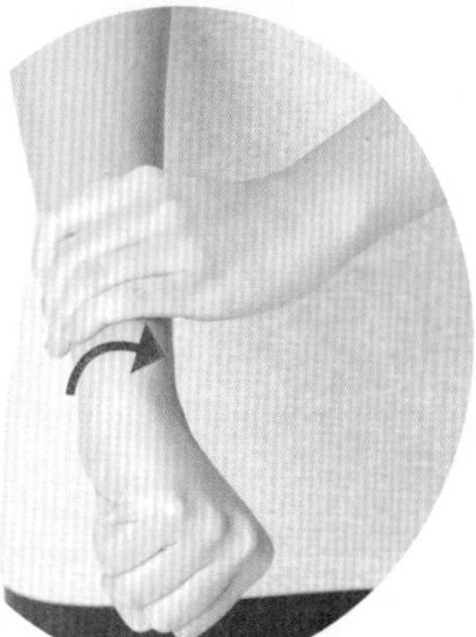

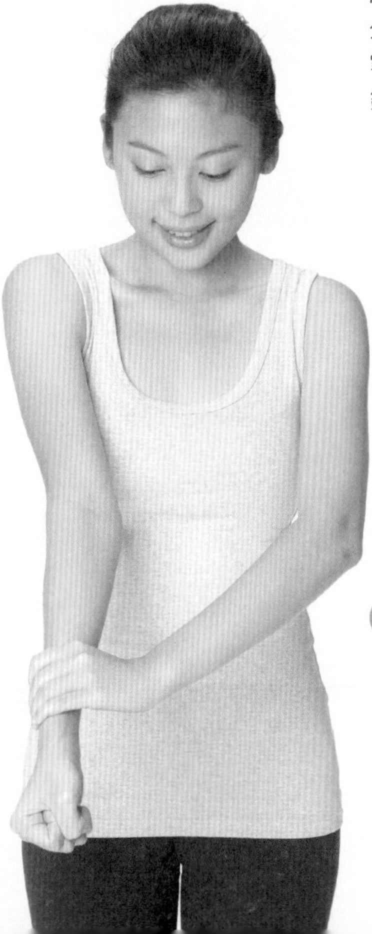

1 右手握拳，以左手扶撐著右手腕。

伸腕肌群

橈側伸腕肌牽拉操

改善網球肘與高爾夫球肘

俗稱「網球肘」的手肘外踝炎，通常因為腕部伸展肌群及旋後肌群過度或不當使用而發炎，造成手肘上髁處（肘關節外側突出骨處）疼痛，因而影響肘腕部伸展及功能性。

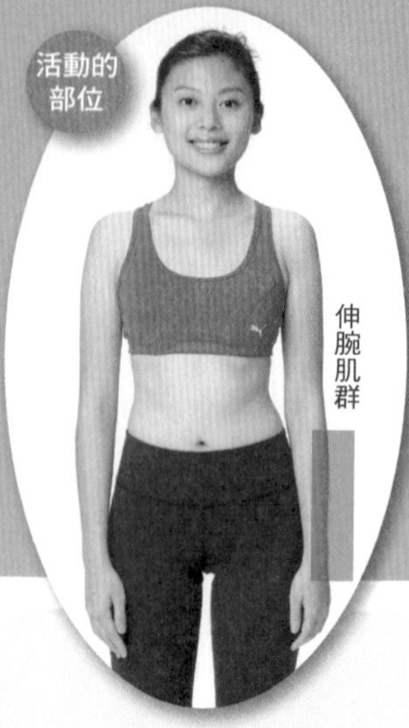

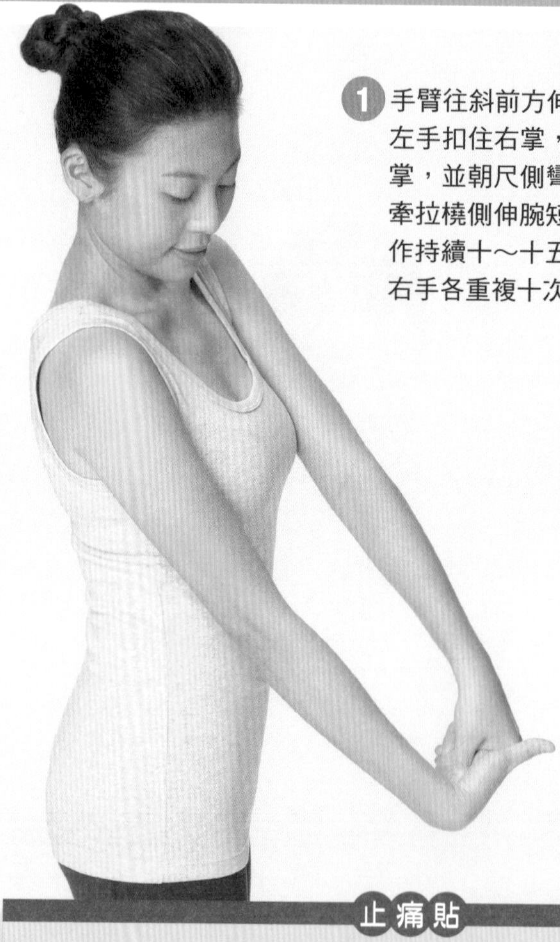

1 手臂往斜前方伸直，以左手扣住右掌，屈曲右掌，並朝尺側彎曲，可牽拉橈側伸腕短肌，動作持續十～十五秒。左右手各重複十次。

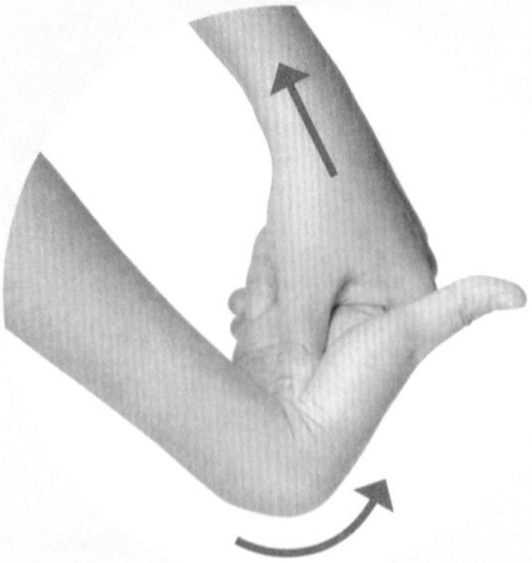

止痛貼

不只是網球選手，凡是工作時需要用力和重複作前臂的彎曲、橈側偏斜和手掌旋向前方或上方的動作的工人甚至家庭主婦等，都會增加手腕伸肌的壓力，導致肌腱發炎，容易引起網球肘。

伸腕肌群

尺側伸腕肌牽拉操

放鬆手腕與手肘的簡單動作

若將手臂往前伸展，手心朝上，前臂靠身體側為尺側，靠外側為橈側。前臂這兩側的屈肌與伸肌，讓手臂能做出伸直、彎曲、外展、內收等動作。

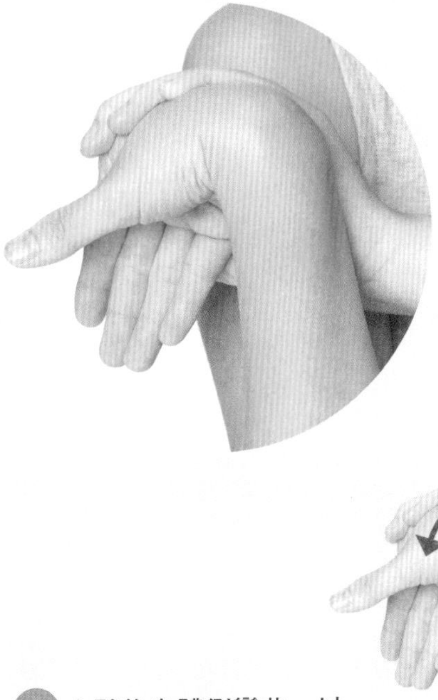

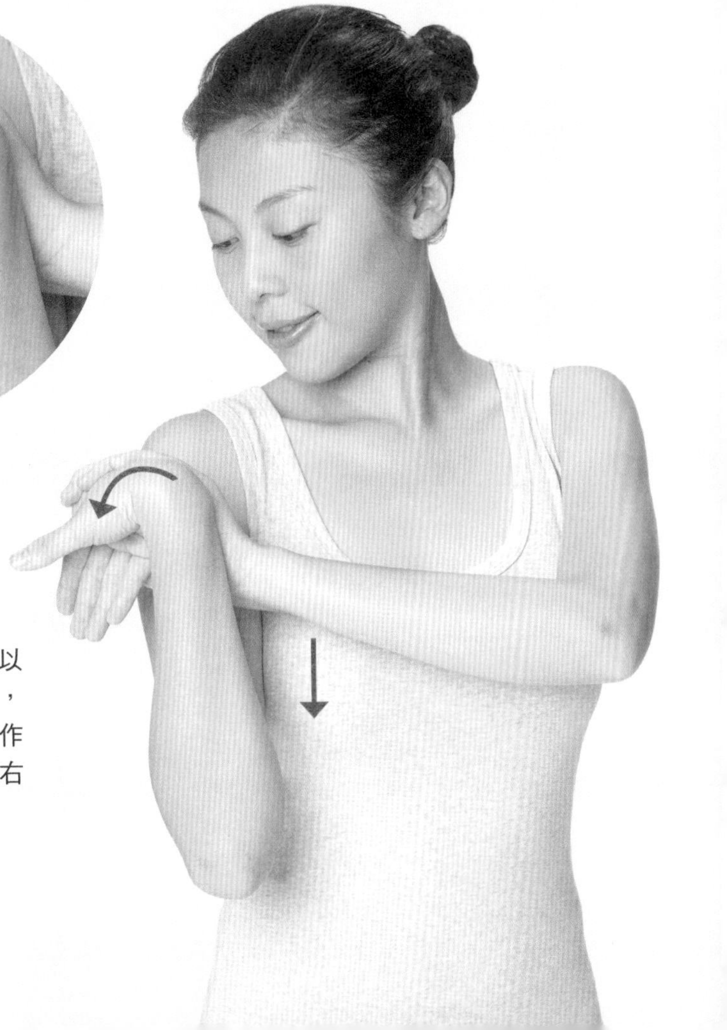

❶ 右臂往身體側彎曲，以左手將右手往下折曲，牽拉尺側伸腕肌，動作持續十～十五秒。左右手各重複十次。

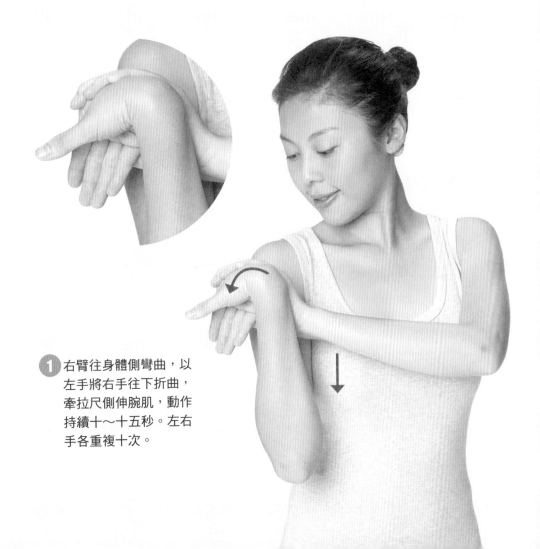

屈指肌

屈指肌伸展操

緩解手麻的肌肉伸展運動

使前臂和手屈曲的主要肌群有：尺側腕屈肌、橈側腕屈肌、屈指淺肌、屈指深肌、旋前圓肌。除了屈指深肌以外，起點都在肱骨內上髁，多數止於掌骨或指骨。

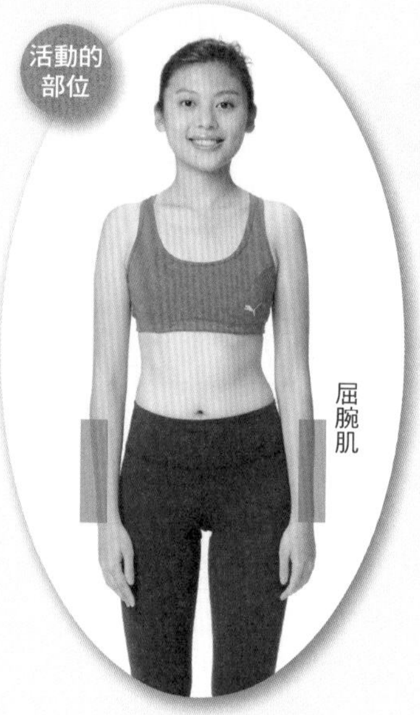

1 右臂向前伸直，右手手掌朝前，左手扳住右手手指末端，略用力往身體方向扳動，動作持續十～十五秒。左右手各重複十次。

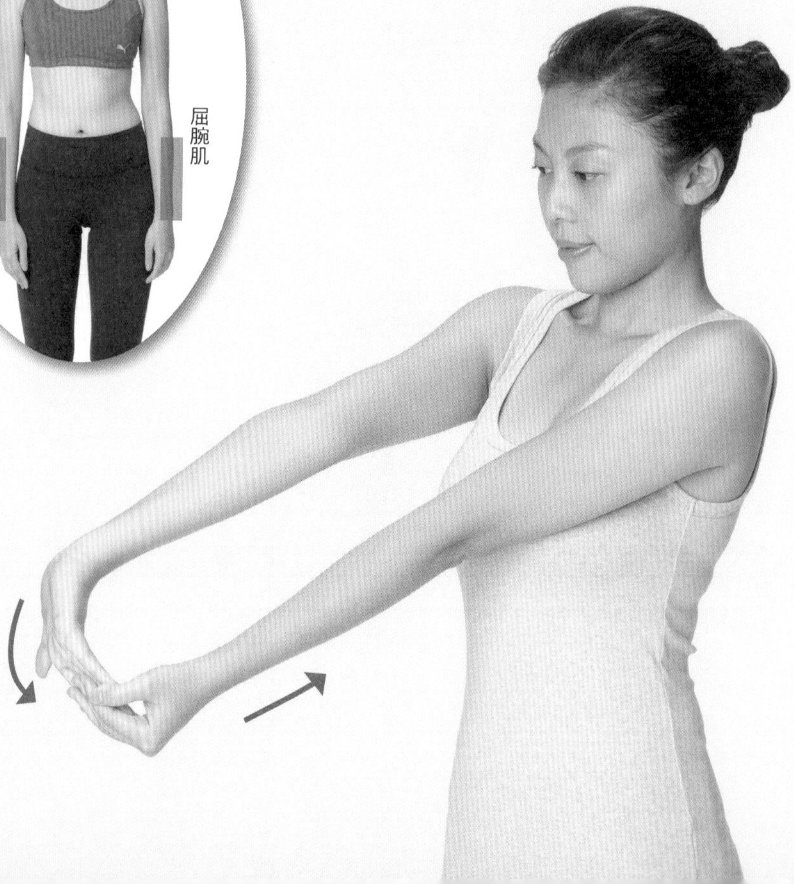

復健運動 ⓬

屈指肌、屈拇肌

屈指肌、屈拇肌伸展操

媽媽手

經常提重物、長時間手腕維持彎曲姿勢、反覆做手腕彎曲伸直的動作等等，長期腕部過度或不當使用，容易造成局部拇指對掌肌腱與伸指長肌肌腱的發炎反應，引起所謂的「媽媽手」，造成手背橈側（大拇指根部）疼痛及彎曲度受限。

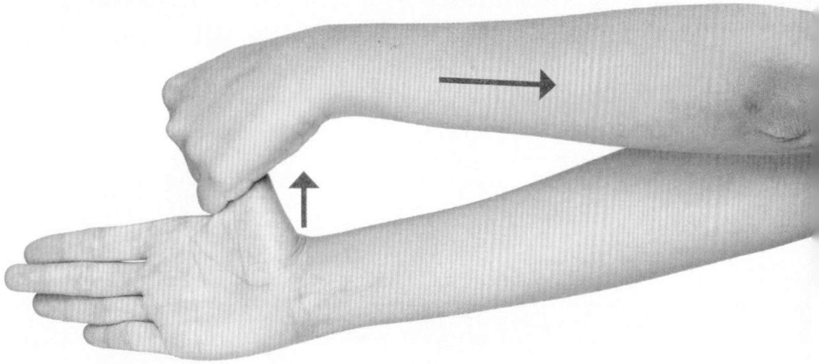

❶ 右臂向前伸直，右手手掌也伸展開，利用左手扳住右手拇指拉上往後扳，伸展腕掌關節與手指關節，動作持續十～十五秒。左右手各重複十次。

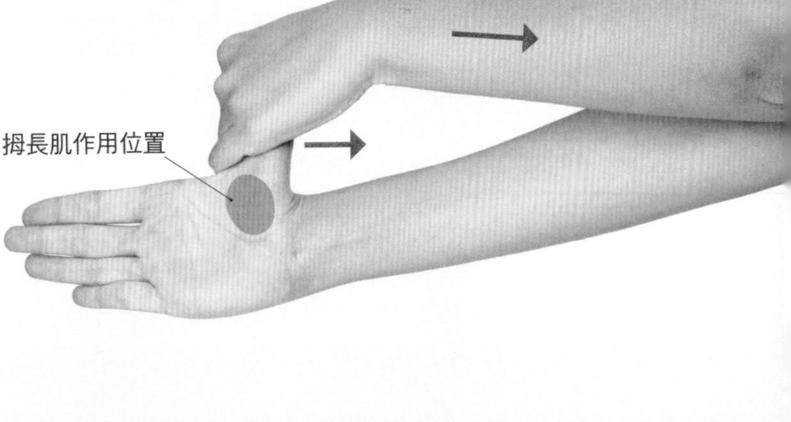

第五章 下肢痛

含髖關節至大腿、小腿與足部

可能引起下肢痛的因素

下肢痛為從髖關節至大腿、小腿（腳）和足所出現的疼痛。出現在腿腳足的疼痛和髖關節、膝關節、踝關節多半有關，不少下肢疼痛也都和腰部有關係。下肢疼痛原因大致可分成「腰部」和「腰部以外」兩大類。

下肢痛致痛源為腰部的疾症，有腰椎椎間盤突出症、坐骨神經痛、腰椎小面關節、肌肉性疼痛（如臀中肌和臀小肌）等原因。腰椎椎間盤突出症和腰椎管狹窄造成的疼痛，通常會合併大小便功能異常和腿腳肌力明顯變差，臨床上較常將這些歸類於腰痛（請參考第三章），須要盡早就診。

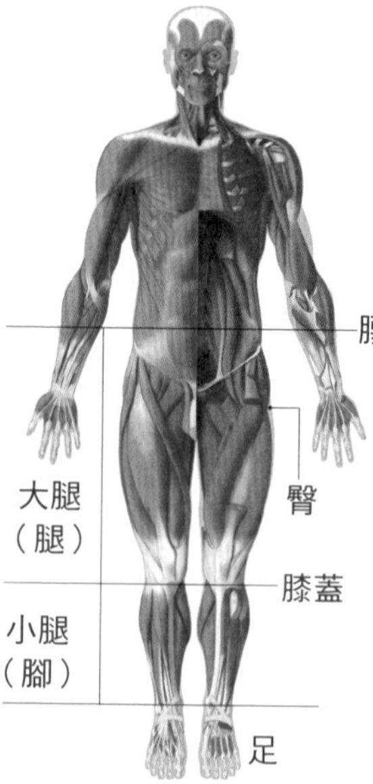

下肢是自腰部以下，含髖關節、大腿至小腿（腳）、足部

腰部以外的致痛原因，有退化性膝關節炎等關節疼痛、股骨頸骨折等骨頭疼痛、股骨大轉子或膝蓋髕骨前的滑囊炎等。其中以與髖關節和膝關節相關的疾病較多，因此下肢

疼痛首先必須確認是否與這兩處關節相關。膝蓋疼痛經常為韌帶和半月狀軟骨、肌肉等原因造成。年輕族群的膝蓋痛多半為韌帶損傷和斷裂、歐許氏症（Oshood-Schlatte disease）等，中老年人的膝蓋常因退化性膝關節炎和缺血性壞死等引起疼痛。如果疼痛找不到關節肌肉等常見原因，則必須思考周邊血管阻塞或硬化等疾病，如同筆者經常提醒自己與住院醫師、就診患者的話：「神經怎麼痛，血管就有可能怎麼痛。」

下肢疼痛的分類和特徵簡介，可以先參考表格說明。

下肢疼痛的分類和特徵

原因	代表疾病	症狀	成因	好發族群
肌腱	髕股骨疼痛症	膝蓋前方上下疼痛	反覆使用發炎	急加減速的運動
神經	坐骨神經痛	下肢麻痺疼痛、活動障礙、大小便功能異常	坐骨神經壓迫	負重、先前創傷、運動傷害、姿勢不良
關節	膝退化性關節炎	膝蓋疼痛紅腫熱脹、下樓走路跑步時疼痛	膝關節軟骨磨損變薄	年長者、先前受傷後、肥胖
肌肉	肌筋膜疼痛症	特定腿腳位置疼痛	過度與不當使用、先前創傷	運動傷害、姿勢不良者
滑囊	膝前滑囊炎 大轉子滑囊炎	膝蓋前方紅腫熱痛 髖關節外側紅腫熱痛	反覆摩擦發炎、感染等	創傷、反覆摩擦
血管	周邊血管阻塞	走一走便痛，休息後變好	下肢血管變硬或阻塞	糖尿病、心血管疾患、腎病患者

感覺異常性股痛

緊身牛仔褲的代價

好發族群：多見於較肥胖的中壯年男性，或者愛穿緊身牛仔褲、塑身褲的女性。

感覺異常性股痛也稱為股外側皮神經炎、臀皮神經炎，為一種股外側皮膚感覺異常的疾病。患者在單側或雙側大腿的前、外側有灼熱、刺痛或麻木感，特別是外側三分之二處出現感覺缺失、麻木、昆蟲爬行感、燒灼感、刺痛及沉重感，局部會有壓痛點。

感覺異常性股痛的症狀與成因

患者長時間坐姿、站立、蹲下，或繫粗寬硬皮帶、腰間放大手機等，都會加重症狀，休息後可緩解。檢查時可發現程度不等的表淺感覺缺失，主要是痛、溫、觸覺減退或消失，但不會有肌肉萎縮無力現象。

股外側皮神經由第二—三腰椎神經發出，沿骨盆經腹股溝韌帶下緣，在前上髂棘下一公分處穿出闊張筋膜至股部皮膚。如果由於受壓迫、外傷等原因影響股外側皮神經，即可能發生感覺異常性股痛。此症多見於較肥胖的中壯年男性，或者穿緊身牛仔褲、內褲使用緊束皮帶的女性。

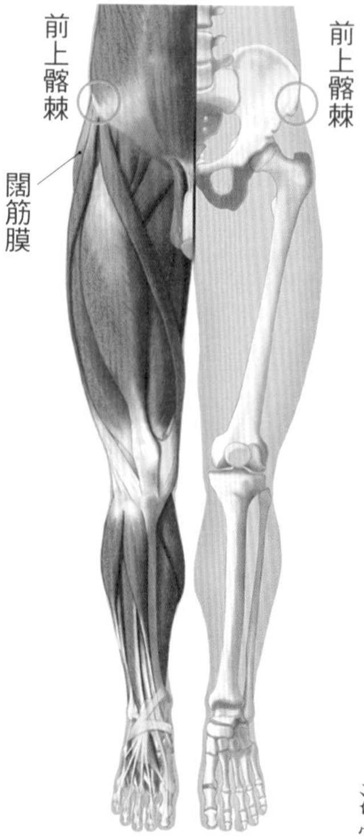

診斷治療方式與注意事項

透過理學檢查可發現壓迫點，肌電圖神經傳導檢查可排除其他疾病，找到壓迫程度與病灶。

此症的治療須注意不要再繼續壓迫患部，肥胖患者建議減重，勿穿太緊的褲子與繫緊皮帶。可使用電療、遠紅外線、雷射等物理儀器治療，嚴重者可施行外側皮神經注射治療，通常有立竿見影的療效。或在超音波導引下用水刀切割法將沾黏組織分開，然後使用神經增生治療。如果對注射無反應，應該馬上要思考第二、三節腰椎病變的可能性，反覆發作嚴重患者，可接受神經切斷或韌帶鬆弛術。

此病經常與腰椎神經根壓迫、糖尿病腰神經叢病變、股骨大轉子滑囊炎、髖關節退化疾病等混淆，它的特徵在於：(1)沒有發生無力等運動功能缺損；(2)麻木疼痛症狀僅限於大腿外側；(3)通常有明顯壓迫疼痛麻木點。

髂脛束症候群

大腿外側硬梆梆

最常發生在：長期在顛簸路面跑步及技巧不正確的跑者、騎自行車或划船運動者。

負責膝關節伸展、髖關節側面移動、穩定大腿的髂脛束，由於過度使用或骨盆髖部膝蓋相對位置偏移，造成肌腱緊繃摩擦附近組織，例如脛骨外髁產生局部疼痛，稱為髂脛束症候群。

髂脛束症候群的症狀與成因

初期症狀可能是膝蓋外側、大腿外側或小

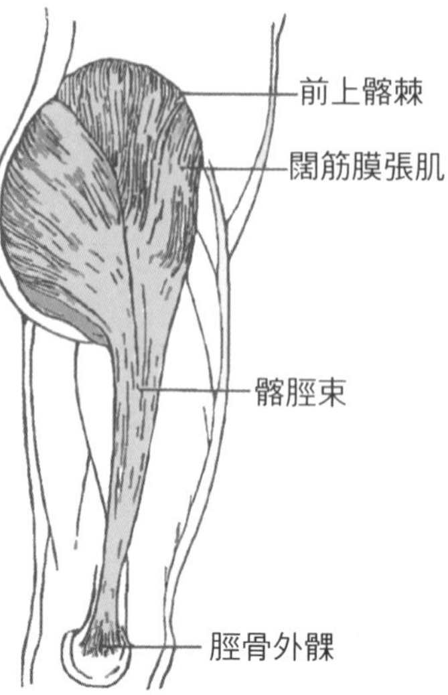

髂脛束是位於大腿外側的肌群

腿外側靠近膝蓋端的疼痛緊繃感，特別是下坡下樓梯時最明顯，跑步、膝蓋彎曲或伸直時可能使疼痛惡化。大腿外側中點（即中醫的「風市穴」）會有明顯的壓痛點，膝關節外展時也有無力感。

由於長期過度或不當的彎曲，像是跑步、騎自行車或划船等運動，造成髂脛束在大腿外側靠近膝蓋處反覆摩擦，或膝蓋反覆重複彎曲造成髂脛束過度使用，或者骨盆位置前傾或側傾造成兩側的髂脛束張力不均，產生肌腱的摩擦、發炎與疼痛。有時，肌腱上方的闊筋膜張肌的肌肉不平衡而緊繃（長期在不平的路面跑步及不正確的跑步技巧之類的原因造成），或肌腱下方的滑囊發炎，都會導致髂脛束這處肌腱過度緊繃。

診斷治療方式與注意事項

通常可從症狀和理學檢查得出診斷，也可用超音波或核磁共振來確認診斷並排除其他疾病，常用的物理治療有超音波、電療、雷射等。一旦發現可能症狀，應馬上停止任何造成疼痛的姿勢或運動，採取PRICE（保護、休息、冰敷、壓迫、抬高，參見第18頁）原則處理，並開始做姿態擺位及牽拉的運動（第183頁）。同時也可進行足部與腳踝的評估，看是否需要矯正鞋墊或更換適當的鞋子。

對於休息後未改善者，可於局部注射輕量類固醇，或使用髂脛束滾筒運動自我按摩法（第253頁）。另外，可做核心穩定運動（第172—177頁）與跪姿矯正骨盆與臀部的姿勢（第179頁），以及髂脛束伸展操（第250頁）鍛練。髂脛束緊繃壓迫者可使用激痛點針刺、超音波導引增生治療以修補磨損的肌腱。

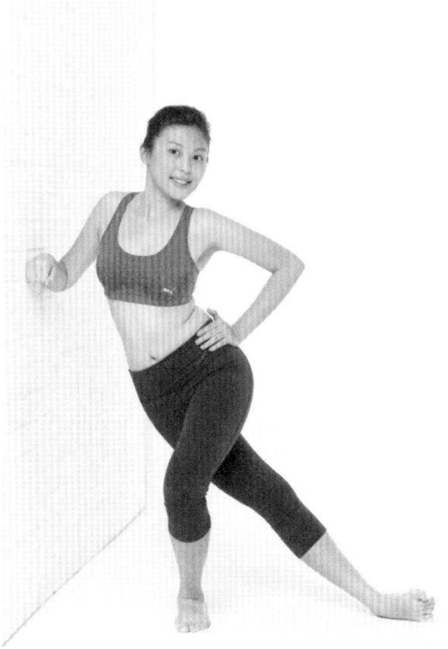

髕股骨疼痛症

煞車太多的膝蓋痛

治本之道：除了停止活動、改變運動型態外，檢視並調整動力鍊才是根本解決方法。

髕骨在膝蓋前側正中間，連接股骨（大腿骨）與脛骨（小腿骨）。膝蓋前方附近的常見病痛有：髕股骨疼痛症，是髕骨在大腿骨突起上滑動造成膝蓋前方疼痛，和關節退化損傷無關；髕骨前滑囊炎，是作為膝關節活動緩衝與潤滑的滑囊受損發炎；而著骨點病變，則是髕股骨肌腱在與小腿脛骨前突接著處的著骨點病變。

這幾類疾患都是指膝蓋前方附近的疼痛，病因包含六大類，可參考膝蓋前方疼痛的分類與特徵表。

膝蓋前方疼痛的分類與特徵

原因	代表疾病	症狀	成因	好發族群
骨骼	髕股骨關節炎、外傷性骨折、雙髕骨	膝蓋疼痛，活動彎曲時會加劇	退化、創傷、先天性造成	髕股骨關節炎，女性與男性病患比例約二：一
軟骨	髕股骨疼痛症	膝蓋周圍疼痛感，跑步後加劇	髕股骨間軟骨磨損變薄	先前受傷、運動、肥胖
肌肉	肌筋膜疼痛症	膝蓋周圍疼痛	過度使用、先前創傷	常為股四頭肌的轉位痛
肌腱	髕股骨肌腱著骨點病變	疼痛、膝蓋肌腱處聲響感	過度或不當使用後肌腱接著骨頭處的發炎	運動傷害、姿勢不良者
滑囊	髕骨前滑囊炎	膝蓋前方紅腫熱痛	反覆摩擦發炎、感染	運動員、經常跪姿者
神經	複雜性局部疼痛症候群	膝蓋疼痛活動度受限	通常在骨折後發生	因部位而異，常見於上肢

髕股骨疼痛症、髕骨前滑囊炎和著骨點病變的症狀與成因

髕股骨疼痛症會造成膝蓋周圍內外的痠痛感，承受壓力時（如上下樓梯或跑步）容易引發，膝蓋彎曲激烈運動、深蹲或承重性的活動也會導致疼痛。膝蓋周圍可能腫脹，喀啦作響。通常由於股四頭肌力量不夠或不平衡、肌腱延展度變差或太緊，導致髕骨在股骨上摩擦移動所造成。

髕骨前滑囊炎患者膝蓋患處有明顯的壓痛點，有時紅腫脹痛，彎曲行動時會更疼痛，特別是跪姿。有時膝蓋表面皮膚會破損，使細菌散播到滑囊中導致感染，若發炎沒有治療可能會變成慢性滑囊炎。因為過度摩擦、創傷等造成滑囊內積水或出血，導致作為膝關節活動緩衝與潤滑的滑囊腫脹與發炎。

著骨點病變患者膝蓋做煞車或加速時，脛骨前突會有明顯疼痛，局部有壓痛感。是髕股骨肌腱連接小腿脛骨前突的著骨點，因運動活動勞動原因反覆拉扯韌帶，而導致腫脹發炎。

診斷治療方式與注意事項

這些病症由於疼痛位置很接近，需要專科醫師的細心診斷。另外超音波有助於釐清病灶所在，與觀察有無積水。X光可助排除其他疾病如骨關節炎。

如果懷疑有此類疾病，應停止目前活動，以PRICE（第18頁）處理並尋求醫療協助。藥物方面，使用非類固醇類消炎劑可幫助減少急性發炎，復健科物理治療中的超音波、電療、雷射等對疼痛緩解、組織修復都有效果。若發現積水，則須先抽吸、後注射輕量類固醇或消炎藥，肌腱若有損傷則可使用增生治療。

另外，分析動力鍊對足踝進行評估，看整體運動中壓力最大點集中在何處，可使用肌內效貼布先行轉移壓力點，或評估是否需要使用矯正鞋墊或輔具來調整。並進行肌力訓練（第248、252—254頁）、平衡度訓練以改善疼痛。

此類疼痛的發生主要是大腿肌肉力量不平均或不夠，加上急加速與減速時膝蓋受到過度衝擊所引起。除了改變運動型態外，檢視並調整動力鍊才是根本解決方法。若接受完整復健治療，大多數髕股骨疼痛症患者可在數週至一個月內大幅改善，四到六個月內可完全恢復，接受手術者復原期約為三個月。

髕骨滑囊炎對PRICE（第18頁）處理與吃止痛藥通常反應良好，約一至兩週內即可回復原先的活動與運動；若併發滑液囊感染，復原期可能會達兩個月之久，手術治療者復原期約四到六週。著骨點病變患者休息約二至三週後，接受復健治療、調整動力鍊將可避免復發。

膝蓋疼痛

腳骨不軟Q的痛三「下」

好發族群：常見於中老年人，女性的罹患率比男性高。老化、肥胖、創傷、遺傳、職業傷害、代謝性疾病等都是造成因素。

特徵：下床、下坡、下樓梯痛三「下」。

膝關節支撐全身重量，比其他部位更容易受傷，所以膝痛原因多在膝關節本身、上下支持的穩定肌肉群、膝關節附近的韌帶、半月軟骨等部位。當膝蓋疼痛時將增加膝蓋不穩定性而產生步行障礙，進而影響上方腰背甚至頸部。

膝蓋疼痛原因依年齡層不同有很大差異。年輕族群的膝痛以運動傷害造成的前、後十字韌帶和內、外側副韌帶受傷和斷裂居多，因此診療須先了解有無相關運動傷害。此外，還有膝關節缺血性壞死及生長板剝落造成的歐許氏症。中年以上病患則以退化性關節炎、軟骨磨損等居多。

不論是哪一種疾病，對膝關節造成的負擔

最後都會影響全身，因此在治療時除針對疼痛外，也應要求病患控制體重，減輕膝關節負擔，並持之以恆地做膝部穩定肌群的強化訓練（第248—251頁）。

從膝痛的分類和特徵表可以比較各部位膝蓋痛的成因與異同處。

退化性關節炎的症狀與成因

退化性關節炎（膝骨性關節炎）是指膝關節的非炎性疾患，最常影響膝關節內側，特徵是關節軟骨退化，及關節表面和邊緣的新骨生成，造成膝蓋彎曲及承重時（例如蹲下和下樓梯等動作）的疼痛，活動度受限。

此症通常在早上醒來下床時、或起身膝蓋由彎曲伸直時最為疼痛，行走或下樓梯、下坡時也會疼痛。大多數患者會有膝關節活動度受限情形，因此常無法完全伸直膝蓋。關

引起膝蓋疼痛的病症

1. **膝蓋前側（中間）疼痛：**髕股骨疼痛症、跑者膝、髕骨前滑囊炎、肌筋膜疼痛症
2. **膝蓋上方疼痛：**股四頭肌肌腱炎、髕股骨疼痛症
3. **膝蓋下方疼痛：**髕股骨疼痛症、剝脫性軟骨炎、髕骨肌腱炎（跳躍膝）、肌筋膜疼痛症
4. **膝蓋內側疼痛：**鵝足肌腱炎、內側副韌帶症候群
5. **膝蓋外側疼痛：**髂脛束症候群、外側副韌帶症候群

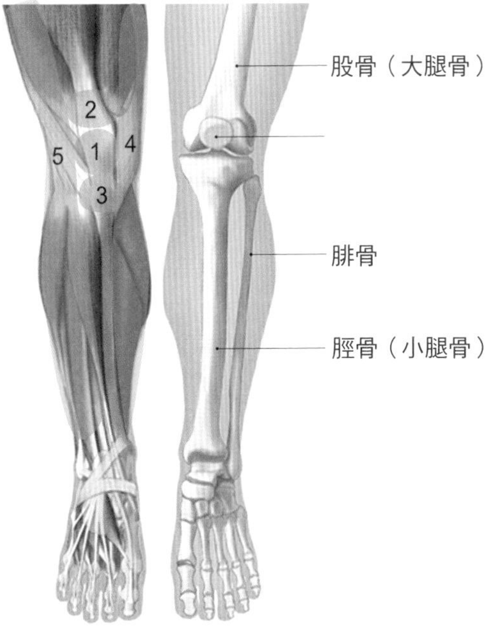

膝痛的分類和特徵

原因	代表疾病	症狀	成因	好發族群
關節	退化性關節炎	膝蓋疼痛紅腫熱脹、下樓下坡走路跑步時疼痛	膝關節軟骨磨損變薄	年長者、先前受傷、肥胖
軟骨	半月板磨損受傷	疼痛、膝蓋鬆脫感	軟骨磨損變薄	年長者、先前受傷、肥胖
肌肉	肌筋膜疼痛症	特定膝蓋位置疼痛	過度與不當使用、先前創傷	運動傷害、姿勢不良者
韌帶	前後十字韌帶損傷 內外側副韌帶損傷	疼痛、膝蓋不穩定感	扭轉後上下施力	運動傷害、姿勢不良者
肌腱	髕股骨疼痛症	膝蓋前方上下疼痛	反覆使用發炎	急加減速的運動
滑囊	髕骨前滑囊炎	膝蓋前方紅腫熱痛	反覆摩擦發炎、感染	運動員、經常跪姿者
神經	腰椎間盤突出	膝蓋麻痺疼痛、大小便功能異常	坐骨神經壓迫	負重、先前創傷、運動傷害、姿勢不良
血管	周邊血管阻塞	走一走便痛，休息後變好	下肢血管變硬或阻塞	糖尿病、心血管疾患、腎病患者

節邊緣有壓痛感，有時會紅腫熱脹痛。活動膝關節時會有「喀啦」或「沙沙」的聲響，有些較嚴重患者會有膝蓋內翻或外翻的變形等。若軟骨磨損程度嚴重，也可能會造成股骨或脛骨骨膜上的軟骨產生碎片或剝脫，稱之為剝脫性軟骨炎。

老化、肥胖、創傷、遺傳、職業傷害、代謝性疾病等都是造成此症的因素。好發於中老年人，女性的罹患率要比男性高。其他疾病也可能以膝蓋痛為主要表現，例如腰椎狹窄症（第157頁）、髖關節退化或梨狀肌症候群（第163頁）等，有時無法確定病因，往往也是膝關節疼痛久治不癒的主要因素。

診斷治療方式與注意事項

透過身體理學檢查如X光片檢查可判定嚴重程度，軟組織超音波檢查可檢查有無膝蓋附近的積水，對於反覆發作患者應考慮剝脫性軟骨炎或者韌帶損傷，需要時可做核磁共振檢查。

在治療方面，短波、超音波、干擾波、經皮電刺激、震波等物理治療儀器會有幫助，常用的藥物有口服使用葡萄糖胺，或在膝關節內注射軟骨增生藥物如玻尿酸、軟骨素、高濃度葡萄糖、高濃縮血小板血漿等，也可使用非類固醇類抗炎劑與第二型環氧酶抑制劑。至於手術，可選擇內視鏡清除術、截骨術、軟骨置換術、全膝關節置換術等，可與主治醫師討論適合的療法。

進行治療前抽吸掉積水是最重要的，因為積水之內通常有許多發炎物質，會刺激局部組織更疼痛並且影響修復，也容易吸熱（在熱療或電療時容易燙傷）。局部類固醇注射是控制發炎，通常不建議注射太多次以免產生庫欣氏症（會出現滿月臉、水牛肩、青蛙肢、軀幹性肥胖、肌肉無力、背痛、血糖增加、高血壓、皮下瘀青等症狀）。通常我會使用各種不同軟骨與肌腱修復的增生治療注射。

此症經常同時合併有附近的滑囊炎、肌腱炎，因此要先解決積水與發炎，再進行修復的增生治療，並配合肌力訓練以轉移膝蓋的壓力，還有學習正確的膝蓋承重姿勢是避免復發、加速痊癒的秘訣。

平常要避免過度負重、過度彎曲以及過度使用膝蓋，可使用肌內效貼布、膝部保護固定帶、膝部支架等輔具保護，並且練習股四頭肌強化運動、腿後肌強化運動、鵝足肌腱強化運動、膝關節穩定操等強化膝蓋的復健運動（第248—254頁）。

膕窩囊腫

膝後不明腫塊

特徵：囊腫在膝彎曲時變小變軟，膝伸直時變大變硬，囊腫大小與症狀會起起伏伏。

膕窩囊腫即貝克氏囊腫（Baker's Cyst），常見於中老年長者或膝蓋受過傷的民眾。是由於膝蓋後側的膕窩位置長出腫瘤狀硬塊，壓迫神經血管造成疼痛腫脹。

膕窩囊腫的症狀與成因

膕窩囊腫通常生長緩慢，初期沒有什麼明顯症狀，小一點的囊腫可能只有輕微的膝部不適感，而在明顯的腫塊出現後，則會有下肢無力、關節彎曲度受限、上下樓梯或走久後有膝蓋痠軟無力、脹痛感，嚴重腫脹時，甚至會有小腿浮腫、靜脈曲張等現象。囊腫在膝彎曲時變小變軟，膝伸直時變大變硬，囊腫的大小與症狀會起起伏伏，當囊腫破裂時，會引起小腿膝蓋後方的劇痛與腫脹。

一般認為，此症是因為膝關節損傷發炎和過度使用，造成膝關節腔內的滑液膜分泌過量的關節液所致。液體流入滑膜囊內，造成滑膜囊變大形成囊腫。此囊腫常會伴隨著半月狀軟骨的破裂退化、關節軟骨退化而更加嚴重。

診斷治療方式與注意事項

透過身體理學檢查比較兩膝後的外觀，觸摸膕窩以判定腫瘤大小、硬度和壓痛程度，同時也可檢查有無膝蓋韌帶或半月軟骨的病變，並檢視小腿有無疼痛現象。利用軟組織超音波與核磁共振可判定囊腫大小、有無血管與包膜厚度，同時排除其他疾病的可能。從X光片可判定膝蓋骨頭磨損程度。

在治療上，可運用超音波或低能量雷射等減輕發炎反應，服用非類固醇類抗炎劑，以及使用無菌針筒抽吸出囊腫內積液（一般為稻草黃色、膠狀積液）。還可貼肌內效貼布轉移壓力、膝部固定帶幫助穩定，平常就要避免膝蓋過度彎曲動作，及減少重複運動時間，並進行股四頭肌與腿後肌強化運動（第248、252、254頁）。

抽吸囊腫內積液過後通常會使用彈性繃帶包紮膝蓋，嘗試使撐開的滑液膜黏合，滑液膜較厚或者範圍較大的患者，則建議接受手術以切除多餘的滑液膜避免復發。

此症須與腿部的深部靜脈栓塞或血管硬化（透過靜脈攝影或超音波可以診斷）、發炎性關節炎、內側腓腸肌或膕肌肌肉拉傷、表淺靜脈炎、運動後的腔室症候群或軟組織腫瘤（透過超音波或核磁共振可以診斷）加以區別。若是半月軟骨破裂或關節退化引起的關節液增生囊腫，則建議先施以增生治療或以關節鏡手術將半月軟骨或退化問題修復，可根本解決囊腫。

膝蓋韌帶損傷

爆裂的膝蓋

最常發生在：碰撞型與接觸型運動，如打籃球、棒球、壘球、橄欖球或足球時。

韌帶是負責膝關節穩定度的重要結構，主要有四條：前十字韌帶、後十字韌帶、內側韌帶、外側韌帶，再加上前面的髕骨肌腱協同運作。韌帶的扭傷或斷裂通常都是因為突然扭轉的動作所致，直接撞擊也可能導致損傷。

膝蓋韌帶損傷的症狀與成因

膝韌帶扭傷或斷裂時，膝蓋會有劇痛、腫脹、不穩定感（鬆鬆的好像不是自己的）與疼痛感，受傷時常會聽到「啪」的一聲，可能無法完全伸直。後十字韌帶損傷患者在下樓梯或下坡時會有「軟腳向前滑」的感覺，膝關節無法伸直，一段時間後關節活動時會發出喀啦的聲音。

膝韌帶損傷最常發生於碰撞型與接觸型運動，如打籃球、棒球、壘球、橄欖球或足球等，當運動員彼此碰撞造成膝蓋衝擊或扭轉，或跑步跳躍時膝蓋不正常的受力扭轉，像是跳起投籃後著地時膝蓋扭轉、採半蹲式滑壘等動作，都可能引起損傷。

前十字韌帶損傷常發生在膝蓋急停時受到

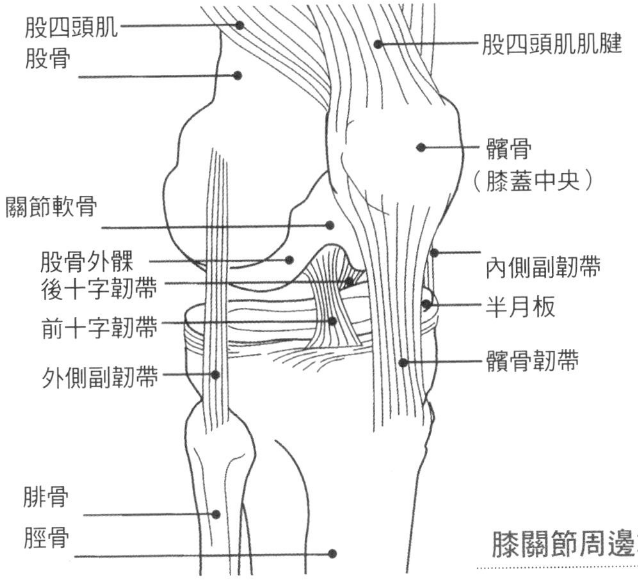

膝關節周邊韌帶

異常扭轉，或腿部在腳掌抓地時受到直接撞擊，如騎機車以奇怪姿勢摔倒（也就是台語說的「犁田」）就會造成前十字韌帶損傷。

後十字韌帶的損傷多半是當膝蓋彎曲、腳掌牢抓地面時，小腿骨後方受到直接撞擊後發生。內外側韌帶的損傷則通常來自直接撞擊膝蓋外側，或者在跑步跳躍時膝蓋承受不正常的側面壓力。

診斷治療方式與注意事項

醫師通常會經由膝蓋的理學檢查做診斷，並以超音波檢查看急性期有無積血或積水，同時探測韌帶損傷的程度。嚴重者可能建議做核磁共振或X光檢查來確認並排除骨折等其他疾病。若核磁共振檢查結果為「部分撕裂傷」或「非回縮型撕裂傷」可先嘗試增生治療。若先前內科治療反應不佳，或為「回縮型撕裂傷」，則建議進行韌帶修復或重建手術。

關於治療，不同時期有不同的處理要領。

急性受傷期：一旦懷疑韌帶損傷，應馬上以PRICE（第18頁）原則處理。並固定膝蓋馬上尋求醫療協助，用非類固醇類消炎劑可幫助減少急性發炎。

前期：使用抗炎止痛藥物，並藉助枴杖至腫脹疼痛消失。若懷疑斷裂，可接受物理治療的肌力強化運動、增生治療或考慮手術。

中期：開始在無痛下進行活動度訓練、肌肉強度與平衡訓練。

後期：開始肌力訓練、及速度訓練，此時不應感到疼痛。可做單腳跳，交叉跳或三級跳等。

大部分病患可在二—十二週內重新開始原本運動，嚴重到須手術者可能需八—十二個月的復原期。如果韌帶損傷不治療，可能使膝關節其他構造連帶受損，導致永久的疼痛與不穩定，以及可預見的軟骨退化與磨損導致骨性關節炎。

內脛壓力症

難纏的小腿前側痛

特徵：為運動引起的前內側小腿疼痛，常見於反覆跑步與跳躍類型的運動後。

內脛壓力症是常見的脛前疼痛症之一，為脛骨內側發生的疼痛。通常由於圍繞脛骨周圍、連結肌肉的組織反覆微小創傷所引起。

內脛壓力症的症狀與成因

此症患者脛骨內側會有鈍痛腫脹，運動時疼痛加劇，局部會有壓痛感。通常發作後會持續數小時到數天，停止活動與休息會改善疼痛，但是不會完全緩解。是因為腓腸肌和其他腿部後肌肉群由於疲勞，使得腿部「吸收」運動時地面產生衝擊力的能力降低，導致此類壓力轉移至小腿附近的骨膜與骨頭，造成過度牽拉所引起的骨周炎。

醫師會經由理學檢查診斷，或安排超音波、核磁共振檢查以排除壓力性骨折等相關併發症的可能性。大部分的脛前疼痛，都是脛骨附近的結締肌肉組織反覆損傷，或運動引起微血管的滲透增加，導致肌腔隙間腫脹及壓力增加，進而導致患部缺血所造成。通常可分為前、內、側、後等四個部位，但以內側最常見。

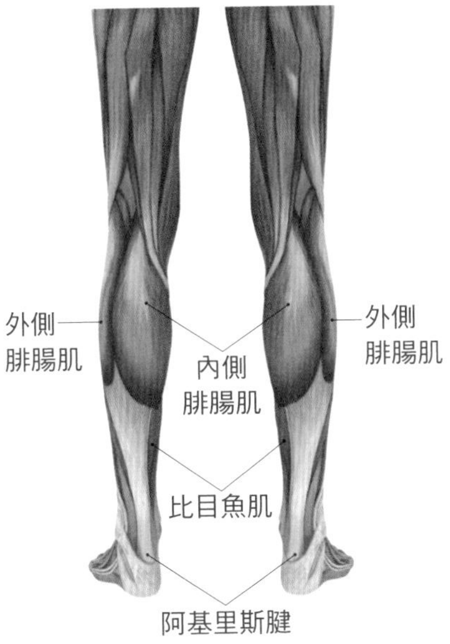

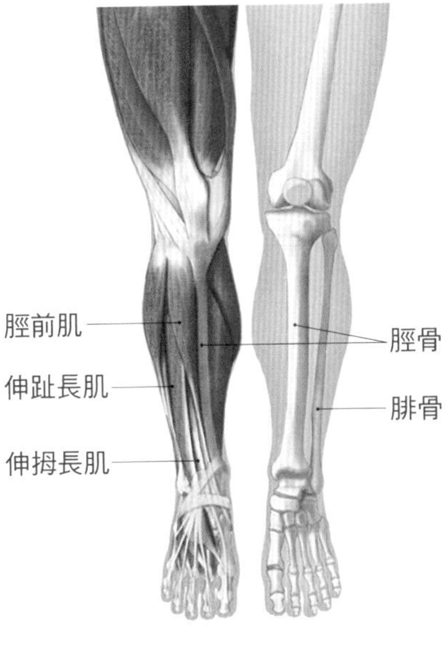

小腿主要肌群

診斷治療方式與注意事項

如果懷疑有此類疾病，應停止目前活動，以PRICE（第18頁）處理並尋求醫療協助。藥物方面，使用非類固醇類消炎劑可幫助減少急性發炎，復健科物理治療中的超音波、電療、雷射等對疼痛緩解、組織修復都有效果。另外，可分析動力鍊對足踝進行評估，看整體運動中壓力最大點集中在何處，可使用肌內效貼布先行轉移壓力點，再評估是否需要使用矯正鞋墊或輔具來調整。並進行肌力訓練（第254頁）、平衡度訓練改善。

此症很容易與脛骨壓力性骨折和小腿的腔室症候群混淆。除了仔細的病史詢問與理學檢查外，也要安排適當檢查，例如骨掃描、腔室壓力檢測等，以排除這類疾病。

足踝扭傷

小病大學問，容易習慣性再犯

治療重點：隨意推拿或按摩，只會增加韌帶受傷或讓骨折情形更嚴重。

最常見的原因：是先前的扭傷未接受適當治療，隨著急性腳踝扭傷，外側韌帶的慢性鬆弛會引起腳踝不穩定和一再受傷。

踝扭傷為臨床上最常見到的疾患，由於扭傷造成踝部內外前側的腫痛淤青，及踝關節活動度受限等情形。重點在於如何正確治療及預防再次發生。

足踝扭傷的症狀與成因

此症患者會感到外側、內側、前側踝關節的疼痛、瘀青、腫脹與活動度受限。中度到嚴重的腳踝扭傷，病人受傷側不能負重，同時會提到扭傷時在腳踝部感覺到「爆裂啪啦聲」，就是韌帶斷裂的感覺。

多數患者為行走或上下樓梯，及跳躍運動著地時不小心扭傷，在不平地面跑步也是常見原因。籃球、網球、排球這些需要側向跑動的運動常發生扭傷，或運動中腳踝被其他人踩踏。而第二次腳踝扭傷最常見原因，是先前扭傷未接受適當治療，未恢復正常運動模式又扭傷。隨著急性腳踝扭傷，外側韌帶的慢性鬆弛會引起腳踝不穩定和重複受傷。

大約八成的病患為內翻性扭傷，扭傷部位在外側腳踝韌帶，最常見於距腓韌帶，其次為後脛韌帶。其次是外翻性扭傷，即踝內側的三角韌帶群，再來則是前側的脛腓固定韌帶。約百分之二十的扭傷會合併其他傷害，假如沒注意到會引起慢性症狀。這些傷害包

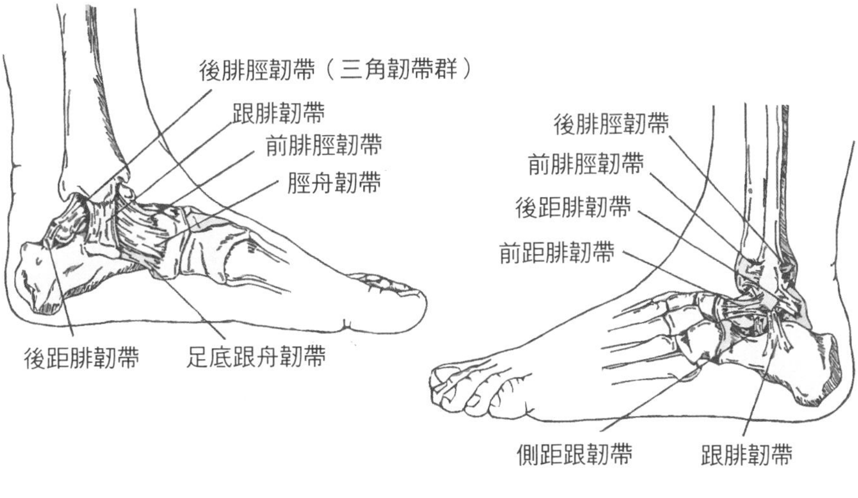

足踝內外側韌帶

含距骨頂或第五蹠骨底骨折、腓肌肌腱斷裂或脫位、表層或深層腓神經拉傷、跟骨或外側距骨撕裂性骨折和距骨下關節的扭傷等。

診斷治療方式與注意事項

透過身體理學檢查、軟組織超音波檢查、X光檢查等可確認。而踝關節扭傷依症狀可分為三級：

第一級：疼痛、浮腫。

第二級：瘀青、內出血。此時關節韌帶的斷裂程度約在百分之五十至六十。

第三級：韌帶完全斷裂，踝關節鬆動。如果有此類情形發生應盡快就醫。

治療上則分成三個階段：

第一階段（急性期）：以PRICE（第18頁）處理原則。可用非類固醇類抗炎劑幫助減少急性發炎。若嚴重扭傷則使用支架、石膏或可取下的石膏鞋，約要穿二至三週。

第二階段：當病人可負重而沒有明顯不舒服時，開始用後跟和腳趾走路，伸展阿基里斯腱，強化腓腸肌等。

第三階段：足踝受傷四至六週後，病人通常開始恢復敏銳度、耐力和本體感覺。復健運動中最重要的是本體感覺運動訓練，包括閉眼用扭傷的足踝站立五分鐘，或用足踝轉動放在臉盆裡的排球，一天重複三到四次。

物理治療儀器包括超音波、經皮電刺激、低能量雷射等都有助益，非類固醇類抗發炎藥或局部低劑量類固醇注射，可以改善發炎情況。恢復慢及穩定度不好的病患，則可以使用增生療法強化修復軟骨肌腱與韌帶。

一般軟組織扭拉傷大約要休息二至三週，配合物理治療等復健讓肌肉完全消腫。但若是韌帶斷裂甚至骨折，可能就要六週到數個月不等的時間休養，疼痛在服用藥物與物理治療後往往兩個星期內就會大幅改善，不過關節本體感覺的恢復就需要較長時間，一般約要四到六週左右。重新訓練正確運動控制模式與肌耐力訓練，雖然時間較長，對於避免永久的傷害和復發，完全康復後再運動是值得的。

另外要注意的是，發生扭傷或跌倒時，不要隨意推拿或按摩，這只會增加韌帶受傷或讓骨折情形更嚴重。若先前的扭傷未接受適當治療，隨著急性腳踝扭傷，外側韌帶的慢性鬆弛會引起腳踝不穩定和一再受傷。此症常復發、對局部注射反應不佳的患者不少，通常是闊筋膜張肌的肌肉緊繃，加上骨盆前側傾位置未調整影響動力鍊所引起，因此治療需考慮核心肌群的訓練（第172—177頁）與姿勢矯正（第59頁）。

足部疼痛

健康人生始於足下

預防重點：平常盡量穿平底鞋，避免久站及穿尖頭鞋，也要注意鞋子楦頭是否夠寬，選擇適當尺寸和鞋型的鞋子。

足部在人體中屬於支撐性的部位，因此特別容易發生扭傷、韌帶損傷和斷裂或骨折。不過，足部疼痛原因其實很多，除了關節骨骼、肌肉韌帶因素，還有神經、血管循環、新陳代謝、內分泌等問題，可以參考足部疼痛的分類和特徵表說明。

在中老年人身上常看到因骨頭變形或神經壓迫所造成的疼痛，例如足關節變形產生疼痛、莫頓氏神經瘤（Morton’s neuroma）造成的疼痛、跗骨隧道症後的疼痛等，此外運動過度和體重增加，也容易導致足底筋膜炎等肌肉韌帶發炎的病症。這些都是以足關節為中心，周邊負責支撐工作的組織構造發生病變引起。通常我將之分為前足、中足、後足三大部位，以下為三大部位常見疾患：

(1)前足常見疾患：莫頓氏神經瘤、拇趾滑液囊腫。

(2)中足常見疾患：副舟狀骨症候群、扁平足、趾間韌帶損傷、足踝扭傷（第236頁）。

(3)後足常見疾患：足底筋膜炎、脂肪墊綜合症、踝管綜合症、後跟跟腱炎、跟骨後滑囊炎。

還有許多其他因素也會引發足部疼痛，例如中年男性罹患突發性大拇趾疼痛，可能為尿酸值過高所引起的痛風，導致足部疼痛。糖尿病患足部細小神經產生病變，除引發麻木疼痛的糖尿病神經病變外，也容易造成足部骨頭壞死。閉塞性動脈硬化症除阻礙下肢循環，也會引起麻木疼痛，若腳尖冰冷，疼痛麻木現象將益形惡化。

行走時引發疼痛麻木（間歇性跛行）的疾病有兩類：神經性（如腰椎椎管狹窄症〔第157頁〕）和血管性（如柏格氏症〔Berger's disease〕），差別在於神經性疼痛只要蹲下坐下就能減輕疼痛，但血管性疼痛卻不會因為姿勢改變而變化。

前足常見疾患：的症狀與成因

拇趾蹠趾關節外側的不正常外翻突起，造成拇趾滑液囊腫，過度摩擦壓力下（如長期站立、常穿高跟尖頭鞋的女性）或緊束壓力下過久（如穿楦頭太窄的鞋子太久），導致關節突起處摩擦，造成局部滑液囊及軟組織的反應性發炎、紅腫脹痛。

足部疼痛的分類和特徵

原因	代表疾病	症狀	成因	好發族群
肌腱	足底筋膜炎	足底跟部踩下疼痛、早起痛苦的第一步	筋膜拉扯發炎、腳跟脂肪減少、腳跟骨刺摩擦	中老年人、穿硬鞋子走太久
神經	莫頓氏神經瘤 糖尿病神經病	趾頭或腳跟麻痺疼痛、針刺灼熱感	趾間長期壓擠、腳跟鞋具太硬、糖尿病併發症	負重、先前創傷、運動傷害、緊鞋楦頭
神經	踝管隧道症	腳跟腳底麻痺疼痛、針刺灼熱感	長期壓擠、腳跟鞋具太硬、創傷	老年人、先前創傷、運動傷害
韌帶	趾間韌帶損傷	第一、二趾間疼痛，合併步行困難	墊腳尖時向下的壓力造成	常穿高跟鞋、高處跳下時墊腳、運動傷害
關節	退化性關節炎	足部疼痛紅腫熱脹、下樓走路跑步時疼痛	關節骨磨損長骨刺	年長者、先前受傷、肥胖
骨骼	副舟狀骨	內側足弓部突起疼痛	舟狀骨與附近組織或鞋子摩擦	扁平足、經常運動者、鞋子太緊
肌肉	肌筋膜疼痛症	特定足部部位疼痛	過度與不當使用、先前創傷	運動傷害、姿勢不良者
滑囊	跟後滑囊炎 拇趾滑液囊腫	腳跟後方紅腫熱痛 大拇趾外側紅腫熱痛	反覆摩擦發炎、感染	創傷、反覆摩擦
血管	周邊血管阻塞	走一走便痛，休息後變好	足部血管變硬或阻塞	糖尿病、心血管疾患、腎病患者
其他	脂肪墊綜合症	足底跟部踩下或行走疼痛	足底脂肪層退化	年長者、先前受傷

此症患者拇趾往外側偏彎、突出，在拇趾根部的彎曲處會有紅腫脹痛的現象，特別是在穿高跟尖頭鞋（如女巫鞋），或者楦頭較窄的鞋子後症狀會更加嚴重。較嚴重的患者可見到第二腳趾會跨到拇趾之上，造成患者更不舒服和更難穿鞋。

拇趾滑液囊腫常見於扁平足患者，由於足弓的弧度不夠大，而由拇趾的蹠趾關節做代償性外翻所致。另外，長期穿尖頭高跟鞋或楦頭過窄的鞋子，也會造成足部蹠趾關節的摩擦而引發滑液囊腫發炎反應。其他一些足部病理狀況，如蹠趾關節內側皮膚和滑囊的發炎、在第二蹠骨頭下有骨痂的生成以及拇趾變形，也會造成拇趾黏液囊腫。

診斷治療方式與注意事項

一般透過理學檢查與X光、軟組織超音波等即可診斷。常使用的物理儀器治療有遠紅外線、經皮電刺激與低能量雷射等。使用藥物為非類固醇類抗炎劑等，對於症狀久未痊癒的患者，可在局部注射微量類固醇。或與醫師討論使用何種輔具，像是量腳訂製全接觸型的鞋墊，或使用矽膠製的足部軟墊，放在拇趾滑液囊腫之上。局部發炎時最好不要接受按摩推拿，以免加重發炎情況。

本症最常見情形是天生扁平足的患者因足弓角度小，引起蹠趾關節的代償性外展，只要矯正扁平足往往就可根本治療。不過此症容易和痛風、糖尿病足、局部蜂窩性組織炎或蹠趾關節的骨關節炎混淆，常是患者延誤就診與久治不癒的最主要原因。

平常盡量穿著平底鞋，避免久站及穿尖頭鞋，另外要注意鞋子楦頭是否夠寬。應注意選擇適當尺寸的鞋子，下列是選擇合腳鞋子的要點：

(1)不要光靠標示的尺寸來選鞋：尺寸會因鞋子品牌種類不同而異，應選擇一穿上就覺得舒服的鞋子才是適合的。

(2)選擇和腳型適合的鞋子：是鞋子來適合人，而非「削足適履」。

(3)試鞋兩腳都要穿：大多數人都是一腳大一腳小，用較大那一腳去試。

(4)在下午、晚上腳最大的時候試鞋。

(5)要經常量腳的大小：腳的尺寸會隨年齡而改變。

(6)試穿鞋時要站起走走路，且確定從拇趾到鞋頂有一——二公分的空間。

(7)不要買穿起來太緊的鞋子而期望穿久後會變大。

(8)不要穿鞋跟高過五公分以上的鞋當工作鞋，每天穿高跟鞋的時間不宜超過二小時，因為穿高跟鞋會使前足容易產生拇趾滑液囊腫。

(9)不要穿夾腳拖鞋以免增加外翻。

中足常見疾患的症狀與成因

扁平足通常為先天性，少數為後天受傷等原因造成。副舟狀骨為足附生骨，是原本只有一塊的舟狀骨旁邊多生長出的一塊骨骼，在過度運動時造成附近組織摩擦發炎。足部韌帶肌腱扭傷從輕微損傷至嚴重斷裂皆有，其中以腳趾關節的韌帶和第一、二趾間的趾間韌帶最容易受傷，通常是墊腳尖時又承受到更大向下的力量；伸肌肌腱（於足背）與屈肌肌腱（於腳掌面）過度使用是最常見的受傷原因，被掉落物品砸到或被踩踏到也可能造成受傷。

扁平足可從腳踏地時足弓變成平貼地面的

現象中發現，可使用足弓墊支撐扁平足弓。副舟狀骨則在中足內側會有明顯壓痛點與發紅腫脹，可使用護墊避免反覆摩擦。伸肌肌腱發炎會有足背疼痛腫脹，跑步走路時疼痛更惡化；若是屈肌肌腱發炎，則足底沿肌腱方向會有壓痛，墊腳站立時可能劇烈疼痛或出現腫脹小結節。

任何跳躍跑步的人都可能因過度使用而影響足部肌腱，例如上坡跑步對伸肌肌腱負擔最大，運動鞋太合腳或綁太緊也會對足部施加過多壓力而造成肌腱炎。中足韌帶扭傷應該特別注意，因為它很容易被忽視，一般常會以為是輕微的足踝扭傷，但若夠仔細可發現中足的足背內側有明顯壓痛點，以及偶爾出現的腫脹淤青。損傷常與前足不良著地有關，通常會合併內翻，足內翻會引發疼痛。

診斷治療方式與注意事項

病史的評估與身體理學檢查，特別是有無外傷史很重要。病患可能痛到無法走路或出現小心翼翼走路的避痛步態。

另外，超音波可幫助診斷發炎或撕裂傷，X光可排除壓力性骨折，肌電圖可排除神經損傷。對於輕度扭傷，可以PRICE（第18頁）原則處理，並在撐持拐杖下行走。儀器治療可用超音波電療等，功能性復健計畫包括保足部持肌力、耐力、活動度訓練（第255頁），直到可以在無痛下做承重運動。

後足常見疾患的症狀與成因

後足常見疾患以足底筋膜炎最為普遍，是足底筋膜和跟骨附近發炎所造成的足後跟內側疼痛。但大多數後足疾患都有足底疼痛問題，以下分別介紹其不同點。

足底筋膜炎在足跟內側處最為腫脹疼痛，常在早上剛下床踏出第一步最痛，適度地活動、行走或休息後便會好轉，但站久走久後疼痛又會出現。此症因過度使用（如長期站立、常穿硬跟鞋）或不當使用（如經常赤足負重、受傷等）所引起，一般好發於四十—六十歲族群以及年輕的跑者。

脂肪墊綜合症的症狀類似足底筋膜炎，但特點是整天行走都會疼痛。老年人因足跟脂肪墊萎縮，緩衝效果減少引起跟骨摩擦附近的足底筋膜而造成發炎，先前受傷、不當治療者，可能會產生支撐足底的脂肪墊完整度遭破壞，而造成本身與附近的組織發炎，則為脂肪墊綜合症會類似足底筋膜炎的疼痛。若持續發炎未經治療，久了就會出現跟骨骨刺等退化性變化。

踝管綜合症除足底疼痛外，會有足底內外側的神經麻刺痛，這是脛神經在穿過足底的踝管隧道時，因壓陷產生神經痛，所以稱為踝管綜合症。

後跟跟腱炎主要症狀為活動時後跟疼痛、局部有明顯壓痛點，休息可緩解，穿硬跟鞋子會更痛，通常早上最明顯，而糖尿病患者很容易有此併發症。後跟跟腱炎是壓力引發的疲勞性損傷，常見於跑步與跳躍運動（如籃球、排球或桌球）的運動員，好發於中年人，與退化性肌腱纖維化使延展度、硬度變差有關，穿著不當鞋具、突然改變運動或鍛練方式、缺乏熱身，也可能惡化跟腱問題。

由於衝擊多半為附近的滑囊所吸收，因此經常合併發生跟後滑囊炎。滑囊炎的患者除了有前面症狀外，腳跟局部常會發現紅腫脹痛，有時會有軟狀突起。穿硬跟鞋子會痛，多半是滑囊因為過度衝擊碰撞，或尿酸等結晶堆積引起炎症反應。

診斷治療方式與注意事項

足底筋膜炎的診斷，一般會先進行身體理學檢查，X光可檢查有無骨刺或骨折，軟組織超音波與神經傳導檢查有助排除踝管綜合症、脂肪墊綜合症等其他疾病。

急性發作期可用PRICE（第18頁）原則處理，之後採用超音波、經皮電刺激、低能量雷射、震波與交替式水療（熱冷水的浸泡每三十—六十秒交替，連續三—五分鐘，一天進行三次）等物理治療。常用藥物有非類固醇類抗炎劑、肌肉鬆弛劑等。

對症狀久未痊癒的患者，可局部注射微量類固醇，脂肪墊萎縮者可使用軟組織增生治療撐起足底塌陷的空間，對踝管綜合症的患者可考慮使用神經增生療法，或水刀切割法將壓迫的神經和周圍沾黏組織分開。

由於局部發炎常反覆發作，最好不要常接受按摩推拿，以免足底脂肪墊完整度受損或造成進一步的脛神經壓陷。若腳後跟疼痛長時間沒改善，則須考慮是骨頭（如跟骨缺血性壞死）等疾患。平時盡量穿平底鞋，少穿高跟鞋，避免久站、赤腳走路。或使用足底或足中段矽膠護墊以增加足弓支撐力，並練習足底穩定肌群的強化運動（第255頁）。

後跟跟腱炎治療首重避免繼續傷害與恢復延展性。由於老化退化的跟腱硬度高、容易因反覆摩擦而再次發炎，因此在治療後如何恢復肌腱延展性，正確的牽拉伸展（第254—255頁）就很重要。急性發作期可使用PRICE原則處理，其他復健儀器與運動治療基本上與足底筋膜炎的治療相同。

診間小故事：繞過半個台灣來看診

黝黑瘦小的Ｙ小姐由母親帶進診間時，我第一眼注意到的，是她大又深邃的眼睛、深凹陷的眼眶和臉頰。

問她哪裡不舒服。一旁的媽媽直接回答：「我女兒七個月沒大便，有醫生找到沒醫生，只好從宜蘭到嘉義來讓你看診。」當時高鐵和雪隧都還沒通車呢，宜蘭到嘉義可是台灣交通時間最長的兩地。

Ｙ小姐先前騎腳踏車跌倒之後，就莫名其妙噁心、嘔吐、吃不下、睡不著、整天疑神疑鬼，媽媽帶著四處訪醫就診求神問卜，就是找不出原因，眼看女兒瘦到三十幾公斤，做過全身掃描檢查，唯一診斷就只有「疑似上腸繫動脈徵候群」。只得四處問親友可有醫師介紹，她鄰居以前是我的病患，建議來找我。

我發現Ｙ小姐太瘦了，所以上腸繫動脈徵候群是結果而不是病因，因為肚子裡太少作為緩衝支撐用的繫膜間脂肪。按壓疼痛處並不明顯，血壓又高，顯然是慢性疼痛引起交感神經受影響。檢查當中忽然想到一事……

「你騎車跌倒時是屁股著地嗎？」

「好像有，為什麼問這個？先前Ｘ光檢查都正常啊！」

我戴上手套往懷疑的地方壓下去，從進診間就恍神不講話的Ｙ小姐突然叫痛。果然是尾骨疼痛症，這個深藏在脊椎末端的疼痛，平常沒注意不容易發現，但卻會引起肛門附近疼痛而影響坐姿，久了造成臀部下背肌肉緊繃以及便秘。

「這個打兩次針，做兩週物理治療就會痊癒了。」耐心解釋過我推測的病因，並且和尾骨Ｘ光比對正確，請患者躺好後注射。三次門診後這對母女就沒再回來。

半年後，診間來了一位女孩拿著喜餅和我分享。原來正是那位Ｙ小姐。尾骨疼痛治療好之後，便秘已不再困擾她，神清氣爽，還準備結婚。正確診斷與即時治療，原來對一個人的人生有這麼大的影響，之後每逢過節都會收到宜蘭寄來的花生糖，讓我想起和這位病患之間奇妙的醫病緣分。

股四頭肌

股四頭肌伸展操

適度強化大腿前側肌群，可保護膝關節

股四頭肌是指大腿前面由四塊肌肉組成的大肌肉群，為身體最強、有力的肌群，負重、行走、膝蓋伸直都需要股四頭肌的運作。預防膝關節退化、膝蓋疼痛也以強化這個肌群為主。

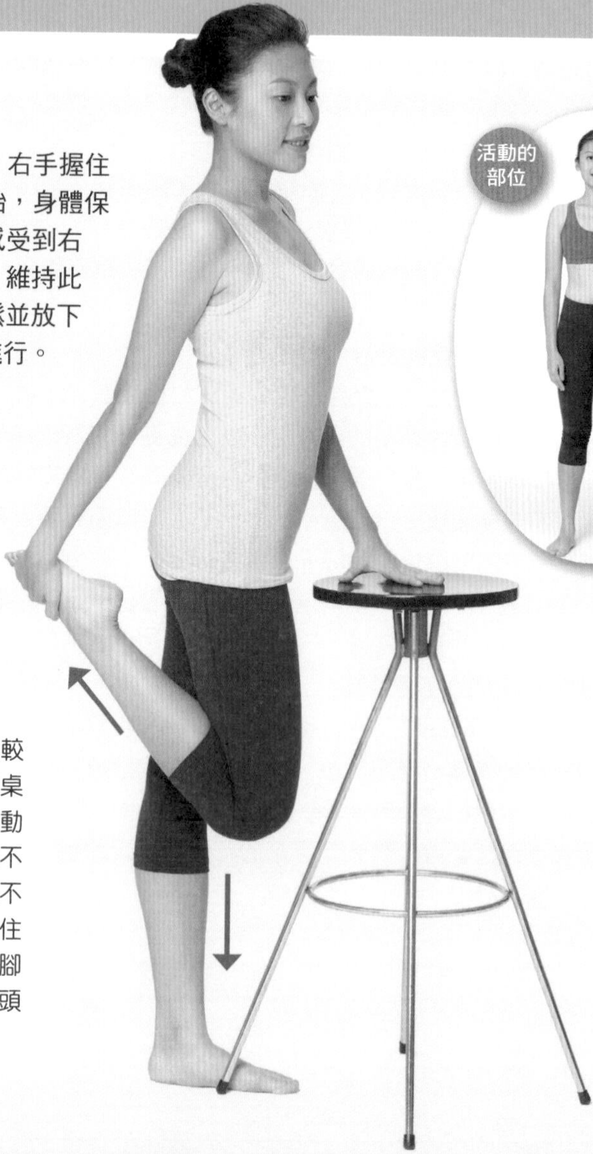

1 站立，抬頭挺胸，右手握住右腳踝慢慢向上抬，身體保持穩定不亂晃，感受到右大腿前側被牽拉，維持此姿勢約十秒。放鬆並放下腳踝，然後換邊進行。

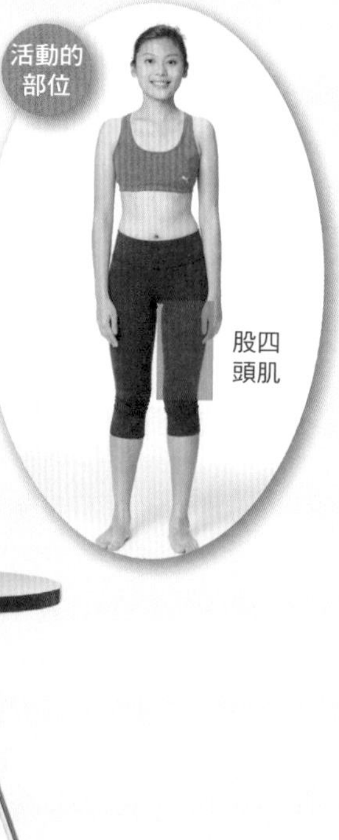

動作要點

如果肌力與平衡感比較不好，可扶著牆壁或桌椅等穩固的物體進行動作。動作中注意膝蓋不要旋轉。進階動作是不扶靠任何物體，將握住腳踝的手再向上提至腳跟貼到臀部，讓股四頭肌做更深層的伸展。

核心肌群、腿部肌群

深蹲運動

讓站起坐下的動作穩定，不易跌倒

這種彷彿在椅子上坐下又站起來的姿勢，能讓腿部與腰部的下半身肌肉強健穩定，活動順暢。另外，還具有提臀的作用，讓身體線條更結實優美。

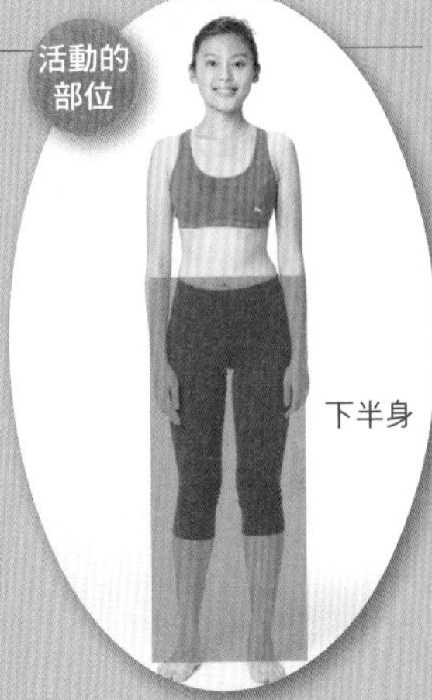

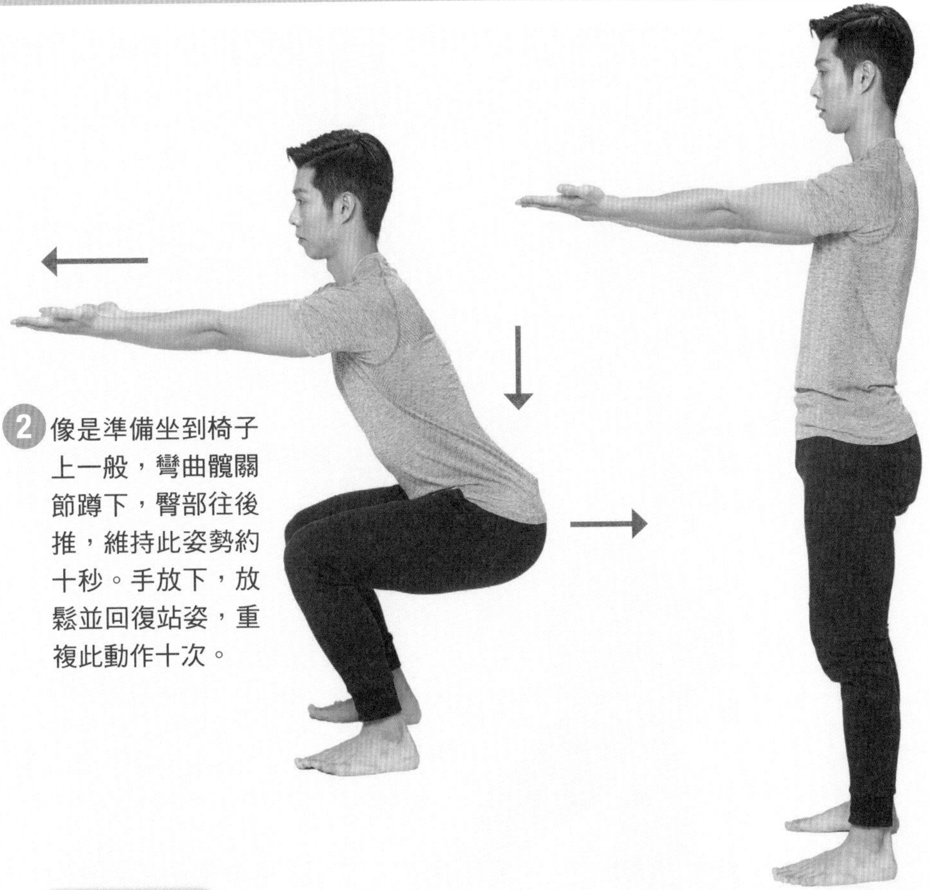

2 像是準備坐到椅子上一般，彎曲髖關節蹲下，臀部往後推，維持此姿勢約十秒。手放下，放鬆並回復站姿，重複此動作十次。

1 站立，雙腳打開與肩同寬，雙手往前伸直，手心朝上。

動作要點

膝蓋微彎不可超過腳尖，方向朝正前方，才不會感到痠痛或受傷。但若調整為腿部外展的外八字姿勢，則有助梨狀肌放鬆。

髂脛束

髂脛束伸展操

改善髂脛束症候群

髂脛束是位於大腿外側的軟組織，由盆骨外側的闊筋膜張肌、臀大肌和臀小肌連接延伸的纖維結締組織，經過大腿外側一直伸延至膝蓋外側的下方。其主要功用是伸展膝關節、外展髖關節及穩定骨盆、下肢。可透過髖關節及腿部運動以伸展髂脛束，或是可作腰肌和髂肌牽拉來復健。

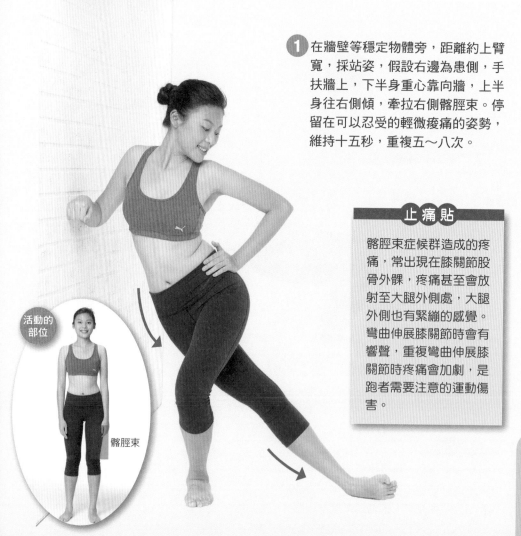

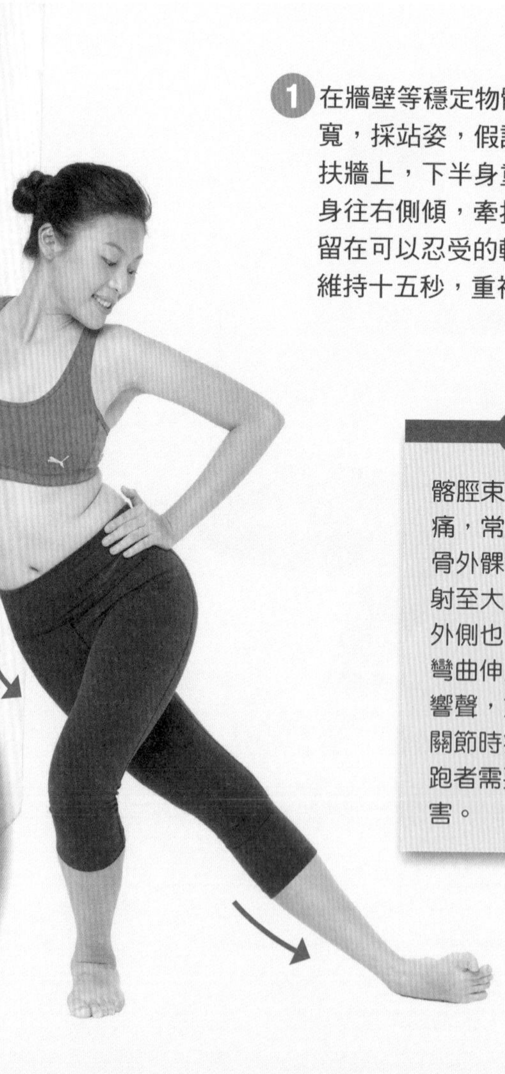

1. 在牆壁等穩定物體旁，距離約上臂寬，採站姿，假設右邊為患側，手扶牆上，下半身重心靠向牆，上半身往右側傾，牽拉右側髂脛束。停留在可以忍受的輕微痠痛的姿勢，維持十五秒，重複五～八次。

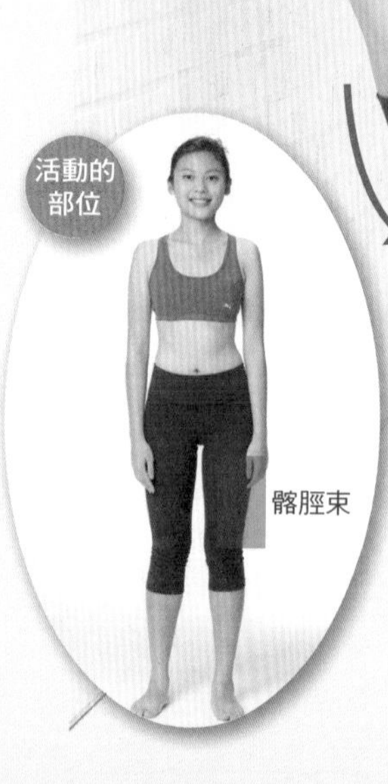

止痛貼

髂脛束症候群造成的疼痛，常出現在膝關節股骨外髁，疼痛甚至會放射至大腿外側處，大腿外側也有緊繃的感覺。彎曲伸展膝關節時會有響聲，重複彎曲伸展膝關節時疼痛會加劇，是跑者需要注意的運動傷害。

復健運動❹

鵝足肌腱

鵝足肌腱伸展操

預防膝蓋內側的疼痛

鵝足肌腱是由大腿內側三條肌肉：縫匠肌（大腿前側由腰部往膝蓋延伸的肌肉）、股薄肌（位於大腿內側）與半腱肌（位於大腿後側）之共同肌腱附著脛骨處所組成，與脛骨之間有一滑囊，功用是潤滑緩衝及減低壓力。

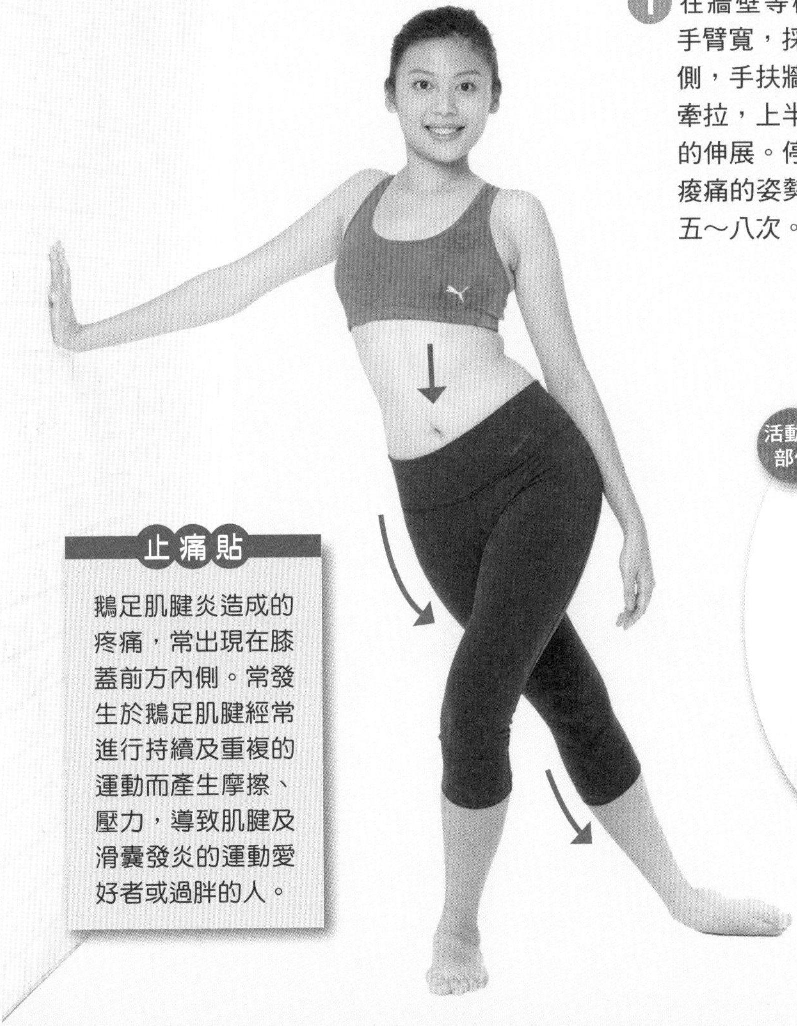

❶ 在牆壁等穩定物體旁，距離約手臂寬，採站姿，假設右邊為患側，手扶牆上，下半身往左後方牽拉，上半身往前以增加髖關節的伸展。停留在可以忍受的輕微痠痛的姿勢，維持十五秒，重複五～八次。

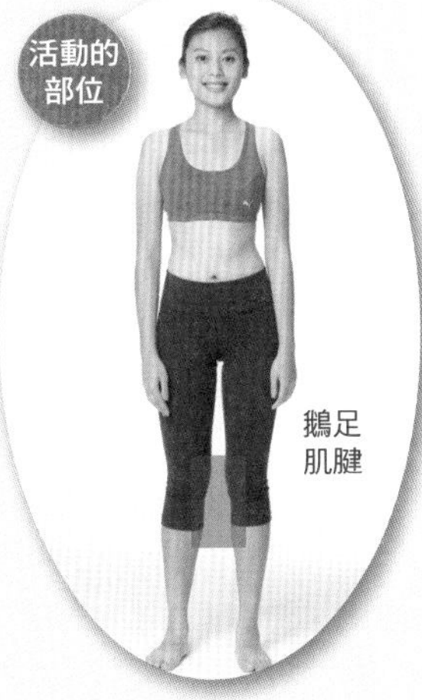

止痛貼

鵝足肌腱炎造成的疼痛，常出現在膝蓋前方內側。常發生於鵝足肌腱經常進行持續及重複的運動而產生摩擦、壓力，導致肌腱及滑囊發炎的運動愛好者或過胖的人。

膝蓋

膝蓋強化操

緩和膝蓋疼痛，伸展股四頭肌與大腿後側

強而有力的股四頭肌與大腿後側，有助穩定膝關節，讓膝蓋不易受傷、疼痛。膝蓋強化操因為動作和緩，十分適合初學者或大腿肌群還不夠穩固的人練習。

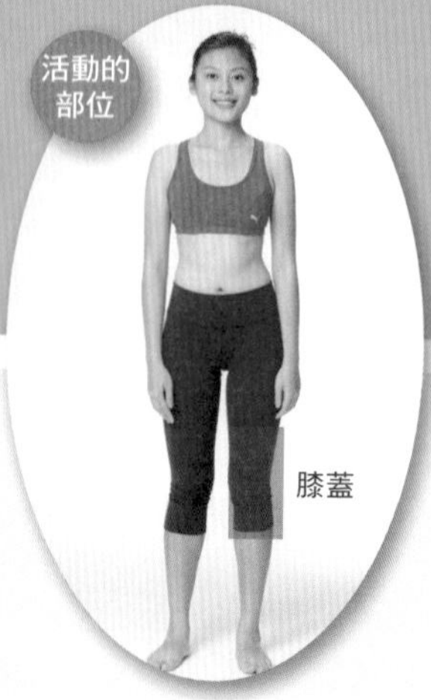

1 坐在地板上，雙腿伸直，腳尖朝上，然後右腿彎曲，腳掌貼在地板上。將右腳跨到左腿小腿外側，停留五秒，再放回原處，回復雙腿伸直的動作。另一邊也重複相同的動作，左右腳各練習十次。

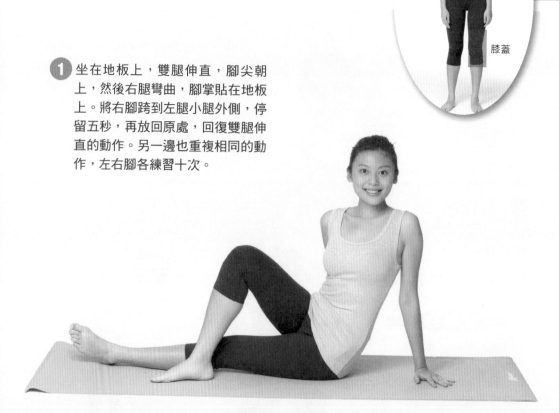

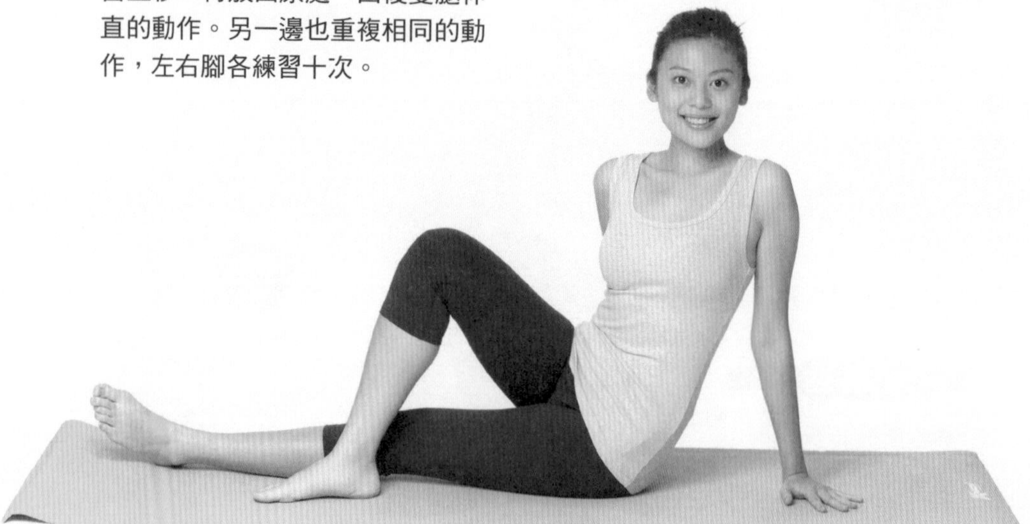

動作要點

練習時腰背挺直，不要駝背或聳肩。

髂脛束

髂脛束滾筒按摩運動

按摩放鬆大腿外側

泡棉材質的滾筒，能夠幫助自我按摩和肌筋膜放鬆，增加血液循環，讓氧氣可以送進肌肉中，加速復原，改善大腿緊繃。也可活用在其他部位，例如腰背肌肉、肌筋膜的放鬆舒緩，幫助肌肉回到適當的長度。

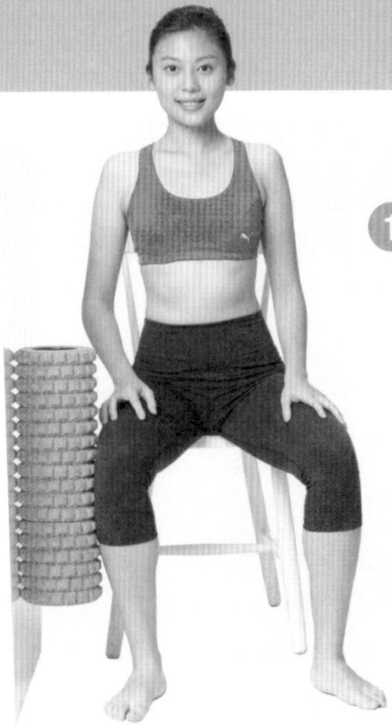

1 採坐姿，靠牆邊，將按摩滾筒夾在大腿外側（或膝蓋）與牆面間，以推滾筒壓牆壁的方式用力推。重複約五十次，可分三回完成。

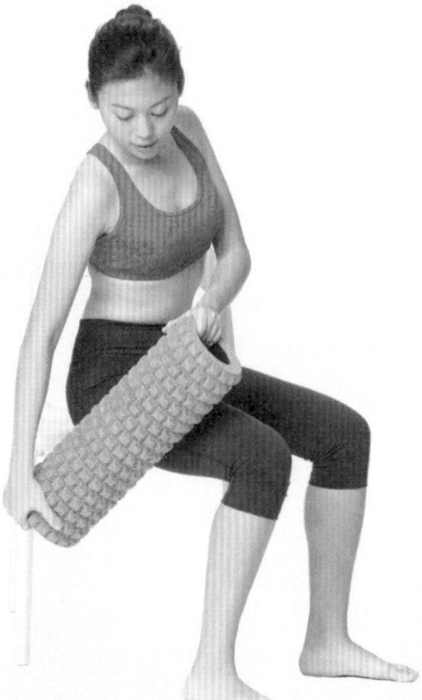

2 採坐姿，將按摩滾筒來回滾過大腿外側。重複約五十次，可分三回完成。

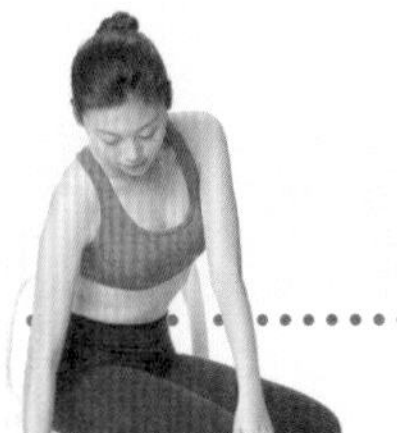

同樣的按摩法可以運用在其他部位，如腰背與小腿。

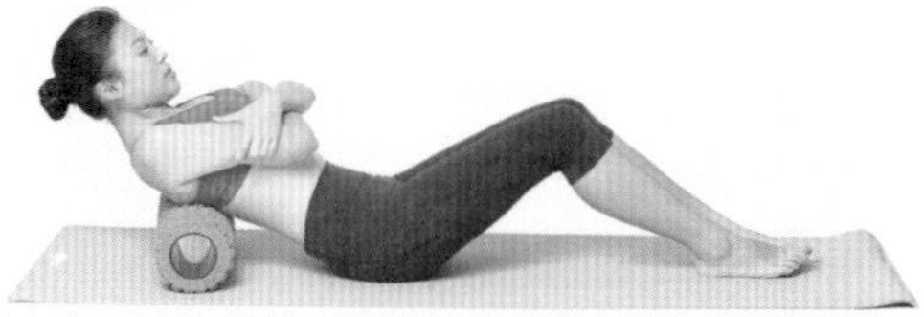

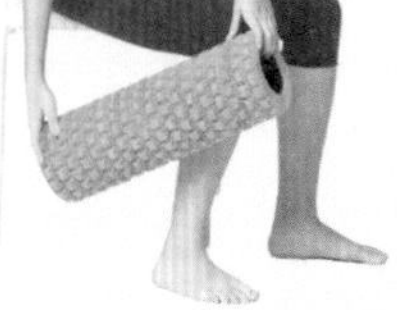

小腿肌群

抬腿運動

伸展牽拉小腿的脛前肌、腓腸肌與比目魚肌

跑步、健走或平常需要久站的人，每天都必須放鬆小腿肌肉，緩解雙腿腫脹和疲憊。雙腿抬高能夠增進腿部的血液循環，腳尖向上抬能夠收緊小腿肌肉，再搭配彈力帶，可以增加抗阻力，增強運動效果。

1 仰躺，將彈力帶或毛巾從右腳掌下穿過，右腿伸直，腳尖朝上，以手牽拉彈力帶將右腳抬高至約六十度（至少四十五度），維持十秒然後放下。左右腳各做二十次。

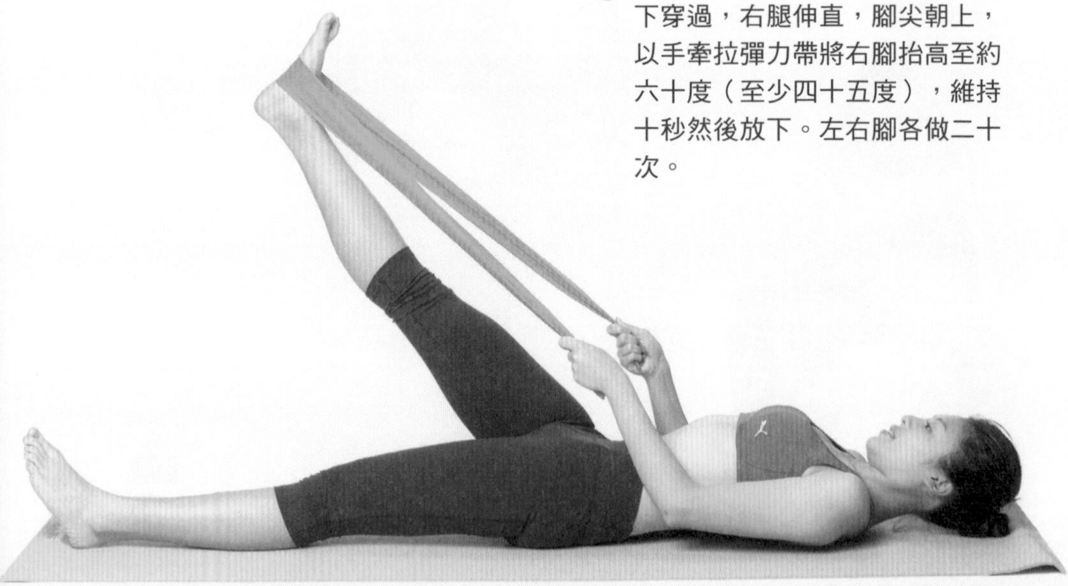

動作要點

抬高的腿，記住膝蓋一定要伸直，不要彎曲。

復健運動 8

足底穩定肌群

弓箭步運動

強化足底穩定肌群，伸展足底筋膜

足部主要是由二十六塊骨頭、幾十條大大小小肌肉，和超過一百條的韌帶所組成的，足底還有一片由腳跟連接到蹠骨的足底筋膜，負責承受全身的重量及吸收走路時的地面反作用力。

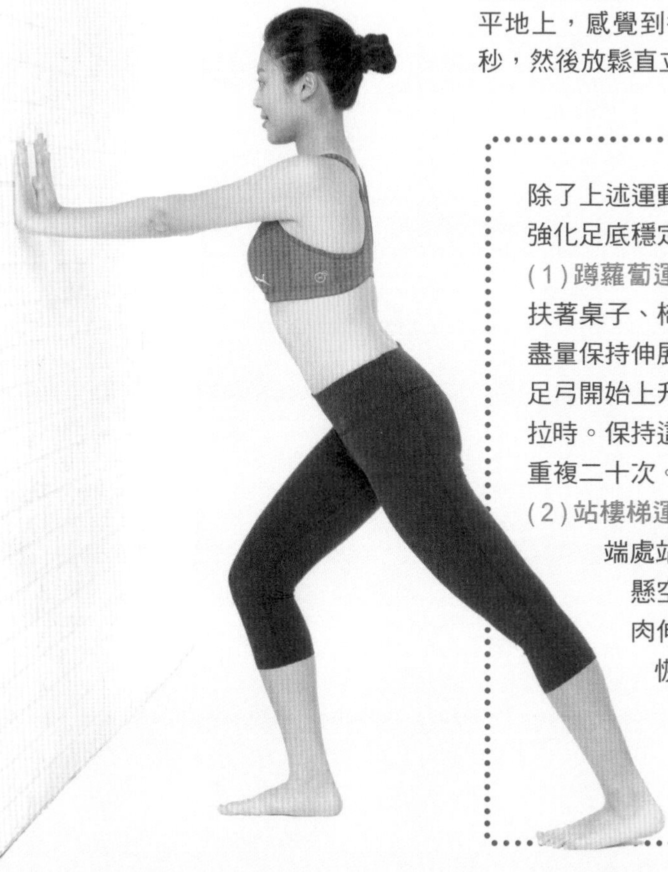

1 面對牆壁，雙手打直，手掌壓在牆上。手往牆壁推時彎曲一膝，保持另一膝蓋伸直，在彎曲膝蓋慢慢地向前靠時，嘗試保持另一腿打直且後跟貼平地上，感覺到後跟肌腱和足弓被牽拉。維持十秒，然後放鬆直立。兩腳各做二十次。

除了上述運動，還可以做以下復健運動，強化足底穩定肌群並加強踝關節靈活度。

（1）**蹲蘿蔔運動**：站立雙腳與肩同寬，手扶著桌子、椅子，慢慢地彎曲膝蓋蹲下，盡量保持伸展兩腳後跟，感覺後跟肌腱和足弓開始上升離開地面，當感到肌肉被牽拉時。保持這姿勢十秒，然後恢復站立。重複二十次。

（2）**站樓梯運動**：站在樓梯口，用腳趾尖端處站上樓梯的最底階，慢慢降低懸空的後腳跟，可感覺到小腿肌肉伸展。保持這姿勢十秒，然後恢復正常站立。重複二十次。

（3）**腳底按摩**：可利用網球或按摩棒，放在足底下踩踏，按壓足底筋膜。

第六章

其他

除了前面介紹的各部位常見疼痛，本章將介紹可能出現在多重部位、不容易鑑別的疼痛疾病。不過在此之前，先說明對於不同年齡層的患者，在面對疼痛問題時必須考量的重點，才不至於誤判。

對於兒童與青少年，由於此年齡的小朋友活動量大，因此檢視時不管有無外傷病史，一定要考慮外傷或創傷引起。此族群發生關節的扭拉傷會影響生長板，通常第一次的正確診斷很重要，因為關節生長板損傷在下次回診時可能已經痊癒到檢查不出，或者因為小朋友要上課、無法定時回診而無法追蹤。還有軟組織的損傷，應該盡量使用超音波檢查以排除滑囊炎，滑囊炎在兒童病患上並不少見，特別是感冒流行季節，因發炎反應引起的滑囊炎，在門診的比例其實相當高，而這類疾患X光通常都無法診斷。

準媽媽因為懷孕期間荷爾蒙改變，會導致肌腱較鬆軟，常見的孕期媽媽疼痛疾病多以媽媽手、腕隧道症為主，產後的疼痛則多以肩頸肌筋膜疼痛症、下背痛和恥骨聯合疼痛症、尾骨疼痛症為主。由於懷孕或哺乳的考量，所以用藥也應盡可能避免使用非類固醇抗發炎藥物；加上媽媽通常忙於育兒，沒有多餘時間接受物理治療，因此通常會建議使用適當護具（如手腕夜間護木、護腰），配合無香料刺激性的貼布，以及視情況使用增生治療注射。

筆者就曾遇過新手哺乳媽媽因為媽媽手相當困擾，一來不能吃藥、擦藥貼藥布，因為小嬰兒一聞到藥味就不吃奶，後來使用夜間護套，並以高濃度葡萄糖增生治療配合激痛點針刺，並教導調整肌筋膜動力鍊的使力方式，才治癒這新手媽媽的困擾。

年長者對於疼痛的「辨識」和「定位」能力比較差，若合併有慢性病如糖尿病、尿毒症等，也會遮蓋疼痛的訊號，加上長輩有時因失智、憂鬱等心智病症，對於疼痛的描述與指認會比較慢，因此問診時必須有耐心。

家人溝通或醫師問診時，宜使用長輩熟悉的「生活化談天方式」，將準備收集的資訊分散在不同的生活問題中，避免審問式逐條詢問，以免長輩因反應不及或驚惶而提供錯誤訊息；但是也要懂得適時引導話題，以免長輩生活經驗豐富，話題岔開太遠反而得不到重要訊息。還有須注意的是，長輩求診有時會有些看似奇怪的禁忌，如不能拉腰、不要做治療，有時可能是有些不方便在晚輩前說的問題或疾病影響，像是老年人常見的尿失禁、腹股溝疝氣等，就是讓長輩對腰椎牽引或電療卻步的常見原因。

筆者就曾經遇過一位老婆婆來治療膝蓋腰痛，閒聊間詢問最近秋節變天、除膝蓋不靈活之外是否還有哪裡覺得不舒服？她才提起說兩個星期前曾被很重的冷凍全雞砸到腳，經檢查發現有腳掌骨折。但先前病患是因為腰部膝蓋疼痛才來就診，所以根本沒提過也沒想到腳掌有問題，在檢查之前腳掌「完全不痛」，因為她以為只是單純腳掌「血路不順」。因此，面對不同年齡層族群難以說明或指出的疼痛，必須更加細心與警覺。

骨質疏鬆症

銀髮族的隱性殺手

特徵：骨質疏鬆本身沒有明顯直接症狀，主要為骨折機率增加。

治療與預防：必須從飲食、生活型態與運動、藥物等三大方面著手。

骨質疏鬆症為骨量減少、骨質流失、骨組織破壞，而導致骨質變得脆弱甚至骨折的一種全身性骨骼疾病。

骨重塑功能來自造骨細胞的成骨作用，與破骨細胞的骨吸收作用，兩者為動態相關互相調節，共同維持骨組織的動態平衡，一旦骨吸收超過骨生成或骨破壞大於骨生成，就會造成骨質流失導致骨質疏鬆症。骨質疏鬆症的危險因子包括：性別（特別是女性）、停經太早、種族（特別是白人、亞洲人）、身體質量指數（BMI）過低、有家族史、抽菸、酗酒、活動量不足等，詳見附表。

骨質疏鬆症的症狀與成因

骨質疏鬆本身沒有明顯直接症狀，主要為骨折機率增加。骨鬆性骨折為正常人不會產生骨折的地方發生，通常在脊椎、肋骨、髖部和手腕會疼痛，而且會反覆發生、越來越嚴重。另外，間接症狀如駝背、腳步變寬、手臂外展（為保持平衡）、前頭位等會造成頸背腰部的肌肉疼痛，與胸腔壓迫造成呼吸受限也都是常見症狀。鈣質流失也會造成腿部抽筋。

骨質疏鬆症又分原發型和續發型，原發型骨質疏鬆症可再分為停經後骨質疏鬆症與老

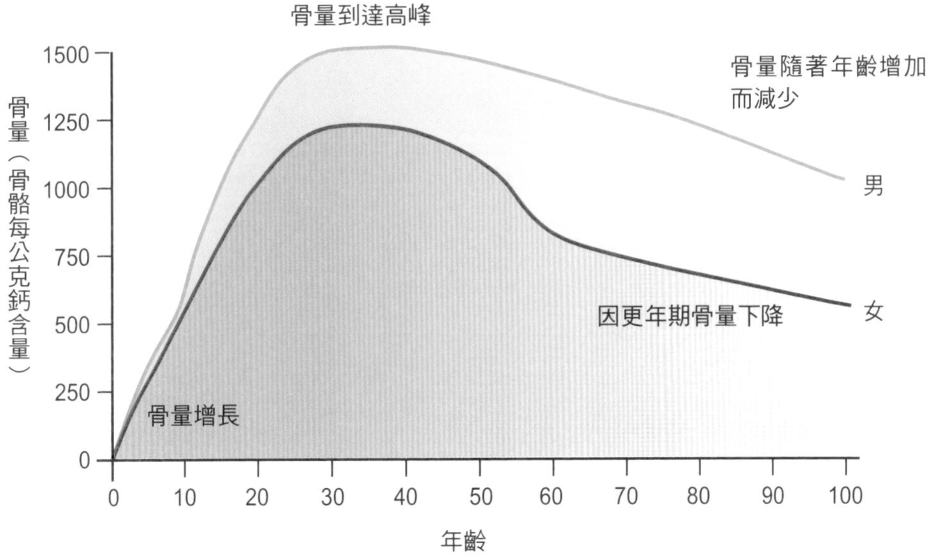

骨質疏鬆症危險因子

不可變動	可變動
1. 白人 2. 年紀增加 3. 女性 4. 失智症 5. 健康狀況差／虛弱症 6. 遺傳：家族史、一等親有骨折病史 7. 個子小	1. 抽菸 2. 喝酒過多 3. 維生素D補充不足，或日曬不足 4. 體重低（男性低於63公斤或女性低於51公斤） 5. 雌激素或雄激素缺乏 6. 營養不良：鈣質補充不足，維生素A、C、E、K不足，鈉過多，微量元素錳、鋅、鐵、銅等不足，重金屬如鎘、鉛過高 7. 喝過多含磷酸的碳酸飲料 8. 活動不夠或容易跌倒 9. 使用藥物：類固醇、抗癲癇藥、荷爾蒙、維生素A過量 10. 慢性疾病：甲狀腺、肝腎疾病、糖尿病

年性骨質疏鬆症。

停經後骨質疏鬆症常見於婦女停經後十五至二十年間，由於雌激素快速減少，破骨細胞活性增強吸收骨小樑，使得骨小樑變細、斷折、數目減少、骨強度減弱，骨量流失迅速，副甲狀腺功能降低，常見尿液鈣排出增高。停經後骨質疏鬆症容易發生骨折，如脊椎壓迫性骨折、手腕部和髖部的股骨轉子間骨折等。

老年性骨質疏鬆症則常見於七十歲以上女性或八十歲以上男性，女性與男性罹患率約二：一。由於年老時造骨細胞衰退，鈣和維生素D攝取不足，腸道吸收變差，導致骨合成減少，使得骨強度明顯減低，副甲狀腺功能增進，尿液鈣量正常。老年性骨質疏鬆症常引起多處脊椎楔形（壓陷性）骨折、肱骨、脛骨、髖部的股骨頸骨折。

續發型骨質疏鬆多與內科疾病有關，例如糖尿病、吸菸、酗酒、副甲狀腺機能亢進、甲狀腺疾病、性腺機能低下、類風濕性關節炎、腎臟疾病、肝臟疾病等。服用類固醇最常引起骨質疏鬆，其他藥物如肝素、某些利尿劑、荷爾蒙藥物、消化性潰瘍藥物、抗痙攣藥、鋰鹽、抗生素等也會引起。

診斷治療方式與注意事項

目前多使用世界衛生組織（WHO）訂定之T值做骨質密度的診斷標準，這是指將受測者之骨質密度與年輕成人之骨質密度平均值相減，除以年輕成人骨質密度之標準差，所得出的數值。然而，骨密度T值只適用白人女性，男性、停經前婦女或其他族群則不適用。由於骨鬆性骨折是許多因素共同影響的結果，包括持續發炎、骨強度減弱和跌倒等，所以不能根據單一部位單次的骨密度T值，作為預測骨折的根據，需要做一系列檢查。

骨質疏鬆症包括四大項：骨量減少、骨組織顯微結構變差、骨骼脆弱及骨折危險性增高。目前以測定骨密度為主要診斷，並未評估骨組織的顯微結構變差和脆弱，由於骨強度由骨量、骨品質及結構決定，故骨密度無法完全代表骨品質和骨結構，不宜作為治療與否的唯一指標，應該考慮其他臨床症狀如耐力、疼痛等。

臨床上，也常使用體重是否少於五十一公斤、駝背、牙齒數少於二十顆、靠牆站立時牆—枕部（後腦勺）距離大於零公分、雙手向前平舉站立時肋骨—骨盆距離少於兩指幅等作為判斷依據。身高比年輕時的身高少三公分以上者，也應強烈懷疑骨質疏鬆症。

足跟骨定量超音波，可用來評估停經女性或老年男性骨鬆質疏性骨折的風險，筆者建議只適合當做初步篩檢工具，而不是作為追蹤治療的檢查工具。雙能量X光吸收儀測量腰椎與髖骨，取最差部位T值，為目前診斷骨質疏鬆症的黃金標準。

預防與治療重點

台灣的健保資料顯示，髖部骨折男性病患在一年內死亡率為百分之二十二，女性則為百分之十五，未死亡者常因無法完全自理生活而需長期照護，且經常會再度發生骨折。脊椎骨折也會引起背痛、駝背、變矮，嚴重則影響肺功能和消化功能，甚至死亡。腕部骨折則常造成局部變形，影響日常生活。

治療可從飲食、生活型態與運動、藥物等三大方面著手。

骨質疏鬆各類藥物副作用與使用限制

藥物作用／種類	健保規範	副作用	禁忌症
抗骨流失藥物 雙磷酸鹽類藥物（Bisphosphonates）	1.停經後婦女因骨質疏鬆症（須附DXA BMD值）引起脊椎或髖部骨折。 2.停經後婦女因骨質疏少症（須附 DXA BMD值）引起脊椎或髖部2處／次或以上之骨折。 3.alendronate及zoledronate亦可使用於男性。	腹痛、噁心、消化不良、骨頭痛、關節痛、肌肉痛、長期可能導致下顎骨壞死（osteonecrosis of jaw, ONJ）。 **口服劑型**：食道炎、胸灼熱、噁心。 **注射劑型**：感冒樣症狀（發燒、肌肉骨骼系統疼痛、頭痛）。	1.不建議用於嚴重腎功能不全（血清肌酸酐小於1.6 mg/ dl）的或血鈣過低的病人。 2.口服劑型若發生胸痛，胸灼熱感，吞嚥困難或疼痛時應停藥。 3.發生顎骨壞死及非典型骨折時應停藥。
雌激素（Estrogen）		深層靜脈栓塞、心肌梗塞、中風、乳癌、子宮內膜增生、子宮內膜癌。	1.活動性的血栓靜脈炎或栓塞疾患。 2.對雌激素過敏的患者。
雌激素受體調節劑（Raloxifene）		熱潮紅、噁心、深層靜脈栓塞、中風、腿部痙攣、腫脹、感冒樣症狀。	不可用於會增加中風危險之婦女，包含先前有過中風、短暫性缺血性發作（transient ischemic attacks, TIAs）、心房顫動、無法控制的高血壓。
降鈣素（Calcitonin）		**鼻用劑型**：流鼻水、頭痛、背痛、流鼻血。 **注射劑型**：過敏反應、臉部和手部潮紅、頻尿、噁心、	對合成鮭魚抑鈣素過敏者或其組成成份過敏者。

單株抗體（Denosumab）		低血鈣、顎骨壞死、及因免疫調節而造成的嚴重感染，如皮膚、膀胱、耳感染或心內膜炎。	免疫功能受抑制者或服用影響免疫系統藥物者。
抗骨質流失藥物 Teriparatide	1. 55歲以上停經後骨質疏鬆婦女。 2. 原發性或次發於性腺功能低下症造成骨質疏鬆之男性。 3. 需符合下列條件：①引起脊椎或髖部多於2處骨折，無法耐受副作用或在持續使用抗骨流失藥物12個月仍發生新骨折。②DXA BMD T-score ≦-3.0。	腿部痙攣、頭暈、血清鈣增加、惡性骨瘤（osteosarcoma）。	有罹患骨肉瘤之危險性的病患，例如患有Paget's disease、不明原因之鹼性磷酸酶（alkaline phosphatase）增加、兒童或青少年伴隨有開放性骨垢板（open epiphyses）、曾接受過涵蓋骨骼的放射線治療等。
混合作用型藥物 Strontium ranelate		腸胃道不適、頭痛等，通常輕微且短暫，其他副作用如意識障礙、記憶喪失等。	苯丙酮尿症者、靜脈血栓性栓塞（venous thromboembolism; VTE）之高危險群病人。嚴重不良反應之嗜伊性紅血球增多性藥疹者及腎功能不良者。

◆飲食

均衡攝取鈣、磷、蛋白質、維生素D與K。應攝取足夠的鈣質可抑制副甲狀腺素分泌以減少蝕骨作用過度進行，並提供骨重塑作用中新骨質的成分。台灣對十九歲以上成年男女鈣質攝取建議量每日一千毫克為足夠，攝取量上限為每日二千五百毫克。食物中的含鈣量可參考附表。

磷和鈣是骨基質中主要的礦物結晶鹽，飲食中未被吸收的鈣質可能會與磷等礦物質複合而影響吸收，所以在補充鈣質時同時也須注意磷的攝取量是否足夠維持正平衡。台灣對十九—三十歲及五十一歲以上成年男女性建議的磷攝取量為每日八百毫克，三十一—五十歲為每日六百毫克。另外，要注意減少鈉的攝取，飲食中高鈉攝取與尿鈣排出增多有關，且與髖骨骨折危險性有正相關；鈣質攝取量加倍或鈉攝取量減半可達到相同的骨量流失減少的效果。

蛋白質也是骨基質的重要成分，每公斤體重搭配一—一．五公克的蛋白質攝取量，有助於維持身體正常的鈣恆定。成年人蛋白質的攝取建議量分別為：十九—三十歲男性每日六十公克、女性每日五十公克；三十一—五十歲男性每日五十六公克、女性每日四十八公克；五十一—七十歲男性每日五十四公克、女性每日四十七公克；七十一歲以上男性每日五十八公克、女性每日五十公克。

維生素D與維持體內鈣及磷的平衡有關，且可調控腸道對鈣質的主動吸收。由於含維生素D的天然食物並不多，因此除維生素D強化食品及補充劑外，一般仍以照射陽光為獲得維生素D的主要來源。台灣對十九—五十歲之成人維生素D建議攝取量為每日二百

骨質疏鬆症鈣和維生素D的補充建議（美國預防服務工作小組）

〔United States Preventive Services Task Force，USPSTF〕2018年5月）

族群	補充營養	適合運動
成年人	充足營養（蛋白質，鈣和維生素D）	負重運動
停經後婦女骨折初級預防	400 IU維生素D和1000 mg的鈣	
骨鬆停經後婦女	800 IU維生素D和1200 mg的鈣（總膳食和補充劑）	
膳食鈣和維生素D攝取不足的老年人	建議補充800 IU維生素D和元素鈣，以達每日總攝入量1200毫克（飲食加補充劑）	

鈣劑和常見藥物的交互作用

藥物	交互作用
抗生素（quinolones, tetracyclin） 抗高血壓藥物（CCB） 骨質疏鬆藥物（bisphophonates） 甲狀腺藥物 （levothyroxiine）	降低藥物效果
抗高血壓藥物（thiazides diuretics）	增加血鈣濃度，可能傷害腎臟
心臟藥物（digoxin）	增加藥物效果

IU（五微克）；五十一—七十歲為每日四百IU（十微克）；上限攝取量為每日二千IU（五十微克）。

維生素K也為影響骨密度、強度的骨鈣蛋白所必須的輔因子，可能增加骨鈣蛋白的合成而改善骨骼強度，減少骨折發生率。天然食物中的維生素K包括綠葉蔬菜或某些植物性油脂。台灣目前未訂定維生素K的建議量或足夠攝取量，日本以維生素K2治療骨質疏鬆的劑量為每日四十五毫克。

◆生活型態與運動

必須戒菸、減少喝酒、控制體重。對骨質疏鬆或骨折風險而言，身體質量指數低是個風險，身體質量指數高反而有保護作用。故建議維持理想體重使身體質量指數維持在十八・五—二十四之間。（BMI值＝體重【公斤】／身高【公尺】平方）

承重運動和耐力運動有助於強化肌肉與改善骨質強度。有氧運動與阻抗力運動也有助於停經後婦女增加骨質密度，例如快走有助於股骨頸骨密度的改善，慢跑可改善腰椎、跟骨、股骨頸的骨質密度。停經前後婦女可做爬樓梯等有氧運動，或地面反作用力達體重二倍以上的反覆跳、跳繩、踏步、踏階運動等特殊撞擊運動，還有重量運動、綜合型阻力運動等（第183、249、253頁），有助於改善腰椎及股骨頸骨密度。而游泳、騎車、太極拳等，目前無足夠醫學證據顯示可增加骨質密度。

◆藥物

骨質疏鬆症藥物依作用機轉可分為抑制骨質流失藥物、促進骨質生成藥物與混合作用型三大方面：(1)**抑制骨質流失類藥物**包括鈣劑、維他命D、雙磷酸鹽類、雌激素受體調節劑、性激素類等。破骨細胞酵素抑制劑等。(2)**促進骨質生成類藥物**以副甲腺素及其活性片段為主。(3)**混合作用型**為鍶鹽。

在這些藥物當中，使用雙磷酸鹽須注意監測腎臟功能，也可能有胃食道逆流與顎骨壞死等副作用，使用雌激素受體調節劑則須注意靜脈栓塞的危險性。早期常見的抑鈣素，近年則因致癌風險而不建議第一線使用。副甲狀腺素的治療雖然效果很好，但停止藥物使用後骨密度會減低，應接續其他骨質疏鬆症藥物治療。

高尿酸血症和痛風

海鮮火鍋加美酒的苦果

預防：改變生活和飲食習慣，避免尿酸濃度上升，如能預防心血管疾病、糖尿病及腎臟病的飲食都是理想選擇，多喝水也可以加速尿酸的排泄，減少堆積引發痛風。

痛風又稱原發性痛風，係由於人體內尿酸結晶過度堆積所引起的炎性關節疾患，特徵是大腳趾關節突然發生的紅腫痛。通常是因為尿酸過度製造或排出太少而引發，好發於四十—六十歲的男性及停經後女性。多半在半夜才發作，是因為抗炎激素促腎上腺皮質激素在半夜時分泌最少，睡眠時血液酸鹼值因堆積二氧化碳而偏酸性，腳趾溫度較低，加上腳趾附近液體被身體吸收，使尿酸濃度增加，因此痛風最容易半夜出現在腳拇趾。

痛風的症狀與成因

急性痛風的發作，通常是由較遠端的關節突然腫痛，常犯關節有第一拇趾關節、踝、膝、腕、手指關節、肘關節等，患處往往會有紅腫、漲熱感及對觸摸相當敏感。若不多加注意，常會被誤診為蜂窩性組織炎、滑囊炎、關節炎等，而在耳垂、足跟腱（阿基里斯腱）和肘窩等處，也常有白黃色的結節形成，稱作尿酸結石。

在十八、十九世紀，痛風被西方人視為一種詛咒或被蠍子咬到後的腫痛，某些人甚至認為痛風是有害人體的物質，以點滴狀逐漸侵入關節所造成，當時的說法「足痛風」就是描述痛風在第一足趾關節的腫痛情形。此症在東方古稱帝王病、富貴病，因為好發在達官貴人身上。

痛風和高尿酸血症治療指引

美國風濕病學會ACR與歐洲對抗風濕疾病聯盟EULAR痛風診斷標準（2015）
只要分數大於8就算痛風

臨床症狀	分級	分數
急性發作時對於關節或黏液囊侵犯情形（只要曾經出現就算）	腳踝或足中段（可能只侵犯單一關節，也可能侵犯數個關節，但並未侵犯到第一蹠趾關節）	1
	侵犯到第一蹠趾關節（可能只侵犯單一關節，也可能侵犯數個關節）	2
是否出現過以下症狀 1. 患部關節皮膚發紅（病人自述或醫師觀察） 2. 患部關節無法忍受碰觸或壓迫 3. 嚴重的行走困難，或無法使用患部關節	符合上述的其中一項症狀	1
	符合上述的其中二項症狀	2
	符合上述的三項症狀	3

是否有典型急性發作的病程發展。包括曾經出現過多於兩次的急性發作，不論有無使用抗發炎藥物，且： 1. 不到24小時達到最劇烈疼痛時間 2. 症狀在14天內緩解 3. 兩次急性發作之間完全回復到未發作的狀態	發生過一次典型急性發作	1
	重複出現典型急性發作	2
出現痛風石的臨床證據	痛風石	4
實驗室檢查	**分級**	**分數**
血液尿酸值：最理想測量時機為未使用降尿酸藥物治療時，或是急性發作四週後	小於4mg/dL	-4
	6mg/dL—小於8mg/dL	2
	8mg/dL—小於10mg/dL	3
	大於等於10mg/dL	4
關節液分析：曾經出現就可計入	未看到尿酸鈉結晶	-2
影像學檢查	**分級**	**分數**
關節或滑液囊曾出現尿酸沉積： 1. 超音波看到雙輪廓徵象（double contour sign） 2. 雙能電腦斷層（DECT）看到尿酸沉積	符合上述任何一項	4
出現痛風相關的關節侵蝕損傷	符合	4

醫學上認為急性痛風可歸因於尿酸鈉堆積在特定部位，它的發生率和血液中高尿酸濃度的時間長短有直接相關。正常血液中尿酸飽和的濃度約為每七—八毫克／分升（mg/dl），超過就很容易在某些部位（如大腳趾關節）產生尿酸堆積。若是二水焦磷酸鈣的堆積，則稱之為假性痛風。

診斷治療方式與注意事項

痛風的診斷通常由血液檢驗中測量尿酸濃度，另外可由腫脹關節抽出的液體中檢查是否有尿酸鈉結晶或二水焦磷酸鈣的形成，X光及軟組織超音波也可提供判斷的資訊。

醫師通常會開秋水仙素，搭配非類固醇性抗炎藥和血液鹼化的碳酸鈣，或使用低劑量類固醇來治療急性期痛風關節炎。預防性的藥物有降尿酸劑（如及利尿酸排出劑等），可由醫師在衡量病患腎臟代謝的功能後，給予適當劑量。肝腎及神經功能有問題的痛風患者，在使用秋水仙素時須特別注意。若仍在服用利尿劑的患者，建議先暫時停藥或換藥。

復健科醫師通常會使用物理治療如低能量雷射及經皮電刺激，改善局部循環及治療疼痛。對於急性紅腫疼痛的患處，PRICE原則（第18頁）可以緩解腫痛，若出現關節變形則建議使用輔具及護木來固定保持正確姿勢。過速地減重及乳酸堆積（如高強度運動會造成乳酸堆積，須以運動後按摩和緩運動避免；中低強度有氧運動則不容易造成乳酸堆積）也會增加尿酸堆積，增加痛風發作可能。

有時腳部的蜂窩性組織炎、滑囊炎、腳掌骨折也會有類似痛風的紅腫熱痛，另外在診斷痛風時，單憑檢測血液中尿酸濃度可能會誤診，因為許多人痛風發作時血液中尿酸正常，或者血液檢查正常但腫脹關節抽出液體卻有尿酸結晶。因此，發作過後仍須再次檢查血液尿酸與關節抽吸液。

在預防治療方面，建議患者減少攝取高普林（可參見下頁附表）的動物性食物如海產（特別是帶殼海鮮）、內臟、肉湯、肥肉，盡量避免酒類（啤酒是痛風患者的禁忌）、高糖液（如碳酸飲料與果糖等會抑制尿酸排泄）等，並鼓勵多喝水和攝取維他命C、咖啡與奶製品等。當急性發作時，最好完全以蛋類、牛奶或奶製品來補充蛋白質，並選擇低普林含量食物。當患者食慾不振時，可給予大量的高糖液體，如蜂蜜水、汽水、果汁等。

攝取過多的蛋白質會增加尿酸的產生，故蛋白質主要來源的蛋豆魚肉類，每日男性建議攝取量不超過六份、女性不超過四份為原則。（蛋豆魚肉類換算，一份＝肉一兩＝絞肉二湯匙＝魚一兩＝蛋一顆＝傳統豆腐一塊＝豆漿二百六十CC）

劇烈運動、肥胖及壓力大也會導致尿酸濃度上升，引發痛風。超過四十歲應定期檢查血中尿酸值，若有高尿酸血症，除遵從醫師指示服用藥物，將尿酸值控制在正常範圍，也必須改變生活和飲食習慣來預防痛風。長期來說，更有效的飲食方式是能預防心血管疾病、糖尿病及腎臟病的飲食（如低飽和脂肪、低鈉、低升糖指數、低精緻糖，蛋白質適量，鉀磷不能過多），這樣容易維持理想體重，減少肥胖問題。勿暴飲暴食，盡可能經常飲水，不要到口渴才喝水，少量多次飲水來補充水分，建議每天二千CC以上。咖

各類食物的普林含量表

食物種類 普林含量／食物重量	蔬菜類	五穀根莖類
低普林含量組 0~25毫克／100公克	1.白菜、菠菜、空心菜、莧菜、芥藍、高麗菜、芹菜、、韭菜雪裡紅、花椰菜。 2.苦瓜、冬瓜、絲瓜、胡瓜、小黃瓜。 3.洋蔥、茄子、青椒、胡蘿蔔、蘿蔔、番茄、木耳、豆芽菜。 4.榨菜、芫荽、醃製菜類、蔥、薑、蒜、辣椒。	1.白米、糙米、糯米、小米、高粱、小麥、燕麥、玉米。 2.馬鈴薯、甘薯、芋頭、樹薯、蓮藕。 3.以上各類的衍生食品（如米粉、冬粉、麥片、麵粉、麵線等）。
中普林含量組 25~150毫克／100公克	1.青江菜、茼蒿、羅勒葉（九層塔）。 2.四季豆、皇帝豆、豌豆。 3.筍乾、金針。 4.洋菇、鮑魚菇。 5.海藻、海帶。	
高普林含量組 150~1000毫克／100公克	蘆筍、紫菜、豆苗、黃豆芽、香菇。	

水果類	1.蘋果、鳳梨、香蕉、芭樂、番石榴、橘子、柳丁、檸檬、蓮霧、葡萄、梨子、楊桃、芒果、枇杷、桃子、李子、木瓜、西瓜、哈密瓜。 2.以上各類水果的衍生食品（果汁、果乾等）。		
油脂類	各種動物油及植物油。		
魚肉 蛋奶豆類	各種奶類及奶製品。 各種蛋類、海參、海蜇皮。 豬血、鴨血等。	1.雞胸肉、雞腿肉、雞心、雞肫、鴨腸、豬心、豬肚、豬腦、豬皮、豬肉（瘦）、牛肉、羊肉。 2.旗魚、黑鯧魚、鯉魚、草魚、紅甘、秋刀魚、鱔魚、鰻魚、烏賊、蝦、螃蟹、鮑魚、鯊魚皮。 3.以上各類的衍生食物（如魚丸、魚乾、魷魚乾等）。	1.雞肝、雞腸、鴨肝、豬肝、豬腸、牛肝。 2.白鯧魚、鰱魚、吳郭魚、虱目魚、白帶魚、烏魚、魩仔魚、鯊魚、海鰻、沙丁魚、烏皮魚。 3.小管、草蝦、牡蠣、蛤蜊、干貝。 4.小魚干、扁魚干。
其他	葡萄干、龍眼干、紅棗、黑棗、番茄醬、醬油、各類糖果、蜂蜜、冬瓜糖。	花生、腰果、蓮子、栗子、杏仁、枸杞。	肉汁、濃肉湯（汁）、牛肉汁、雞精、酵母粉、健素糖。

啡、茶的代謝產物不會堆積在體內，適度的飲用增加水分攝取可加速尿酸的排泄。

飢餓過度、運動不足、激烈運動都會增加痛風發作風險。

僵直性脊椎炎

法老王也有的僵硬下背痛

特徵：四十歲前出現的下背痛，背痛症狀反覆、持續三個月以上，疼痛於早上起床時最明顯、經過活動或運動後就改善。

僵直性脊椎炎的症狀與成因

此症患者常見的症狀就是背痛，加上胸部繃緊不適感、噁心、低輕微的發燒、疲勞、體重減輕及貧血。而反覆發生的背痛、僵硬感在早上最為嚴重，在活動後便逐漸減輕。有時也會有背肌抽筋的現象。但是此症也有可能以單一關節的發炎來表現，特別是女性及小孩；骼骨關節的發炎有時壓迫到神經，就會造成類似坐骨神經痛或陽萎等的情形。

所謂的僵直性脊椎炎，其實是屬於「血清陰性型脊椎病變」的一種，包括僵直性脊椎炎、萊特氏症候群（Reiter's syndrome）、乾癬性關節炎及潰瘍性結腸炎。這群疾病常有相似的臨床症狀、X光檢查結果及體質基因傾向，其常見特徵為：

(1)多好發在所謂的中軸骨架（如脊椎），造成脊椎炎及骨骼關節炎合併一至二個周邊型（如踝、膝部）的關節炎。

(2)在韌帶或肌腱連接到骨頭或關節囊附近組織的發炎。

(3)通常也合併關節外組織的發炎，如眼部的葡萄膜炎、心臟的動脈炎以及皮膚、黏膜等處的發炎。

(4)較常影響年輕人，特別是男性。

(5)抽血可見人類白血球抗原（HLA-B27）陽性及類風濕性因子（RF）陽性。

另外，日常若合併發生以下情況，包括四十歲前發生下背痛，背痛症狀反覆出現、持續三個月以上，疼痛於早上起床時最明顯、經過活動或運動後就改善。就要小心是否患了僵直性脊椎炎。

診斷治療方式與注意事項

X光的檢查是最重要的，在兩側的骨骼關節見到發炎的情形就可以確定診斷。另外，醫師也會視臨床情形檢查血液發炎指數，如紅血球沉降速率及反應蛋白等等。

在治療部分，可使用非類固醇類抗發炎藥以及肌肉鬆弛劑，目前新一代的第二型環氧基抑制劑也是不錯的選擇。較嚴重的病患也可加用類固醇或免疫抑制劑等藥物來抑制發炎情形。另外，物理治療常運用短波、干擾波、雷射等儀器。末梢關節若有腫脹變形的情形，可以使用護木等輔具。

皮蛇（帶狀疱疹後神經痛）

捲土重來的飛蛇

好發族群：帶狀疱疹和疱疹後神經痛的發生機率，隨著年齡增加而上升；有慢性疾病和免疫功能低下患者，發生機會也比較高。

特徵：大多出現在身體單側，較常見於胸背、臀部或頭頸部。

疱疹後神經痛為水痘帶狀疱疹病毒感染之後，引起周邊神經損傷的疼痛，疼痛源自先前發作過帶狀疱疹的皮節區域。

此症患者幼時感染水痘病毒後，會在全身皮膚上出現成群的小水泡（就是水痘）。表皮結痂痊癒之後，病毒有時會潛伏在神經節內，當免疫力降低、疲勞外傷、重大手術、腫瘤、使用高劑量類固醇或免疫抑制劑、年老時，病毒都可能再度活化，沿著神經皮節呈帶狀分佈產生成群水泡與粉紅色皮疹，稱為帶狀疱疹，俗稱「皮蛇」或「飛蛇」。

帶狀疱疹後神經痛的症狀與成因

此症的臨床症狀通常有三期：

(1)**前兆期：**發生皮疹前會有一至三天局部疼痛或穿衣時的碰觸敏感、抽痛、灼熱感、感覺異常等。

(2)**皮疹期：**前兆期後幾天，疼痛處出現成群紅色皮疹，沿著神經皮節的分佈呈帶狀；之後開始產生水疱、膿疱或血疱。水疱發生後約一至兩週開始癒合結痂，而痂皮則會在二到三週內脫落。在免疫力正常的人身上，水疱只會發生在附近一到三個皮節內，且會在身體的同側。

(3)**疱疹後神經痛：**急性帶狀疱疹後所出現的慢性疼痛，持續三個月以上。由於周邊神經受損後恢復的時間較皮膚長，因此病患在皮疹復原後還會疼痛，干擾睡眠、情緒、日常活動生活品質。在老年患者身上，若前兆期皮膚病灶面積大或開始時嚴重疼痛者，發生疱疹後神經痛的風險較高，神經受損嚴重的病患的疼痛感覺可能持續數年之久。

由於病毒侵犯神經引起損傷，故此症主要為神經性疼痛。醫學上定義為在帶狀疱疹痊癒九十天後產生同皮節的疼痛。疼痛症狀從輕到重都有，主要為灼熱、刺痛、囓咬痛，有時晚上症狀會加劇。吹風、穿衣臥床碰觸到甚至光線照射，都會感覺疼痛。

診斷治療方式與預防

帶狀疱疹大多出現在身體單側，常見於胸背部，有時臀部或頭頸部也要小心檢查。我曾看過患者只有單一手指或手臂，或腿腳部產生典型帶狀疱疹的水泡與紅色皮疹，甚至眼皮耳道裡面長滿了帶狀疱疹，先前常被當作擦藥膏或貼藥布而長的過敏疹或單純發炎而忽略。約百分之二十的病患在發作後三個月仍會疼痛，百分之十五在兩年後仍疼痛。

發生疱疹後神經痛的比率在五十—五十四歲約百分之八，而八十—八十四歲為百分之二十一；有慢性疾病如呼吸系統、糖尿病、免疫功能低下患者的發生機會也比較高。

此症的復健治療包括遠紅外線、低能量雷射、經皮電刺激、肌肉電刺激、運動、減敏療法等，可幫助減輕疼痛。

藥物治療原則與周邊神經疼痛處理相同，目前仍無有效的改變病程藥物，主要是症狀控制，使用非類固醇類抗炎劑、抗癲癇劑、抗憂鬱劑等藥物綜合治療。抗病毒藥物對於帶狀疱疹可減輕急性疼痛與紅疹、加速紅疹消除、減少疼痛時間，但對於疱疹後神經痛則無作用，使用類固醇也無助於疱疹後神經痛。各類藥物的效果作用比較，可參見前頁附表。目前唯一證實有效預防疱疹後神經痛的方法，就是預防帶狀疱疹發生。

對藥物反應不佳的病患可考慮嘗試神經阻斷術。神經阻斷術是用藥物注射或射頻燒灼神經方式來阻斷神經傳遞疼痛訊號，使疼痛感覺無法傳入大腦。

關於帶狀疱疹後神經痛的新知

藥物效果比較表

治療法／時期	前兆期&皮疹期	疱疹後神經痛
抗病毒藥物	可減輕疼痛程度、紅疹 減少疼痛時間	無影響
類固醇	可減輕發炎造成之疼痛	無影響
帶狀疱疹疫苗	可降低病毒恢復活性	可減少發生
抗癲癇劑／三環抗憂鬱劑	無影響	可減少疼痛
局部麻醉貼片	無影響	可減少疼痛

治療帶狀疱疹後神經痛的藥物

藥物種類	作用	藥名	常見副作用
抗癲癇藥物	抑制神經異常放電與興奮	Gabapentin鎮頑癲、Lyrica利瑞卡	嗜睡、眩暈、運動失調
三環抗鬱藥物	阻擋血清素與正腎上腺素再次回收	Imipramine益伊神、Amitrypline得利穩片	口乾、尿液滯留、視力模糊、嗜睡、姿勢性低血壓等
局部麻醉貼片／局部麻醉劑	阻擋疼痛訊號傳遞的鈉離子通道	Lidocaine patch 遠疼貼貼片	皮膚濕悶過敏
鴉片類藥物	與腦部為主的全身鴉片受器結合以抑制疼痛	Tramadol及通安錠	噁心、暈眩、嗜眠、虛弱、疲倦、潮紅、過敏反應
非類固醇類抗炎藥	抑制發炎	Celebrex 希樂葆膠囊	胃腸不適、下肢水腫

(1)帶狀疱疹和疱疹後神經痛的發生機率，隨著年齡增加而上升。

(2)帶狀疱疹後神經痛會造成患者極端的痛苦與影響生活品質，以及造成個人與社會健康照護體系花費增加。

(3)治療包括局部治療（利多卡因藥布藥膏或辣椒素）與全身療法（鎮頑癲、利瑞卡等神經痛藥物與三環抗鬱劑等），但老年人常使用多重藥物，長期下來容易造成認知功能影響，須注意藥物劑量。

(4)有時會使用鴉片類止痛劑治療此症，但長期效果、成癮性與風險仍未確定，因此目前是放在第三線類的藥物，若使用需要照會專科醫師與嚴格監控。

(5)帶狀疱疹疫苗可有效降低帶狀疱疹與疱疹後神經痛。

細小纖維神經病變

莫名的疼痛與癢感

特徵：通常天氣變冷和在晚上會覺得更痛更不舒服，隨年齡增加罹患機率。

細小纖維神經病變是一種周邊神經病變，主要影響周邊的無髓鞘神經，而影響皮膚的感覺與交感神經功能。

周邊神經包括運動神經、感覺神經與交感神經。神經是由一束束的神經纖維（神經軸突）所組成，神經纖維有不同形狀與大小，有些由絕緣體包覆（有髓鞘），有些則是裸露的（無髓鞘）。小型無髓鞘的神經纖維占人體感覺神經的絕大多數，這些細小神經纖維負責疼痛與溫度的感知。

細小纖維神經病變的症狀與成因

細小纖維神經病變包括了燒灼痛、針刺痛、電擊、刀割等異常痛覺，以及如螞蟻爬、鳥在啄等感覺異常，有些病患則會覺得莫名的癢，怎麼抓都不會好。平常的接觸（如穿衣服、蓋被、吹到風）會加重感覺，如同曬傷一樣疼痛。通常天氣變冷和在晚上會覺得更痛更不舒服，加上此症隨年齡增加罹患機率，所以常被誤診為腦神經失調、失眠或風濕。

有時患者對疼痛不敏感，甚至皮膚抓傷刮傷或流血都不知道。病變通常從腳開始，最先影響腳趾頭或足跟，隨症狀嚴重時，症狀會往近身體中心向上蔓延到手部，造成「手套與襪子」狀分布。有些病患則會有姿態性低血壓與心悸，可能和交感神經有關。同時發生的交感神經異常會造成手腳的燒灼樣紅腫。

診斷治療方式與注意事項

由於負責肌肉力量與深肌腱反射的多為大型有髓鞘神經，因此本症患者接受傳統的肌肉力量檢查、電生理檢查等皆為正常而無異狀，所以需要特殊檢查：皮膚切片生化檢查，另外，量化感覺測試與量化催汗軸突反射功能測試也可量測有無局部的細小神經纖維病變。

皮膚切片是很簡單的步驟，通常只取約〇．三公分的皮膚組織，不需要縫合，通常幾週內傷口就癒合，只有極少情況會局部出血或感染。這項檢查對於細小纖維神經病變、皰疹後神經痛、無汗症等疾病診斷有幫助。

此症的治療，主要為找出其背後的病因並針對治療，特別是糖尿病、血管炎、癌症等。若找不出病因則須即刻做症狀治療，可使用一般治療神經痛藥物如抗癲癇劑、抗憂鬱劑等。其他治療如免疫球蛋白、血漿置換術、神經增生療法、經血管交感神經調控等也可能有效果。物理治療包括雷射、經皮電刺激等或水療、循環機等，另外對於較易感受疼痛的手腳，可以使用輔具固定以及戴手套襪子保暖。

國家圖書館出版品預行編目 (CIP) 資料

痠痛完治 : 認識痛、緩解痛、消除痛 / 許宏志著 . --
增訂初版 . -- 臺北市 : 遠流 , 2019.11
面； 公分 . -- (健康生活館 ; 80)

ISBN 978-957-32-8659-2(平裝)

1. 疼痛醫學

415.942 108015594

健康生活館 80

痠痛完治 認識痛、緩解痛、消除痛

【增訂版《疼痛完治》，2015年出版】

作　　者——許宏志
主　　編——曾慧雪
行銷企劃——葉玫玉
美術設計——陳春惠

發 行 人——王榮文
出版發行——遠流出版事業股份有限公司
100台北市南昌路二段81號6樓
郵撥／0189456-1
電話／(02)2392-6899　傳真／(02)2392-6658
著作權顧問——蕭雄淋律師

□2019年 11 月 1 日　增訂初版一刷
售價新台幣380元（缺頁或破損的書，請寄回更換）

ISBN 978-957-32-8659-2
遠流博識網 http://www.ylib.com　E-mail: ylib@ylib.com